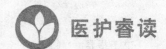
医护睿读

常用护理技术
操作与考评

该书详细介绍了生命体征的测量、无菌隔离技术、各种注射穿刺、吸氧、吸痰等护理技术操作程序及评分标准，简明归纳了急救、用药、院感管理、标本留取及特殊症状的护理，其目的是普及急救监护知识，培养护理人员的应急能力，使其掌握必备的护理技术，进一步加强院内感染的预防和控制工作，增加护理人员掌握运用临床化验标本留取及参考值知识，全面提高护理人员执业素质和实际操作能力。

赵成香 等 主编

U0229903

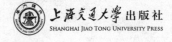
上海交通大学出版社
SHANGHAI JIAO TONG UNIVERSITY PRESS

内容提要

本书共分 27 章 85 节,详细介绍了生命体征的测量、无菌隔离技术、各种注射穿刺、吸氧、吸痰等护理技术操作程序及评分标准,简明归纳了急救、用药、院感管理、标本留取及特殊症状的护理,其目的是普及急救监护知识,培养护理人员的应急能力,掌握必备的护理技术,进一步加强院内感染的预防和控制工作,使护理人员掌握临床化验标本留取及参考值知识,全面提高护理人员执业素质和实际操作能力。

本书是护理人员技术操作培训较好的教材,同时也适用于护理管理部门考试考核。

图书在版编目(CIP)数据

常用护理技术操作与考评/赵成香等主编.—上海:
上海交通大学出版社,2014
ISBN 978-7-313-10909-5

Ⅰ.①常⋯　Ⅱ.①赵⋯　Ⅲ.①护理学　Ⅳ.①R47

中国版本图书馆 CIP 数据核字(2014)第 036684 号

常用护理技术操作与考评

主　　编:赵成香 等			
出版发行:上海交通大学出版社		地　　址:上海市番禺路 951 号
邮政编码:200030		电　　话:021-64071208
出 版 人:韩建民		
印　　制:常熟文化印刷有限公司		经　　销:全国新华书店
开　　本:787mm×1092mm　1/16		印　　张:20
字　　数:491 千字		
版　　次:2014 年 3 月第 1 版		印　　次:2014 年 3 月第 1 次印刷
书　　号:ISBN 978-7-313-10909-5/R		
定　　价:45.00 元		

常用护理技术操作与考评

主　编　赵成香　刘凤芳　李洪英　隋清华　赵晓燕　殷　慧
　　　　　刘桂荣

副主编（按姓氏笔画排序）

王　会　王晓云　孙　平　孙　磊　孙继兰　朱　琳

朱丽华　江兆梅　任　晴　任思侠　刘瑞菊　李庆莉

李晓慧　李露美　杨　会　杨　萍　钟　美　胡化侠

赵玲利　顾苏敏　高颜颜

编　委（按姓氏笔画排序）

王　会　王晓云　孙　平　朱　琳　朱丽华　孙　磊

孙继兰　江兆梅　任　晴　任思侠　刘凤芳　刘桂荣

刘瑞菊　李庆莉　李洪英　李晓慧　李露美　杨　会

杨　萍　钟　美　胡化侠　赵成香　赵玲利　赵晓燕

殷　慧　顾苏敏　高颜颜　隋清华

Preface
前　言

随着医学科学的迅速发展,护理学科对护理人员提出了更高的要求,作为专业技术人才,护理人员必须掌握广博的知识和娴熟的操作技能,才能为广大人民群众提供高质量和高效率的服务。

《常用护理技术操作与考评》由具有丰富的实践经验和较高的理论水平护理专家组成的编委会负责编写,全书共分 27 章 85 节,第 1~21 章为常用护理操作技术及评分标准,详细介绍了生命体征的测量、铺床、皮肤护理、口腔护理、鼻饲等基础护理操作步骤和量化评分,简明归纳了无菌隔离技术,各种注射、输液、输血、穿刺、灌肠、导尿、常用管道的护理技术,以及吸氧、吸痰、洗胃等急救护理技术的操作程序与考核标准;第 22~26 章阐述的是急救监护、特殊症状护理、常用药物应用及医院感染管理;第 27 章为化验标本的留取。

本书的目的是普及急救监护知识和常用技术,培养护理人员的应急能力,掌握皮试液的配制及各系统重要药物应用的护理技术,进一步提高对精神病患者的防护技术,加强院内感染的预防和控制工作,使护理人员掌握临床化验标本留取及参考值知识,全面提高护理人员的执业素质和实际操作能力。

在本书编写中,我们力求深入浅出,简便易懂,结构严谨,一目了然,注重新技术和新方法的介绍,也有总结和归纳的内容,重点突出实用性、可操作性,为广大护理人员提供实用性强、操作性强的参考资料。

本书是护理人员较好的技术操作培训教材,同时也适用于护理管理部门考试考核。

由于编者水平所限,书中存在的不成熟和疏漏之处,恳请护理界同仁批评指正。

编　者
2014 年 2 月

Contents
目　　录

第一章

生命体征测量

第一节 体温、脉搏、呼吸的测量

一、准备

仪表:着装整洁,佩戴胸牌,洗手、戴口罩。

用物:测温盘内盛体温计、纱布、记录本、红蓝圆珠笔、秒表、弯盘、体温单、格尺。

环境:整洁、安静、光线充足,为女性测腋温应用屏风遮挡。

二、操作步骤

1. 测量方法

(1)测量腋温:备齐用物,清点体温计数目,检查体温计有无破损,并用纱布擦干,水银柱甩至35℃以下。

(2)对新患者给以解释,解开衣扣,擦干腋下汗液,将体温计水银端置腋窝深处紧贴皮肤夹紧,屈臂过胸。

(3)10 min后取出,检视度数,记录。

(4)测量脉搏:在患者情绪稳定,卧位舒适时,将食指、中指、无名指的指腹平放于桡动脉处,按压力量适度,数半分钟所得数×2,异常者应数1 min。

(5)测量呼吸:将手仍按在桡动脉处,似诊脉,观察患者胸、腹部的起伏,数半分钟所得数×2,如呼吸不规则要数1 min。

(6)记录每分钟脉搏、呼吸次数。

(7)整理用物及患者床位单元。

2. 绘制

将所测得体温、脉搏、呼吸绘制在体温单上,体温为蓝"×",(口腔温度以蓝点表示"●"、直肠温度以蓝圈表示"○");脉搏为红".",相邻两次用同色线连接,当体温与脉搏重叠时,先画体温,然后在体温外面一红圈表示脉搏,相邻两次用同色线连接;呼吸用蓝笔上下交错记录于呼吸栏内。

三、思考题

(1)常见的热型有哪些?试举例说明。

① 稽留热:体温持续在39.5~40.0℃,达数日或数周,24 h波动范围不超过1.0℃。常见

于急性传染病,如伤寒等。

② 弛张热:体温在 39.0℃ 以上,但波动幅度大,24 h 体温差在 1.0℃ 以上,最低体温仍高于正常水平。常见于败血症等。

③ 间歇热:高热与正常体温交替有规律地反复出现,间歇数小时、1 天、2 天不等。常见于疟疾等。

④ 不规则热:体温在 24 h 中变化不规则,持续时间不定。常见于流行性感冒、肿瘤性发热等。

(2) 消毒与检测体温计的方法有哪些?

① 体温计的清洁消毒法。常用的消毒溶液有 1% 消毒灵、250 mg/L"84"消毒液、70% 乙醇、1% 过氧乙酸等。采用有盖的塑料盒盛装消毒溶液浸泡体温计,消毒溶液每天更换一次,盛装容器每周消毒一次。

● 口表、腋表消毒法:浸泡于消毒液中,30 min 后取出,用手将汞柱甩至 35.0℃ 以下,再放入另一消毒液容器中浸泡 30 min 后取出,用冷水冲洗,再用消毒纱布擦干,存放于清洁盒内备用。

● 肛表消毒法:用消毒液纱布将肛表擦净,再按上法另行消毒。

② 体温计的检查法。定期检查以保证体温计的准确性,将所有体温计的汞柱甩至 35.0℃ 以下,同时放入 40.0℃ 的温水中,3 min 后取出检视,如读数相差 0.2℃ 以上或汞柱有裂隙的体温计,则不要再使用。

(3) 发热的种类有哪些? 请举例说明。

① 低热:口腔温度 37.5~38℃,如结核病、风湿热。

② 中等热:口腔温度 38.1~38.9℃,如一般感染性疾病。

③ 高热:口腔温度 39~40.9℃,如急性感染。

④ 过高热:口腔温度 40℃ 以上,如中暑。

(4) 短绌脉的测量与绘制方法是什么?

① 测量方法:两人同时测量,一人听心率,另一人测脉搏,同时开始测 1 min,以分数形式记录心率/脉搏。

② 绘制方法:脉率以"·"表示,相邻脉搏用红线相连;心率以红"○"表示,相邻的心率也用红线相连;在脉率和心率两曲线之间用红笔划线填满,脉搏与心率相遇可用"⊙"表示。

(5) 异常呼吸的种类有哪些?

① 呼吸速率的改变:每分钟超过 24 次称为呼吸增快,少于 10 次称为呼吸缓慢。

② 呼吸节律的改变:中枢性呼吸功能不全时,可发生呼吸节律紊乱,如潮式呼吸、间断呼吸。

③ 呼吸深浅度的改变:有深度呼吸和浮浅性呼吸。

④ 呼吸声响的改变:如蝉鸣样呼吸、鼾声呼吸。

⑤ 呼吸困难:吸气性呼吸困难、呼气性呼吸困难、混合性呼吸困难。

四、考核标准

体温、脉搏、呼吸测量的评分标准

项目	考核内容	分值	评分标准	扣分	得分
仪表	仪表端庄,衣帽整齐,服装整洁,挂牌上岗	10	一项不符合要求扣1分		
准备	洗手、戴口罩,用物准备齐全	10	缺一项扣1分		
评估	评估患者意识、病情及合作程度	10	未评估扣1分		
操作程序	备齐用物,清点体温计数目,检查有无破损,并用纱布擦干,水银柱甩至35℃以下	5	缺一项或一项不符合要求扣1分		
	对患者作好解释,使其配合,解开衣扣,擦干腋下汗液,将体温计水银端置腋窝深处紧贴皮肤夹紧,屈臂过胸,10 min后取出,检视度数,记录	10	未解释,操作方法不正确或一项不符合要求扣1分		
	测量脉搏,患者情绪稳定,卧位舒适,将食指、中指、无名指的指腹平放于桡动脉处,按压力量适度,数半分钟,异常者应数1 min	20	食指、中指、无名指放置位置不对或一项不符合要求扣1分		
	测量呼吸时,将手仍按在桡动脉处,似诊脉,观察患者胸、腹部的起伏,数半分钟,如呼吸不规则要数1 min	10	缺一项或一项不符合要求扣1分		
	记录每分钟脉搏、呼吸次数,整理用物及患者单元	5	缺一项扣1分		
评价	动作熟练、轻稳,手法正确,态度和蔼	10	一项不符合要求扣1分		
提问	(1) 常见的几种热型 (2) 异常呼吸的种类	10	回答不完整或缺一条扣1分		
时间	全程10 min		每超过30 s扣1分		
总分		100			

第二节 血压测量法

一、准备

仪表:着装整洁,佩戴胸牌,洗手、戴口罩。

用物:血压计、听诊器、记录单、笔。

环境:整洁、安静、光线充足。

二、操作方法

(1) 备齐用物,携至床旁,查对患者,说明目的,嘱其休息10~15 min。

（2）检查血压表有无裂痕，指针是否保持在零位，输气球及连接管有无漏气。

（3）患者取坐位或卧位，被测肢体（肱动脉）与心脏位于同一水平，暴露一臂。坐位：平第四肋软骨；卧位：肱动脉平腋中线。

（4）伸直肘部，手掌向上并外展45°，肱动脉应与血压计表、心脏在同一水平上。

（5）放平血压表，驱尽袖带内的空气，平整无褶地缠于上臂中部，松紧以放入一指为宜，袖带下缘距肘窝2～3 cm。

（6）戴好听诊器，触摸肱动脉搏动，将听诊器头紧贴肱动脉处，用手固定，另一手关螺旋帽。

（7）握住气球，向袖带内打气至肱动脉搏动音消失再升高20～30 mmHg(2.67～4 kPa)，然后慢慢放气，准确测量收缩压和舒张压的数值。

（8）测量完毕，排尽袖带内余气，拧紧气门上螺旋帽，整理血压表并妥善放置。

（9）整理病床单元，爱护体贴患者，协助患者取舒适体位。

（10）将数值记录于记录单上。

三、思考题

（1）何为高血压？何为低血压？

① 高血压：收缩压达到21.0 kPa(160 mmHg)或以上，或舒张压在12.6 kPa(95 mmHg)或以上。

② 临界高血压：血压值在正常和高血压之间，其收缩压在18.8～21.2 kPa(141～159 mmHg)；或舒张压在12.1～12.5 kPa(91～94 mmHg)。

③ 低血压：收缩压低于12.0 kPa(90 mmHg)，舒张压低于8.0 kPa(60 mmHg)。常见于休克、心肌梗死等。

（2）测量血压的注意事项有哪些？

① 测量前应认真检查血压计是否完整、无损、准确，指针是否在"0"点，橡胶管和气球是否漏气。

② 测血压时，血压计表应和肱动脉、心脏在同一水平上。若肢体过高，测得的血压偏低，相反，测得的血压偏高。

③ 听诊器头不应塞入袖带中，否则会使血压偏低。

④ 如发现血压听不清或异常时，应重测，先将袖带内气体驱尽，指针降至"0"点，稍待片刻，再进行测量，直至听清、听准为止。

⑤ 须密切观察血压者，应尽量做到定时间、定部位、定血压计。对偏瘫患者，应在健侧手臂上测量。

⑥ 血压计要定期进行检查，保持准确性，应平稳放置，不可倒置，打气不可过猛，用后袖带内空气要放尽，平卷，注意螺旋帽不要掉落。

⑦ 血压计勿放在高温、潮湿的地方，以免橡胶变质、金属生锈。

（3）下肢血压的测量方法是什么？

患者平卧或俯卧，袖带应宽大，缠于大腿下部，使其下缘在腘窝上3～5 cm处，将听诊器置于腘窝动脉搏动处，测量并记录下肢血压。

四、评分标准

血压测量评分标准

项目	考核内容	分值	评分标准	扣分	得分
仪表	仪表端庄,衣帽整齐,服装整洁,挂牌上岗	10	一项不符合要求扣1分		
准备	洗手、戴口罩,用物准备齐全	10	缺一项扣1分		
评估	评估患者病情及合作程度	10	未评估扣1分		
操作程序	将用物携至床旁,查对患者,说明目的,检查血压表	5	未查对或缺一项扣1分		
	患者取坐位或卧位,被测肢体(肱动脉)与心脏位于同一水平,暴露一臂。坐位:平第四肋软骨;卧位时肱动脉平腋中线。伸直肘部,手掌向上,肱动脉应与血压计表、心脏在同一水平上	10	取体位不正确,肱动脉与血压计表、心脏不在同一水平上或一项不符合要求扣1分		
	驱尽血压表袖带内的空气,平整无褶地缠于上臂中部,袖带下缘距肘窝2～3 cm。戴好听诊器,触摸肱动脉搏动,将听诊器头紧贴肱动脉处,用手固定,另一手关螺旋帽。握住气球向袖带内打气至肱动脉搏动音消失再稍微升高一点,然后慢慢放气,准确测量收缩压和舒张压的数值	20	未驱尽血压表袖带内的空气或一项不符合要求扣1分		
	测量完毕,排尽袖带内余气,整理血压表并妥善放置	10	未排尽袖带内余气或一项不符合要求扣1分		
	整理病床单元,将血压值记录于记录单上	5	缺一项扣1分		
评价	动作熟练、轻稳,手法正确,态度和蔼	10	一项不符合要求扣1分		
提问	(1) 何为高血压 (2) 测量血压的注意事项有哪些	10	缺一条扣1分		
时间	全程5 min		每超过30 s扣1分		
总分		100			

(赵成香)

第二章

铺 床 法

第一节 铺 备 用 床

一、三单法

1. 准备

仪表:着装整洁、洗手、戴口罩、佩戴胸牌。

用物:床、床垫、床褥、大单 3 个、毛毯、枕芯、枕套、床头橱、凳子。

2. 操作步骤

(1) 备齐用物携至患者床旁,移床旁凳至床尾,将用物放于凳子上面。

(2) 移开床头橱离床 20 cm,折叠床褥放床尾凳上。

(3) 翻转床垫(自上而下或自近至远侧均可)铺床褥。

(4) 铺床基单,中缝对齐展开,先铺床头,后铺床尾,各床角折成 45°角塞于床垫下,再沿床边将中间部分拉紧展平塞于床垫下,转至对侧同法铺好。

(5) 按上法将贴身单反铺于床上,上端反折 10 cm 与床头齐,床尾折成 45°角塞于垫下;铺毛毯上端距床头 15 cm,床尾铺成直角;铺罩单正面向上,对准中线,上端与床头齐,床尾折成 45°角垂于床边,转至对侧,整理床头,以同法逐层铺好床尾。

(6) 套枕套,两角充实,开口背门,双手从床尾拉全床头。

(7) 将床头橱、床旁凳移回原处。

(8) 保持床铺整洁美观。

二、被套法

1. 准备

仪表:着装整洁、洗手、戴口罩、佩戴胸牌。

用物:床、床垫、床褥、大单、被套、毛毯或棉被、枕芯、枕套、床头橱、凳子。

2. 操作步骤

(1) 备齐用物,按铺床先后顺序置护理车推至患者床旁,移床旁凳至床尾,将用物置凳子上面,移开床头橱离床 20 cm。

(2) 折床褥于床尾凳上,翻转床垫,上缘需紧靠床头,铺床褥。

(3) 铺床基单,正面向上,中缝对齐展开,先铺床头,后铺床尾,各床角折成 45°角塞于床垫下,中间部分拉紧展平塞于床垫下,转至对侧同法铺好。

（4）套被套。

① "S"式法：将被套正面向外，开口朝向床尾，中缝对齐展开平铺于床基单上，将棉被或毛毯竖叠三折成"S"形放入被套开口处，并拉向被套封口展开，右手固定被头，左手将被套开口处拉向床尾，拉平盖被系带，使盖被上缘距床头 15 cm，把近侧盖被边缘拉平向内折叠与床沿齐，床尾多余部分塞于床垫下，转至对侧，同法折叠盖被铺成被筒。

② 卷筒法：被套反面向外，开口朝向床尾，中缝对齐展开平铺于床基单上，将棉被或毛毯平铺于被套上，以卷筒式从开口处将棉被和被套一并翻转至被头，右手固定被头，使被套与棉被紧贴，左手将翻转的被套与棉被拉向床尾，并铺平使中缝对齐系带，拉盖被使其上缘距床头 15 cm，折叠盖被两侧边缘，床尾多余部分塞于床垫下。

（5）套枕套，四角充实，开口背门，双手从床尾拉至床头。

（6）整理病床单元，将床头橱、床旁凳移回原处。

（7）保持床铺整洁美观。

三、思考题

（1）铺备用床的目的是什么？

准备接受新患者，保持病室整洁、美观。

（2）铺备用床的注意事项有哪些？

① 患者进食或做治疗时应暂停铺床。

② 病床应铺得平整、舒适、美观。

③ 操作中注意节力，以减少体力消耗和缩短铺床时间。铺床时，身体靠近床边，上身保持直立，两腿前后分开稍屈膝，有助于扩大支撑面，增加身体的稳定性，同时手和臂的动作要协调配合，动作应连贯，避免多余的动作。

④ 铺床毕，整理病床单元及用物，保持病室整齐划一。

四、评分标准

备用床（三单法）评分标准

项目	考核内容	分值	评分标准	扣分	得分
仪表	仪表端庄，衣帽整齐，服装整洁，挂牌上岗	10	一项不符合要求扣1分		
准备	洗手、戴口罩，用物齐全	10	缺一项扣1分		
评估	评估环境是否清洁，物品有无损坏，季节是否适宜	10	评估少一项扣1分		
操作程序	携用物于床旁，移床头橱、床尾凳	5	少移一件扣1分		
	铺大单：中缝对齐展开，先铺床头，后铺床尾，各床角折成 45°角塞于床垫下，再沿床边将中间部分拉紧塞于床垫下，转至对侧同法铺好	10	中缝不正或折角松动（1个）及单子不平整各扣1分		

（续表）

项目	考核内容	分值	评分标准	扣分	得分
操作程序	铺衬单：上端反折 10 cm 与床头齐，床尾折成 45°角塞于垫下；铺毛毯上端距床头 15 cm，床尾铺成直角；铺罩单：正面向上，对准中线，上端与床头齐，床尾折成 45°角垂于床边，转至对侧铺好	20	衬单反折尺寸不对，床尾折角松动一个，毛毯上端未距床头 15 cm 或铺罩表面不平整，中线不齐等各扣 1 分		
	套枕套：两角充实，开口背门放置	10	放置不正确或一项不符合要求扣 1 分		
	移回床头橱、床旁凳	5	少移一项扣 1 分		
评价	动作轻稳，节力，手法正确	10	一项不符合要求扣 1 分		
提问	铺备用床的目的及注意事项是什么	10	回答缺一条扣 1 分		
时间	全程 6 min		每超过 30 s 扣 1 分		
总分		100			

备用床（被套法）评分标准

项目	考核内容	分值	评分标准	扣分	得分
仪表	仪表端庄，衣帽整齐，服装整洁，挂牌上岗	10	一项不符合要求扣 1 分		
准备	洗手、戴口罩，用物齐全	10	缺一项扣 1 分		
评估	评估环境是否清洁，物品有无损坏，季节是否适宜	10	未评估扣 1 分		
操作程序	携用物于床旁，移开床头橱，床尾凳	5	少移一件扣 1 分		
	铺大单：中缝对齐展开，先铺床头，后铺床尾，各床角折成 45°角塞于床垫下，再沿床边将中间部分拉紧塞于床垫下，转至对侧同法铺好	10	大单中线不正或折角松动（1 个）及单子不平整各扣 1 分		
	铺被套：以"S"式法为例，正面向外，开口朝向床尾，中缝对齐展开平铺于床基单上，将棉被或毛毯竖叠塞入展开，拉平盖被系带，上缘距床头 15 cm，把近侧盖被边缘拉平向内折叠与床沿齐，床尾多余部分塞于床垫下，转至对侧，同法折叠盖被铺成被筒	20	盖被未距床头 15 cm，中线不正或一项不符合要求各扣 1 分		
	套枕套：两角充实，开口背门放置	10	放置不正确或一项不符合要求扣 1 分		
	移回床头橱、床旁凳	5	少移一件扣 1 分		
评价	动作轻稳，节力，手法正确	10	一项不符合要求扣 1 分		
提问	铺备用床的目的及注意事项是什么	10	回答缺一条扣 1 分		
时间	全程 6 min		每超过 30 s 扣 1 分		
总分		100			

第二节 铺麻醉床

一、三单法

1. 准备

仪表：着装整洁，佩戴胸牌、洗手、戴口罩。

用物：床、床垫、床褥、大单3个、毛毯、枕芯、枕套、橡胶中单及中单各2条、床头橱、凳子。另备麻醉盘内放：弯盘、棉签、纱布、血压计、听诊器、胶布、手电筒、护理记录单、笔、别针，必要时备压舌板、开口器、舌钳、牙垫、通气导管、止血钳、注射器，治疗巾内有消毒吸痰管、纱布数块，床边置输液架，根据病情备热水袋、绒毯、氧气、吸痰器、胃肠减压器等。

2. 操作步骤

(1) 备齐用物至病床旁，移床旁凳至床尾，将铺床用物放于凳上。

(2) 移开床头橱离床20 cm，折叠床褥放于床尾凳上。

(3) 翻转床垫，上缘需紧靠床头，铺床褥。

(4) 铺床基单。对齐中线展开，先铺床头以45°角塞于垫下，同法铺好床尾，再沿床边将中间部分拉紧塞于垫下。

(5) 铺橡胶中单、中单，距床头50 cm，一并塞于床垫下，铺另一橡胶单、中单，上端与床头齐，下端应压在第一条橡胶中单、中单之上，床缘下垂部分一并塞于床垫下，转至对侧，按同法铺好基单、橡胶单及中单。

(6) 将贴身单反铺于床上，上端反折10 cm与床头齐，铺毛毯，上端距床头15 cm，铺罩单，上端与床头齐并下折包过毛毯边缘，再将贴身单向上包裹毛毯及罩单，盖被下端向上反折与床尾齐。转至对侧，整理床头、床尾，边缘下垂部分向上反折同床沿齐，折叠整齐，扇形三折于对侧床边。

(7) 套枕套，将枕头开口背门，横立于床头。

(8) 床头橱、凳归原处。

(9) 置麻醉盘于床头橱上，输液架置于床尾，其他物品按需要放于妥善处。

二、被套法

1. 准备

仪表：着装整洁，佩戴胸牌、洗手、戴口罩。

用物：床、床垫、床褥、大单、被套、毛毯或棉被、枕芯、枕套、橡胶中单及中单各两条、床头橱、凳子。另备麻醉盘内放：弯盘、纱布、血压计、听诊器、护理记录单、笔、别针，必要时备压舌板、开口器、舌钳、牙垫、通气导管、止血钳、注射器、治疗巾内有消毒吸痰管、纱布数块，床边置输液架，据病情备热水袋、绒毯、氧气、吸痰器、胃肠减压器等。

2. 操作步骤

(1) 备齐用物至病床旁，移床旁凳至床尾，将铺床用物放于凳上。

(2) 移开床头橱离床20 cm，折叠床褥放于床尾凳上。

（3）翻转床垫，铺床褥。

（4）铺床基单，对齐中线展平，先铺床头以 45°角塞于垫下，同法铺好床尾，再沿床边将中间部分拉紧塞于垫下。

（5）铺橡胶中单、中单，距床头 50 cm，一并塞于床垫下，铺另一橡胶单、中单，上端与床头齐，下端应压在第一条橡胶中单、中单之上，床缘下垂部分一并塞于床垫下。转至对侧，按同法铺好基单，橡胶单及中单。

（6）套被套，将被套正面向外，开口朝向床尾，中缝对齐展开平铺于床基单上，将棉被或毛毯竖叠三折成"S"形放入被套开口处，并拉向被套封口展开，右手固定被头，左手将被套开口处拉向床尾，拉平盖被系带，使上端距床头 15 cm，下端向上反折与床尾齐。转至对侧，整理床头、床尾，边缘下垂盖被向上反折同床沿齐，折叠整齐，扇行三折于对侧床边。

（7）套枕套，将枕头开口背门，横立于床头。

（8）床头橱、凳归原处。

（9）置麻醉盘于床头橱上，输液架置于床尾，其他物品按需要放于妥善处。

三、思考题

（1）铺麻醉床的目的是什么？

① 便于接受和治疗、护理麻醉手术后的患者。

② 使患者安全、舒适，预防并发症发生。

③ 保护床褥、大单不被血液、尿液和呕吐物污染。

（2）铺麻醉床的注意事项有哪些？

① 全部更换清洁床单。

② 根据季节盖被要适宜，冬季应灌热水袋置于盖被之间。

③ 铺床完毕，应用紫外线照射 20～30 min 或用其他方法进行消毒。

四、评分标准

麻醉床（三单法）评分标准

项目	考核内容	分值	评分标准	扣分	得分
仪表	仪表端庄，衣帽整齐，服装整洁，挂牌上岗	10	一项不符合要求扣 1 分		
准备	洗手，戴口罩，用物齐全	10	缺一项扣 1 分		
评估	环境是否清洁，物品有无损坏，季节是否适宜	10	未评估扣 1 分		
操作程序	携用物于床旁，移床头橱，床尾凳。翻床垫铺床褥	5	少移一件或一项不符合要求扣 1 分		
	铺床单：中缝对齐展开，先铺床头，后铺床尾，各床角折成 45°角塞于床垫下，再沿床边将中间部分拉紧塞于床垫下，转至对侧同法铺好	5	铺床单中线不正或折角松动（1 个）及单子不平整各扣 1 分		

(续表)

项目	考核内容	分值	评分标准	扣分	得分
操作程序	铺橡皮中单及中单:距床头 50 cm,一并塞于床垫下,铺另一橡胶单、中单,上端与床头齐,下端应压在第一条橡胶中单、中单之上,床缘下垂部分一并塞于床垫下。转至对侧,同法铺好	10	铺橡皮中单及中单距离不正确或一项不符合要求各扣1分		
	铺衬单:将衬单反铺于床上,上端反折 10 cm 与床头齐,铺毛毯,上端距床头 15 cm,铺罩单,上端与床头齐,并下折包过毛毯边缘,再将贴身单向上包裹毛毯及罩单,盖被下端向上反折与床尾齐。转至对侧,同法铺好,扇形三折于对侧床边	20	衬单床头反折尺寸不对,毛毯未距床头 15 cm 及罩单表面不平整或一项不合要求各扣1分		
	套枕套:将枕头开口背门,横立于床头	5	枕头放置不正确扣1分		
	移回床头橱、床旁凳	5	少移一件扣1分		
评价	动作轻稳,节力,手法正确	10	一项不符合要求扣1分		
提问	铺麻醉床的目的及注意事项有哪些	10	回答缺一条扣1分		
时间	全程 7 min		每超过 30 s 扣1分		
总分		100			

麻醉床(被套法)评分标准

项目	考核内容	分值	评分标准	扣分	得分
仪表	仪表端庄,衣帽整齐,服装整洁,挂牌上岗	10	一项不符合要求扣1分		
准备	洗手、戴口罩,用物齐全	10	缺一项扣1分		
评估	环境是否清洁,物品有无损坏,季节是否适宜	10	一项不符合要求扣1分		
操作程序	携用物于床旁,移床头橱、床尾凳。翻床垫铺床褥	5	少移一件或一项不符合要求扣1分		
	铺床单:中缝对齐,展开,先铺床头,后铺床尾,各床角折成 45°角塞于床垫下,再沿床边将中间部分拉紧塞于床垫下,转至对侧同法铺好	5	床单中线不正或折角松动(1个)及单子不平整各扣1分		
	铺橡皮中单及中单:距床头 50 cm,一并塞于床垫下,铺另一橡胶单、中单,上端与床头齐,下端应压在第一条橡胶中单、中单之上,床缘下垂部分一并塞于床垫下。转至对侧,同法铺好	10	铺橡皮中单及中单距离不正确或一项不符合要求各扣1分		
	铺被套:将被套正面向外,将棉被或毛毯竖叠三折成"S"形放入被套开口处展开,系带后拉平盖被,使上端距床头 15 cm,下端向上反折与床尾齐。转至对侧,整理床头、床尾,边缘下垂盖被向上反折同床沿齐,扇形三折于对侧床边	20	盖被上端未距床头 15 cm,下端向上反折不与床尾齐或一项不符合要求各扣1分		

（续表）

项目	考核内容	分值	评分标准	扣分	得分
操作程序	套枕套：将枕头开口背门，横立于床头	5	枕头放置不正确扣1分		
	移回床头橱、凳	5	少移一件扣1分		
评价	动作轻稳，节力，手法正确	10	一项不符合要求扣1分		
提问	铺麻醉床的目的及注意事项有哪些	10	回答缺一条扣1分		
时间	全程7 min		每超过30 s扣1分		
总分		100			

第三节 铺暂空床

一、三单法

1. 准备

仪表：着装整洁，佩戴胸牌、洗手、戴口罩。

用物：床、床垫、床褥、大单3个、毛毯、枕套、枕芯、橡胶中单、中单、床头橱、凳子。

2. 操作步骤

（1）备齐用物至病床旁，移床旁凳至床尾，将用物放于床旁凳上。

（2）移开床头橱离床20 cm，折叠床褥放床尾凳上。

（3）翻转床垫、铺床褥。

（4）铺床基单，对准中线展开，先铺床头，以45°角塞于垫下，以同法铺好床尾，再沿床边将中间部分拉紧塞于床垫下。

（5）铺橡胶中单、中单（距床头50 cm），一并塞于垫下。转至对侧，同法铺好床基单、橡胶中单与中单。

（6）将贴身单反铺于床上，上端反折10 cm与床头齐，床尾折成45°角塞于垫下。铺毛毯，上端离床头15 cm，床尾铺成直角；铺罩单，上端与床头齐，向下包裹毛毯上缘，再将贴身单向上包在毛毯及罩单的外面，床尾折成45°角垂于床边。转至对侧，整理床头，同法逐层铺床尾。

（7）将铺好的盖被三折于床尾。

（8）套好枕套，开口背门，放至床头。

（9）将床头橱、凳移回原处。

二、被套法

1. 准备

仪表：着装整洁，佩戴胸牌、洗手、戴口罩。

用物：床、床垫、床褥、大单、被套、毛毯或棉被、枕套、枕芯、橡胶中单、中单、床头橱、凳子。

2. 操作步骤

(1) 备齐用物至病床旁,移床旁凳至床尾,将用物放于床旁凳上。

(2) 移开床旁橱离床 20 cm,折叠床褥放床尾凳上。

(3) 翻转床垫、铺床褥。

(4) 铺床基单,对准中线展开,先铺床头,以 45°角塞于垫下,以同法铺好床尾,再沿床边将中间部分拉紧塞于床垫下。

(5) 铺橡胶中单、中单(距床头 50 cm),一并塞于垫下。转至对侧,同法铺好床基单、橡胶中单与中单。

(6) 铺盖被,将被套正面向外,开口朝向床尾,中缝对齐展开平铺于床基单上,将棉被或毛毯竖叠三折,横折成扇形放入被套开口处,并拉向被套封口展开,右手固定被头,左手将被套开口处拉向床尾,拉平盖被系带。

(7) 将铺好的盖被三折于床尾。

(8) 套好枕套,开口背门,放至床头。

(9) 将床头橱、凳移回原处。

三、思考题

(1) 铺暂空床的目的是什么?

① 接待新患者入院或供暂时离床的患者使用。

② 保持病室整齐。

(2) 铺暂空床的注意事项有哪些?

① 在医生查房、患者进餐或治疗时应避开。

② 操作时应用节力原理。

③ 各层床单及毛毯铺平拉紧,中线对齐,盖被三折与床尾齐。

④ 铺床毕,整理病床单元保持病室整齐划一。

四、评分标准

暂空床(三单法)评分标准

项目	考核内容	分值	评分标准	扣分	得分
仪表	仪表端庄,衣帽整齐,服装整洁,挂牌上岗	10	一项不符合要求扣1分		
准备	洗手、戴口罩,用物齐全	10	缺一项扣1分		
评估	环境是否清洁,物品有无损坏,季节是否适宜	10	未评估扣1分		
操作程序	(1) 携用物于床旁,移床头橱,床尾凳,翻床垫,铺床褥	5	少移一件,未翻床垫或铺床褥动作粗重各扣1分		
	(2) 铺大单:中缝对齐,展开,先铺床头,后铺床尾,各床角折成45°角塞于床垫下,再沿床边将中间部分拉紧塞于床垫下,转至对侧同法铺好	10	中线不正或折角松动(1个)及单子不平整各扣1分		

(续表)

项目	考核内容	分值	评分标准	扣分	得分
操作程序	(3) 铺橡胶中单、中单(距床头 50 cm),一并塞于垫下。转至对侧,同法铺好床基单、橡胶中单与中单 (4) 铺衬单、毛毯或棉被及罩单:上端反折 10 cm 与床头齐,床尾折成 45°角塞于垫下。铺毛毯,上端离床头 15 cm,床尾铺成直角;铺罩单,床尾折成 45°角垂于床边。转至对侧铺好,三折于床尾	20	(1) 橡胶中单及中单距床头尺寸不对扣1分 (2) 衬单中线不正,未齐床头反折 10 cm,折角松一个和未按扇形三折于床尾等各扣1分		
	(5) 套枕套:开口背门,放至床头	10	枕头放置不正确扣1分		
	(6) 放回床头橱、床尾凳	5	缺一项扣1分		
评价	动作轻稳,节力,手法正确	10	一项不符合要求扣1分		
提问	铺暂空床的目的及注意事项是什么	10	缺一条扣1分		
时间	全程 6 min		每超过 30 s 扣1分		
总分		100			

暂空床(被套法)评分标准

项目	考核内容	分值	评分标准	扣分	得分
仪表	仪表端庄,衣帽整齐,服装整洁,挂牌上岗	10	一项不符合要求扣1分		
准备	洗手、戴口罩,用物齐全	10	缺一项扣1分		
评估	环境是否清洁,物品有无损坏,季节是否适宜	10	未评估扣1分		
操作程序	携用物于床旁,移床头橱,床尾凳	5	少移一件扣1分		
	翻床垫,由近侧向远侧翻转,铺床褥,动作轻柔	10	未翻床垫或铺床褥动作粗重扣1分		
	铺大单:中缝对齐,展开,先铺床头,后铺床尾,各床角折成 45°角塞于床垫下,再沿床边将中间部分拉紧塞于床垫下,转至对侧同法铺好	10	中线不正或折角松动(1个)及单子不平整各扣1分		
	(1) 铺橡胶中单、中单(距床头 50 cm),一并塞于垫下,转至对侧,同法铺好床基单、橡胶中单与中单 (2) 铺盖被:将被套正面向外,开口朝向床尾,将棉被或毛毯竖叠塞入展开,拉平盖被系带,折叠盖被三折于床尾	10	(1) 橡胶中单及中单距床头尺寸不对扣1分 (2) 盖被未拉平三折床尾或中线不正各扣1分		
	套枕套:开口背门,放至床头	10	放置不对或不平扣1分		
	放回床头橱、床尾凳	5	缺一项扣1分		
评价	动作轻稳,节力,手法正确	10	一项不符合要求扣1分		
提问	铺暂空床的目的及注意事项有哪些	10	缺一项扣1分		
时间	全程 6 min		每超过 30 s 扣1分		
总分		100			

第四节 卧床患者更换床单

一、三单法

1. 准备

仪表：着装整洁，佩戴胸牌，洗手、戴口罩。

用物：护理车上放大单 3 个、中单、枕套、床刷及消毒液浸泡过扫床套、需要时备清洁衣裤、护理篮（内放 50％酒精、滑石粉）等。

2. 操作步骤

(1) 备齐用物放于护理车上，推至患者床旁，移开床头橱、凳，酌情放平床支架，关闭门窗。

(2) 向患者解释操作目的，必要时协助患者使用便器。

(3) 松开床尾，撤罩单清洁面朝外，在床尾做成污物袋，助患者卧向对侧，背对护士，同时移动枕头，查看患者肩背及骶尾部皮肤受压情况。

(4) 逐层拆开近侧各单，卷中单入患者身下，扫橡胶中单并搭于患者身上，卷床基单于患者身下，扫净褥垫。

(5) 将清洁床基单双层铺在床一边对齐中缝，将一半卷起塞在患者身下，近侧大单自床头、床尾、中间展平拉紧叠成斜角塞入床垫下，放平橡胶中单，铺中单半幅塞于患者身下，近半侧同橡胶中单一并塞于床垫下。

(6) 助患者卧向近侧，面向护士，然后转至对侧逐层拆开各单，卷污中单放入污物袋，扫橡胶中单搭于患者身上，将污床基单卷至床尾放入污物袋，扫净褥垫上渣屑；同上法依次铺床基单、橡胶中单、中单，助患者平卧。

(7) 铺贴身单，横叠四折，上端反折 25 cm 放患者颌下，下端与污物单上缘并拢向床尾拉下层平，污单放入污物袋。

(8) 铺罩单，上端向下包裹毛毯上缘，再将贴身单反折于罩单外，床尾同暂空床铺法，转至对侧，整理床头，同法铺床尾。

(9) 托起患者头颈，撤出枕头，更换枕套，污枕套放入污物袋，枕头开口背门放置。

(10) 协助患者取舒适卧位，床头橱归回原处。

(11) 开窗通风，撤污物袋。

二、思考题

(1) 卧床患者更换床单的目的是什么？

卧床患者更换床单的目的是使病床平整、舒适，预防褥疮，保持病室整洁美观。

(2) 卧床患者更换床单时注意事项有哪些？

① 注意保暖，动作要敏捷，勿过多翻动和暴露患者，以免疲劳及着凉。

② 注意观察患者病情变化。

③ 防止各种引流管脱落或移位，从无管侧开始更换床单较为方便。

④ 更换下的污被单放在污物袋内，不可扔在地上或他人床上。

三、评分标准

卧床患者更换床单评分标准

项目	考核内容	分值	评分标准	扣分	得分
仪表	仪表端庄,衣帽整齐,服装整洁,挂牌上岗	10	一项不符合要求扣1分		
准备	洗手、戴口罩,用物齐全	10	缺一项扣1分		
评估	向患者作好解释工作,评估患者病情	10	未解释或未评估患者病情扣1分		
操作程序	携用物于床旁,移床头橱,床尾凳	5	少移一件或一项不符合要求扣1分		
	更换底单:使患者侧卧枕头随患者移至对侧,扫净橡胶单或床褥,卷污单,铺清洁单,底单平整中线对齐	20	卷污单或铺清洁单方法不对,未扫净橡胶单或床褥底单不平整中线不对齐各扣1分		
	更换棉套注意给患者保暖,被筒两侧与床沿齐,床尾塞入患者足部床尾折整齐	10	不注意保暖,被筒两侧未与床沿齐平以及床尾未折整齐各扣1分		
	更换枕套,取出或放入枕头方法正确,枕套开口背门放平	10	取放枕头不当或枕套开口未背门放置各扣1分		
	整理病床单位,床头橱凳未搬回原处,清理用物	5	床旁橱、凳未搬回原处扣1分		
评价	动作轻稳,节力,手法正确	10	一项不符合要求扣1分		
提问	卧床患者更换床单时注意事项有哪些	10	漏一条扣1分		
时间	全程12 min		每超过1 min扣1分		
总分		100			

（殷　慧）

第三章

无 菌 技 术

第一节　无菌技术概念

一、无菌技术

无菌技术是指在执行医疗护理操作过程中防止一切微生物侵入机体和保持无菌物品及无菌区域不被污染的操作和管理办法。或是指在医疗、护理操作中,防止一切微生物侵入人体和防止无菌物品、无菌区域被污染的操作技术。

二、无菌物品

经过物理或化学方法灭菌后未被污染的物品称为无菌物品,或是指经过灭菌处理后未被污染的物品。

三、无菌区

无菌区是指经过灭菌处理后未被污染的区域。

四、有菌区

有菌区是指未经灭菌处理或经灭菌处理后被污染的区域。

五、无菌技术操作原则

无菌技术是医疗护理操作中防止发生感染和交叉感染的一项重要的基本操作,护士必须加强无菌观念,正确熟练地掌握无菌技术,严格遵守无菌技术操作原则,以保证患者的安全。

无菌技术操作原则:

(1) 环境要清洁。

(2) 衣帽整洁,洗手,戴口罩。

(3) 无菌物品与有菌物品分开放置。

(4) 无菌物品不得暴露于空气中,必须存放于无菌包或无菌容器内。

(5) 进行无菌技术操作时,无菌区应在护士的腰部以上,并且应面对无菌区。

(6) 无菌物品一旦从无菌容器内取出即使未被使用也不能再放回无菌容器内。

(7) 无菌包外应注明物品名称、消毒灭菌的日期。消毒灭菌后的无菌物品放置期限:夏秋季节一周,冬春季节两周。

(8) 打开的无菌包如未被污染可保持 24 h 有效。

(9) 铺好的无菌盘 4 h 有效。

(10) 无菌操作过程中不得跨越无菌区。

(11) 不要向无菌区打喷嚏或咳嗽,尽量少讲话。

(12) 一套无菌物品只能用于一个患者,以防交叉感染。

第二节　无菌持物钳的使用

一、无菌持物钳的使用原则

无菌持物钳是用于夹取和传递无菌物品的器械。临床上常用的持物钳有卵圆钳、三叉钳、长短镊子等。

(1) 无菌持物钳(镊)应浸泡在盛有消毒液大口镊子罐或其他容器中,容器底部垫以无菌纱布,消毒液面在持物钳轴关节上 2～3 cm 或镊子的 1/2 处,持物钳关节打开。每个容器内只能放一把无菌持物钳。

(2) 取放无菌持物钳(镊)时,钳(镊)端部应闭合。无菌持物钳不得触及液面以上的容器内壁或容器口。

(3) 使用过程中应始终保持钳端向下,不可将钳端向上持钳,以免消毒液反流至钳端造成污染。

(4) 用毕应立即将无菌持物钳放回容器内。

(5) 无菌持物钳应就地使用。需要到远处夹取无菌物品时应使无菌持物钳和容器一起搬移。

(6) 无菌持物钳只能用于夹取无菌物品,不能触及非无菌物品,不能用于换药或消毒。若有污染或可疑污染应重新消毒。无菌持物钳和浸泡容器应定期消毒。

二、无菌持物钳使用法

1. 目的

取用或传递无菌的敷料、器械等。

2. 用物

(1) 持物钳的种类。

① 三叉钳:用于夹取盆、罐等较重的无菌物品,不能夹取细小物品。

② 卵圆钳:用于夹取镊、剪、弯盘等无菌物品,不能夹取较重的物品。

③ 镊子:用于夹取针头、注射器、棉球、缝针等无菌物品。

(2) 持物钳的准备。浸泡于盛有消毒液的大口有盖容器内(或干置),液面以浸没钳轴节以上 2～3 cm 或镊子的 1/2 为宜,每个容器只能放置一把持物钳。持物钳及其浸泡容器每周清洁、灭菌一次,同时更换消毒液;手术室、门诊、换药室、注射室等使用较多的部门每日清洁、灭菌;干置的容器及钳每 8 h 更换一次。

3. 使用方法

无菌持物钳使用法

操作步骤	要点说明
(1) 工作人员及环境准备	贯彻无菌操作原则
(2) 打开容器盖,将钳移至容器中央,使钳端闭合取出	钳端不可触及容器口缘及液面以上的容器内壁,以免污染
(3) 使用时保持钳端向下	不可倒转向上,以免消毒液倒流而污染钳端
(4) 使用后,仍保持钳端向下并闭合,垂直放回无菌容器中	用后立即放回容器中,并避免触及罐口周围

三、注意事项

(1) 无菌持物钳只能用于夹取无菌物品,不可夹取未经消毒、灭菌的物品,也不能夹取油纱布,因粘于钳端的油污可形成保护层,影响消毒液渗透而降低消毒效果。

(2) 如需取远处物品,应连同容器一起搬移,就地取出使用,防止持物钳在空气中暴露过久。

四、评分标准

无菌持物钳使用评分标准

项目	考核内容	分值	评分标准	扣分	得分
仪表	仪表端庄,衣帽整齐,服装整洁	10	一项不符合要求扣1分		
准备	洗手、戴口罩,备齐用物并按节力及无菌操作要求放置用物	10	缺一项或一项不符合要求扣1分		
评估	(1) 具有无菌操作的环境和符合无菌标准的物品 (2) 环境清洁,有宽阔的操作台	10	未评估或一项不符合要求扣1分		
操作程序	(1) 核对无菌物品有效期,符合要求 (2) 注明开始使用日期、时间,标记清楚 (3) 拿持物钳(镊)及容器方法正确,持物钳头朝下,使用时不宜低于腰部,用物符合无菌标准 (4) 取、用、换药方法正确,不污染 (5) 不跨越无菌区,取远处物品时应同时携带持物筒 (6) 持物钳(镊)使用后存放正确,放置无污	50	未查对无菌物品有效期,未注明开始使用日期、时间及取用持物钳(镊)方法不正确或一项不符合要求各扣1分		
评价	(1) 动作准确、熟练、节力 (2) 操作过程无污染	10	一项不符合要求扣1分		
提问	无菌技术操作原则有哪些	10	缺一条扣1分		
时间	3 min		每超过30 s扣1分		
合计		100			

第三节　无菌容器使用

一、无菌容器使用原则

无菌容器主要用于存放无菌物品,例如无菌的棉球、纱布、止血钳、镊子、弯盘、注射器等。

(1) 打开无菌容器时应将盖子的无菌面朝上,不能触及无菌面,用毕立即将容器盖严,避免在空气中暴露时间过长。

(2) 从无菌容器内取无菌物品时,不得触及容器边缘。

(3) 手持无菌容器时应托住底部,手不能触及容器的边缘和内面。

(4) 无菌容器应该定期消毒灭菌。

二、无菌容器使用法

1. 目的

保持已经灭菌的物品处于无菌状态。

2. 用物

无菌有盖容器,如无菌盒、罐、贮槽等。

3. 使用方法

无菌容器使用法

操作步骤	要点说明
(1) 工作人员及环境准备	贯彻无菌操作原则
(2) 打开无菌容器盖,将盖内面向上置于稳妥处,或拿在手中	手不可触及容器内面,避免盖内面与非无菌的桌面或区域接触而污染
(3) 用毕即将容器盖小心盖严	避免容器内无菌物品在空气中暴露过久
(4) 手持无菌容器时(如无菌治疗碗)应托住底部	手指不可触及容器的边缘及内面

三、注意事项

使用无菌容器时,不可污染盖内面、容器边缘及内面,无菌容器应每周消毒灭菌一次。

四、评分标准

无菌容器使用评分标准

项目	考核内容	分值	评分标准	扣分	得分
仪表	仪表端庄,衣帽整齐,服装整洁	10	一项不符合要求扣1分		
准备	洗手、戴口罩,备齐用物并按节力及无菌操作要求放置用物	10	缺一项或一项不符合要求扣1分		

（续表）

项目	考核内容	分值	评分标准	扣分	得分
评估	（1）具有无菌操作的环境和符合无菌标准的物品 （2）环境清洁,有宽阔的操作台	10	未评估或一项不符合要求扣1分		
操作程序	（1）容器开盖方法正确、无污染 （2）取放物品时方法正确,不跨越无菌区 （3）取放物品不接触无菌容器边缘 （4）容器用毕盖严,方法正确,无污染 （5）注明开启日期,使用时间	50	容器开盖及取放物品方法不正确,未注明开启日期时间或一项不符合要求各扣1分		
评价	（1）动作准确、熟练、节力 （2）操作过程无污染	10	一项不符合要求扣1分		
提问	无菌技术操作原则有哪些	10	缺一条扣1分		
时间	3 min		每超过30 s扣1分		
合计		100			

第四节　取用无菌溶液

一、取用密封瓶装溶液的方法

（1）检查及核对溶液。

（2）启开密封瓶的铝盖,用拇指和食指将橡胶瓶盖的边缘翻起,不得触及瓶口及瓶塞的内面。

（3）握标签一侧,将瓶拿起,倒出少量液体冲洗瓶口,然后再倒液体至无菌容器内,注意高度,不得少于5～6 cm。

（4）倒完后,用碘酒和酒精消毒瓶塞一周,清洁到无污染。

（5）开启的无菌溶液24 h有效。

二、取用无菌溶液法

取用无菌溶液法

操作步骤	要点说明
（1）工作人员及环境准备	贯彻无菌操作原则
（2）取出所需无菌溶液核对瓶签药名、剂量、浓度和有效期,溶液无变色、无混浊等	核对无误,溶液无变色、混浊、沉淀,方可使用
（3）打开密封瓶外盖,消毒瓶塞,捏住边沿拉出	手不可触及瓶口和瓶塞的塞入部分
（4）手握签面,倒出少许溶液,再由原处倒取所需液量	避免沾湿标签,冲洗瓶口
（5）倒后立即塞上瓶塞	以防污染
（6）记录开瓶日期和时间	打开过的无菌溶液瓶只能保存24 h

三、注意事项

(1) 不可将无菌物品或非无菌物品伸入无菌溶液内蘸取或直接接触瓶口倒液。

(2) 已倒出的溶液不可再倒回瓶内,以免污染剩余的溶液。

(3) 取无菌溶液的注意事项:

① 操作前,核对药液的名称、浓度及有效时间。

② 检查容器是否密封完好。

③ 检查溶液是否有沉淀、浑浊、絮状物及变色。

④ 不可将敷料直接放入无菌溶液瓶内蘸取溶液。

⑤ 已倒出的液体不得再倒回瓶内。

⑥ 已打开的无菌溶液瓶如未被污染,最多保存 24 h。

四、评分标准

取用无菌液评分标准

项目	考核内容	分值	评分标准	扣分	得分
仪表	仪表端庄,衣帽整齐,服装整洁	10	一项不符合要求扣 1 分		
准备	洗手、戴口罩。备齐用物并按节力及无菌操作要求放置用物	10	缺一项或一项不符合要求扣 1 分		
评估	(1) 具有无菌操作的环境和符合无菌标准的物品 (2) 环境清洁,有宽阔的操作台	10	未评估或一项不符合要求扣 1 分		
操作程序	(1) 用无菌钳取换药碗方法正确,不跨越无菌区 (2) 核对瓶签,检查药液质量,手握签面倒出少许溶液冲洗瓶口,再由原处倒取所需液量 (3) 注明开瓶日期及时间	50	未核对瓶签,检查药液质量及未倒出少许溶液冲洗瓶口,未注明开瓶日期、时间或一项不符合要求各扣 1 分		
评价	(1) 动作准确、熟练、节力 (2) 操作过程无污染	10	一项不符合要求扣 1 分		
提问	无菌技术操作原则有哪些	10	缺一条扣 1 分		
时间	5 min		每超过 30 s 扣 1 分		
合计		100			

第五节　无菌包的使用

一、无菌包的包扎法

无菌包应该选用质厚、致密、未脱脂的面布制成双层包布,物品置于包布中间,用包布一角完全盖住物品,并将角反折,然后盖好左右两角,最后一角包好,扎紧。

二、无菌包的打开法

(1) 检查无菌包的名称、灭菌时间标注是否完好,是否潮湿。

(2) 在清洁、干燥、平坦宽畅的操作处依次打开无菌包,注意不要污染内部。

(3) 用无菌持物钳夹取无菌物品,如未用完,按原折痕包好,注明第一次打开的时间。

三、注意事项

(1) 无菌包有效期一般为 7 天,如超过有效期或有潮湿、破损,则不可使用,一次性未用完的无菌包超过 24 h 即不可再用。

(2) 不可放在潮湿处,以免因毛细现象而污染,如包内物品被污染或包布受潮,需重新灭菌。

(3) 打开包布时手仅能接触包布四角的外面,不可触及包布内面,也不可跨越无菌区。

四、评分标准

无菌包使用评分标准

项目	考核内容	分值	评分标准	扣分	得分
仪表	仪表端庄,衣帽整齐,服装整洁	10	一项不符合要求扣1分		
准备	洗手、戴口罩。备齐用物并按节力及无菌操作要求放置用物	10	缺一项或一项不符合要求扣1分		
评估	(1) 具有无菌操作的环境和符合无菌标准的物品 (2) 环境清洁,有宽阔的操作台	10	未评估或一项不符合要求扣1分		
操作程序	(1) 核对包皮、无菌物品消毒时间 (2) 打开无菌巾包,开包方法正确,无污染(揭外、左、右、内角),取用物品不跨越无菌区 (3) 用无菌持物钳取一治疗巾放于盘内 (4) 用毕按原折包好,按内、右、左、外角顺序,不污染 (5) 注明开包日期及时间	50	未核对包皮、无菌物品消毒时间及打开包、折包方法不正确或一项不符合要求各扣1分		
评价	(1) 动作准确、熟练、节力 (2) 操作过程无污染	10	一项不符合要求扣1分		
提问	无菌技术操作原则有哪些	10	缺一条扣1分		
时间	3 min		每超过30 s扣1分		
合计		100			

第六节 铺无菌盘法

一、单巾铺盘(半铺半盖)

（1）将无菌巾双折平铺于盘上，双手捏住无菌巾上层两角呈扇形折到对面无菌盘上，开口边缘向外露出无菌区。

（2）放入无菌物品后，边缘对齐盖好，将开口处向上翻折两次，两侧边缘向下反折一次，以保持无菌。

二、双巾铺盘(一垫一盖)

夹取无菌巾一块，双手持巾的近身一面之二角，由对侧向近侧平铺于盘上，无菌面向上，夹放好无菌物品，依上法夹取另一块无菌巾，由近侧向对侧方向覆盖于无菌盘上，边缘多余部分反折，不应暴露无菌区。

三、注意事项

（1）铺无菌盘的区域必须清洁干燥，无菌巾避免潮湿。

（2）查对无菌物品灭菌日期，查看指示胶带是否变色，是否合乎要求。

（3）用物排放有序，符合无菌操作要求。

（4）无菌面不可触及衣袖和其他有菌物品。

（5）覆盖无菌巾时注意使边缘对齐。无菌盘不宜放置过久，有效期不超过 4 h。

四、评分标准

铺无菌盘评分标准

项目	考核内容	分值	评分标准	扣分	得分
仪表	仪表端庄，衣帽整齐，服装整洁	10	一项不符合要求扣1分		
准备	洗手、戴口罩，备齐用物并按节力及无菌操作要求放置用物	10	缺一项或一项不符合要求扣1分		
评估	（1）具有无菌操作的环境和符合无菌标准的物品 （2）环境清洁，有宽阔的操作台	10	未评估或一项不符合要求扣1分		
操作程序	（1）核对无菌物品有效期 （2）取、用治疗巾方法正确，不污染，不跨越无菌区 （3）扇形折叠无菌面向上，不污染	50	未核对无菌物品有效期及取、用治疗巾方法不正确或一项不符合要求各扣1分		
评价	（1）动作准确、熟练、节力 （2）操作过程无污染	10	一项不符合要求扣1分		

（续表）

项目	考核内容	分值	评分标准	扣分	得分
提问	无菌技术操作原则有哪些	10	缺一条扣1分		
时间	3 min		每超过30 s扣1分		
合计		100			

（李洪英）

第四章

隔 离 技 术

第一节 隔 离 概 念

一、隔离概念

隔离是将传染源传播者(传染患者和带菌者)和高度易感人群安置在指定地点和特殊环境中,暂时避免和周围人群接触,对前者采取传染源隔离,防止传染病病原体向外传播,对后者采取保护性隔离,保护高度易感人群免受感染。

隔离是防止医院内感染的重要措施之一,因此,护理人员必须重视和认真做好隔离工作,严格执行隔离技术,并对患者及家属做好健康教育,使其了解隔离的意义,自觉遵守隔离制度,积极配合各种隔离措施。

二、隔离区域的设置和划分

1. 隔离区域的设置

隔离区域与普通病区应分开设置,远离食堂、水源和其他公共场所。传染病区应由隔离室和其他辅助房间构成,应有多个出入口,使工作人员和患者分道进出。患者的安置,可以病员为单位:一个患者有单独的病室和用具,与其他患者之间实行隔离;或以病种为单位:同种传染病的患者,安排在同一病室,与他种传染病的环境实行隔离;凡未确诊、重危、有烈性传染性疾病的患者,应住单独隔离室。隔离病室门外及病床床尾应设有隔离标志,门口置消毒液浸湿的脚垫,备消毒手的用物(消毒液、清水、手刷及毛巾),避污纸,并设挂衣架及隔离衣。

2. 隔离区域内清洁区、半污染区和污染区的划分

隔离区域按传染病患者所接触的环境分为清洁区、半污染区和污染区,以便执行隔离技术。

(1) 清洁区:凡未被病原微生物污染的区域为清洁区,如更衣室、配餐室、库房、值班室等。

(2) 半污染区:凡有可能被病原微生物污染的区域为半污染区,如医护办公室、病区的走廊和化验室等。

(3) 污染区:凡和患者接触,被病原微生物污染的区域为污染区,如病室、厕所、浴室等。

三、隔离消毒原则

1. 一般消毒隔离

(1) 工作人员进入隔离单位必须戴口罩、帽子,穿隔离衣。穿隔离衣前,备齐所有物品,不

易消毒的物品可用纸或放入塑料袋内避污。穿隔离衣后,只能在规定的范围内活动,一切操作均需严格执行隔离技术,每接触一位患者或污染物品后必须消毒双手。

(2) 病室及患者接触过的物品需严格消毒。

① 病室、空气消毒可用紫外线照射或用消毒液喷雾每日一次。

② 每日晨间护理后,用消毒液擦拭病床及床旁桌椅。

③ 患者的用物、信件、票证等须消毒后,才内能送出。

④ 患者的呕吐物、分泌物、排泄物及各种引流液应按规定消毒后处理。

⑤ 患者接触过的医疗器械,如听诊器、血压计等,应按规定消毒。

(3) 向患者及探视者作健康教育。

(4) 经医生开出医嘱方可解除隔离。

2. 终末消毒处理

终末消毒处理是对专科、出院或死亡患者及其所住病室、用物和医疗器械的消毒。

(1) 患者的终末处理。

① 患者转科或出院前洗澡、更换清洁衣服。个人用物须消毒后方可带出。

② 患者死亡后,用消毒液擦洗尸体,必要时用消毒液棉球填塞口、鼻、耳、肛门等孔道,伤口处更换敷料,然后用一次性尸单包裹尸体,送传染科太平间。

(2) 患者单元的终末处理患者用过的物品须分类进行消毒。关闭门窗,打开床旁桌,摊开棉被,竖起床垫,用消毒液熏蒸或消毒,再用消毒液擦拭家具及地面。被服类放入污物袋,消毒后再清洗。床垫、棉被和枕心等也可日光曝晒或送消毒室进行处理。

第二节 洗 手 法

一、一般洗手

一般洗手是清除手部污物和细菌,预防接触感染;进行无菌手术或无菌操作前准备。

1. 准备

洗手前准备:手部无伤口,剪平指甲;穿好洗手衣(或收好袖口),戴好口罩、帽子;备好洗手液(或肥皂)、干燥的无菌擦手巾。

2. 环境要求

要求环境宽敞明亮,有非接触式自来水龙头和齐腰高的水槽。

3. 六步洗手法

六步洗手法步骤如下:

(1) 第一步洗手掌:流水湿润双手,涂抹洗手液(或肥皂),掌心相对,手指并拢相互摩擦(20~30 s)。

(2) 第二步洗背侧指缝:手心对手背沿指缝相互搓擦,双手交换进行(20~30 s)。

(3) 第三步洗掌侧指缝:掌心相对,双手交叉沿指缝相互摩擦(20~30 s)。

(4) 第四步洗拇指:一手握另一手大拇指旋转搓擦,双手交换进行(20~30 s)。

(5) 第五步洗指背:弯曲各手指关节,半握拳把指背放在另一手掌心旋转搓擦,双手交换进行(20～30 s)。

(6) 第六步洗指尖:弯曲各手指关节,把指尖合拢在另一手掌心旋转搓擦,双手交换进行(20～30 s)。

最后用流水冲净手上的洗手液(或肥皂),用干燥的无菌擦手巾擦干双手。

4. 评分标准

一般洗手评分标准

项目	考核内容	分值	评分标准	扣分	得分
仪表	仪表端庄,衣帽整洁,挂牌上岗	10	衣帽不整洁扣1分		
准备	备齐洗手液、擦手纸或小毛巾解开袖扣、挽起衣袖	10	漏一项或一项不符合要求扣1分		
评估	洗手用物是否齐全,环境是否适宜	10	未评估扣1分		
操作程序	(1) 打开水龙头,取适量洗手液 (2) 六步洗手法洗手 　① 手掌相对,手指并拢,相互揉搓 　② 手心对手背,双手交叉指缝相互揉搓 　③ 掌心相对,双手交叉指缝相互揉搓,交换进行 　④ 弯曲手指使关节在另一手掌心旋转揉搓,交换进行 　⑤ 右手握住左手大拇指旋转揉搓,交换进行 　⑥ 将五个手指尖并拢放在另一手掌心旋转揉搓,交换进行 (3) 双手在流动水下彻底清洗 (4) 关闭水龙头(用避免手部再污染的方式) (5) 用一次性纸巾/小毛巾彻底擦干	50	洗手步骤不熟练及洗手后未用一次性纸巾/小毛巾彻底擦干或一处不符合要求扣1分		
评价	认真清洗指甲、指尖、指缝等,手部不佩带饰物,动作轻巧	10	一项不符合要求扣1分		
提问	洗手的目的是什么	10	回答不全面扣1分		
时间	30～60 s		每超过30 s扣1分		
合计		100			

二、外科洗手法

外科洗手是除去手和前臂上的暂存菌及部分居留菌,尽可能去除和消灭皮肤的常住细菌。手术人员必须正确掌握外科洗手法。

1. 洗手目的

洗手目的是清除手部污物和细菌,预防接触感染,为无菌手术或操作前准备。

2. 环境要求

环境要求宽敞明亮、有非接触式自来水龙头和齐腰高的水槽。

3. 外科洗手法

(1) 在流动水下浸湿双手,用肥皂原液或者普通洗手液按6步洗手法的步骤洗一次。

(2) 取适量浸泡于洗手液中的无菌小纱球,按外科唰手方法唰至肘上 10 cm,不得重复或来回刷洗。

(3) 在流动水下冲洗泡沫,指尖向上,肘关节屈曲向下。

(4) 用无菌巾(可用无菌大纱垫、布)从手掌至肘上 7 cm 拭干双手。

(5) 快速手消毒:取 2 ml 消毒液于一手掌心,另一手指尖消毒、手掌、手臂至肘上 10 cm,同法消毒另一只手。

(6) 最后取 2 ml 消毒液,按六步洗手法进行手消毒。

4. 评分标准

外科洗手法评分标准

项目	考核内容	分值	评分标准	扣分	得分
仪表	仪表端庄,衣帽整洁,挂牌上岗	10	衣帽不整洁扣1分		
准备	备齐洗手液、消毒液、擦手纸或小毛巾,解开袖扣、挽起衣袖	10	漏一项或一项不符合要求扣1分		
评估	洗手用物是否齐全,环境是否适宜	10	未评估扣1分		
操作程序	打开水龙头,取适量洗手液	5			
	按六步洗手法洗手一次	10	漏一步或一项不符合要求扣1分		
	取适量浸泡于洗手液中的无菌小纱球,按外科唰手方法唰至肘上 10 cm,在流动水下冲洗泡沫,指尖向上,肘关节屈曲向下,用无菌巾(可用无菌大纱垫、布)从手掌至肘上 7 cm 拭干双手	20	未唰至肘上 10 cm 及流水冲手擦手方法不对或漏一步各扣1分		
	快速手消毒:取 2 ml 消毒液于一手掌心,另一手指尖消毒、手掌、手臂至肘上 10 cm,同法消毒另一只手	10	快速手消毒方法不正确或一项不符合要求扣1分		
	最后取 2 ml 消毒液,按六步洗手法进行手消毒	5	漏一步扣1分		
评价	认真清洗指甲、指尖、指缝等,手部不佩带饰物,动作轻巧,手消毒到位	10	一项不符合要求扣1分		
提问	手消毒的目的是什么	10	回答不全面扣1分		
时间	2 min		每超过30 s扣1分		
合计		100			

第三节 戴 无 菌 手 套

一、目的

手部消毒后达到相对无菌状态,再戴上无菌手套基本做到绝对无菌,防止手术或操作污染,降低感染概率。

二、使用方法

(1) 戴手套前应先洗手,并擦干。

(2) 核对手套的号码和灭菌日期。

(3) 打开手套包,平铺于台面上。

(4) 取出滑石粉包,将滑石粉擦于手掌、手背和指间。用剩的滑石粉放置一边。注意不能再放回手套袋内。

(5) 一手掀开口袋的开口处,另一手捏住手套的反折外部位将手套取出,五指对准插入手套内。

(6) 掀起另一侧袋口,用戴手套的手指插入另一只手套反折的翻边内,将手套取出。同法戴好。

(7) 将手套的反折翻转到工作服袖外。

三、注意事项

(1) 戴手套时应注意未戴手套的手不可触及手套的外面,而戴手套的手则不可触及未戴手套的手或另一手套的里面。

(2) 戴手套后如发现破裂,应立即更换。

(3) 脱手套时,须将手套口翻转脱下,不可用力强拉手套边缘或手指部分,以免损坏。

四、评分标准

无菌手套使用评分标准

项目	考核内容	分值	评分标准	扣分	得分
仪表	仪表端庄,衣帽整齐,服装整洁	10	一项不符合要求扣1分		
准备	(1) 备齐用物并按节力及无菌操作要求放置用物 (2) 无长指甲、洗手、戴口罩	10	缺一项或一项不符合要求扣1分		
评估	(1) 具有无菌操作的环境和符合无菌标准的物品 (2) 环境清洁,有宽阔的操作台	10	未评估或一项不符合要求扣1分		

（续表）

项目	考核内容	分值	评分标准	扣分	得分
操作程序	(1) 摘手表,洗手,查手套号码及灭菌日期 (2) 打开手套纸包装,手套拇指方向相对,用手捏住手套反折部的外面(即手套内面) (3) 戴右手时,左手捏住手套反折部的外面(即手套内面),对拉手套五指,插于右手 (4) 戴左手时,右手四指(拇指除外)插入左手套的反折部内面(即手套的外面),捏住手套,插入左手 (5) 双手分别将手套反折部分向上翻,盖住手术衣袖口 (6) 脱手套方法正确,用后处理正确	50	戴手套方法不正确,有污染或一项不符合要求或缺一项扣1分		
评价	(1) 动作准确、熟练、节力 (2) 操作过程无污染	10	一项不符合要求扣1分		
提问	无菌技术操作原则有哪些	10	缺一条扣1分		
时间	5 min		每超过30 s扣1分		
合计		100			

第四节　穿脱隔离衣

一、目的及用物

目的:保护工作人员和患者,防止交叉感染。

用物:隔离衣、挂衣架、洗手设备、污衣袋。

二、操作步骤

1. 穿隔离衣法

(1) 先戴好口罩,取下手表,卷袖过肘(冬季卷过前臂中部即可)。

(2) 手持衣领从衣钩上取下隔离衣,清洁面向自己,将衣领的两端向外,向领中央折齐,右手食指、中指和无名指分别插入领的各折叠处,拇指、小指在外持住衣领对齐肩缝,露出袖笼。

(3) 右手持衣领,左手伸入袖内。

(4) 换左手持衣领,右手伸入袖内,举手将上抖。注意勿触及面部。

(5) 两手持衣领,由领子中央顺着边缘向后将领扣扣好。再扣好袖扣。

(6) 将隔离衣一边(约在腰下5 cm处)腋中线拉住,然后渐向前拉,直到看到边缘,同法捏住另一侧边缘(注意手勿触及衣的里面)。双手在后面将边缘对齐,向一侧折叠,以一手按住,另一手将腰带拉至背后压住折叠处,将腰带在背后交叉,回到前面打一活结,注意勿使折处松散。

（7）如隔离衣衣袖过长，可将肩部钮扣扣上。穿好隔离衣，即可进行工作。

2. 脱隔离衣法

（1）解开腰带，在前面打一活结。

（2）解开两袖口及肩扣子，在肘部将部分袖子塞入工作服下，使两手露出来，便于刷洗消毒。

（3）刷手：按前臂、腕部、手掌、手背、指甲指缝等顺序蘸肥皂水或消毒液刷洗，每只手刷半分钟后用流水冲净，再重复刷洗一次（共 2 min）。若为消毒液则每手各刷 1 min 后清水冲净，擦干。

（4）解开领扣，右手伸入左侧衣袖里拉下衣袖过手，用遮盖的左手握住右手隔离衣袖外面将袖拉下，两手在袖内解开腰带。双手轮换握住袖子，渐自袖管中退出，再用右手撑住工作衣肩缝撤出左手，随即用左手握住领子的外面，再脱出右手。

（5）两手握住领子，将隔离衣两边对齐，如挂在半污染区的隔离衣，清洁面向外；挂在污染区的隔离衣方法同前，脱下后将隔离衣的清洁面向外翻，卷好投入污衣袋中，脱不再穿的隔离衣方法同前，脱下后将隔离衣的清洁面外翻，卷好投入污衣袋中。

三、注意事项

（1）隔离衣长短要合适，如有破洞应补好。穿隔离衣前，准备好工作中一切需用物品，避免穿了隔离衣再到清洁区取物。

（2）穿隔离衣时，避免接触清洁物，系领子时，勿使衣袖触及面部、衣领及工作帽。穿着隔离衣，须将内面工作服完全遮盖。隔离衣内面及衣领为清洁的，穿脱进要注意避免污染。

（3）穿隔离衣后，只限在规定区域内活动，不得进入清洁区。

（4）挂隔离衣时，不使衣袖露出或衣边污染面盖过清洁面。

（5）隔离衣应每天更换，如有潮湿或被污染时，应立即更换。

四、评分标准

穿脱隔离衣评分标准

项目	考核内容	分值	评分标准	扣分	得分
仪表	仪表端庄、着装整洁、洗手	10	着装不整洁或不洗手各扣1分		
准备	隔离衣、挂衣架、铁夹及手消毒液	10	少一件或一件不符合要求扣1分		
评估	隔离种类，隔离衣大小是否合适，挂放是否得当，消毒液配制浓度是否合适	10	评估不全一处扣1分		
操作程序	（1）取下手表、卷袖过肘、按六步洗手法洗手 （2）穿隔离衣简捷步骤：①手持衣领伸左手，②再伸右手齐上抖，③扣领扣，扣袖口，④折襟系腰半屈肘 （3）脱隔离衣简捷步骤：①解腰带，松袖口，②塞住衣袖再洗手，③解领扣脱衣袖，④手持衣领挂衣钩，⑤不穿必须按要求	50	穿脱隔离衣方法不正确，及活结脱落、打死结、有污染或一处不符合要求扣2分		

（续表）

项目	考核内容	分值	评分标准	扣分	得分
评价	穿脱隔离衣全过程稳、准、轻、快、美观,符合操作原则	10	顺序颠倒或衣服掉地扣2分		
提问	穿脱隔离衣目的及注意事项有哪些	10	内容回答不全或回答错误扣1分		
时间	6 min		每超30 s扣1分		
合计		100			

（隋清华）

第五章

注 射 技 术

第一节　皮 内 注 射 法

一、准备

仪表:着装整洁,佩戴胸牌,洗手、戴口罩。

用物:治疗盘内放消毒镊子,0.75%碘酊、75%酒精或0.1%新洁尔灭、棉签、5 ml注射器、1 ml注射器、针头盒或一次性针头、药物、砂轮、生理盐水、启子(大、小各1)、弯盘、0.1%盐酸肾上腺素(必要时备)、无菌治疗巾。

二、操作步骤

(1) 铺无菌盘:查对注射卡、药物、锯安瓿、开瓶一次完成。

(2) 抽取药液(或配皮试液放于无菌盘内)。

(3) 端注射盘至患者床旁,查对床号、姓名,向患者解释目的,过敏试验的药物须询问过敏史。

(4) 检查药液质量及有效期。

(5) 协助患者露出注射部位。

(6) 取棉签蘸取75%酒精消毒皮肤,待干。

(7) 再次查对床号、姓名,询问过敏史。

(8) 排尽注射器及针头内空气,左手绷紧注射部位皮肤,右手食指固定针栓,与皮肤呈5°角刺入皮内后放平,左手拇指固定针栓,右手注入药液0.1 ml,使之呈一皮丘。

(9) 注射完毕,拔针,切勿按压针眼。

(10) 记录注射时间,交代注意事项,20 min后观察结果。

(11) 整理病床单元及用物,协助患者取舒适体位。

(12) 洗手,用物消毒处理。

三、思考题

(1) 皮内注射的目的是什么?

① 皮肤试验。

② 预防接种。

③ 用于局部麻醉的先驱步骤。

（2）皮内注射的部位有哪些？

① 前臂掌侧下段，因该处皮肤较薄，如有局部反应易于辨认。

② 三角肌下缘，是疫苗接种时常选部位。

③ 在需局部麻醉的部位，先皮内注入麻醉药物，成一皮丘，然后进行局麻。

（3）皮内注射的注意事项有哪些？

① 忌用碘酊消毒皮肤，以免因脱碘不彻底影响对局部反应的观察，且易与碘反应混淆。

② 消毒皮肤勿用力反复涂擦，进针勿过深，注入药量要准确；拔针后局部不可按压，以免影响试验结果。

（4）青霉素过敏性休克的抢救措施是什么？

患者发生过敏性休克，应立即停药，进行就地抢救，同时报告医生。

① 患者体位：使患者平卧，以利于脑部血液供应，并注意保暖。

② 按医嘱立即皮下注射 0.1％盐酸肾上腺素：剂量为 0.5～1 ml，病儿酌减。如症状不缓解，可每隔 30 min 再皮下或静脉注射 0.5 ml，直至脱离危险期（此药是抢救过敏性休克的首选药物，它具有收缩血管、增加外周阻力、兴奋心肌、增加心输出量及松弛支气管平滑肌的作用）。

③ 改善缺氧症状：给氧气吸入。呼吸受抑制时，应立即进行口对口的人工呼吸，并肌内注射尼可刹米或山梗菜碱等呼吸兴奋剂。喉头水肿影响呼吸时，应立即准备气管插管或配合施行气管切开术。

④ 按医嘱给药：地塞米松 5～10 mg 静脉推注或氢化可的松 200 mg 加入 5％～10％葡萄糖液 500 ml 静脉滴注（此药有抗过敏作用，能迅速缓解症状）；其他根据病情给予血管活性药物（如多巴胺、间羟胺等）、纠正酸中毒和抗组胺类药物等。

⑤ 心跳骤停处理：发生心跳骤停，立即行胸外心脏按摩，同时施行人工呼吸。

⑥ 观察与记录：密切观察患者的意识、体温、脉搏、呼吸、血压、尿量及其他临床变化，并作好病情动态的护理记录。患者未脱离危险期，不宜搬运。

（5）迟缓性过敏反应表现有哪些？

① 血清病型反应：一般于用药后 7～12 天内发生。临床表现和血清病相似有发热、皮肤瘙痒、荨麻疹、关节肿痛、全身淋巴结肿大、腹痛等。

② 各器官或组织的过敏反应。

● 皮肤过敏反应：主要有皮疹（荨麻疹），严重者可发生剥脱性皮炎。

● 呼吸系统过敏反应：可引起哮喘或促使原有的哮喘发作。

● 消化系统过敏反应：可引起过敏性紫癜，以腹痛和便血为主要症状。

当患者用药后出现以上临床表现时，应立即停药，按医嘱给予激素和抗组胺药物，进行对症处理，同时要密切观察病情，加强皮肤护理，预防继发感染。

四、评分标准

皮内注射法评分标准

项目	考核内容	分值	评分标准	扣分	得分
仪表	仪表端庄，衣帽整齐，佩戴胸牌，洗手、戴口罩	10	一项不符合要求扣 1 分		

(续表)

项目	考核内容	分值	评分标准	扣分	得分
准备	(1) 备物齐全 (2) 查对注射卡、药物、抽取药液(或配皮试液放于无菌盘内)	10	(1) 用物缺一件扣2分 (2) 一项不符合要求扣1分		
评估	了解患者病情及合作程度	10	未评估扣1分		
操作程序	端注射盘至患者床旁,查对床号、姓名,向患者解释目的,询问过敏史,检查药液质量及有效期	5	未核对、未向患者解释及询问过敏史各扣1分		
	协助患者露出注射部位,取75%酒精棉签消毒皮肤,待干,再次查对床号、姓名,询问过敏史	10	取患者注射部位不当,消毒方法不对各扣1分		
	排尽注射器及针头内空气,左手绷紧注射部位皮肤,右手食指固定针栓,与皮肤呈5°角刺入皮内后放平,左手拇指固定针栓,右手注入药液0.1 ml,使之呈一皮丘,注射完毕,拔针勿按压	20	未排气体、操作方法不正确或进针过深扣2分,余一项不符合要求各扣1分		
	记录注射时间,交代注意事项,20 min后观察结果	10	未记录注射时间或一项不符合要求各扣1分		
	整理病床单元及用物,协助患者取舒适体位,洗手,用物消毒处理	5	空针未妥善处理或用物未归原处扣1分		
评价	操作熟练,严格执行三查七对,注意无菌操作原则	10	一项不符合要求扣1分		
提问	皮内注射的注意事项及青霉素过敏性休克的抢救措施有哪些	10	漏一条扣1分		
时间	全程6 min		每超过30 s扣1分		
总分		100			

第二节 肌肉注射法

一、准备

仪表:着装整洁,佩戴胸牌,洗手、戴口罩。

用物:注射盘内放消毒镊子、注射器及针头、注射药物、注射卡(单)、0.75%碘酊、棉签、砂轮、弯盘,必要时备肾上腺素。

二、操作步骤

(1) 备齐用物,携至患者床旁。

(2) 查对床号、姓名、治疗卡,说明注射目的。

（3）检查药液、消毒安瓿（瓶塞）后打开。

（4）取注射器并检查其性能，抽吸药液，套安瓿，放治疗盘内。

（5）助患者取正确姿势，选择正确注射部位。

（6）消毒皮肤待干。

（7）排尽注射器内空气。

（8）核对床号、姓名、治疗卡。

（9）左手拇、食指固定并绷紧局部皮肤，右手持针垂直刺入针梗 3/4 深度（肥胖、消瘦患者酌情增减）。松左手抽动活塞，见无回血，缓推药液。

（10）注射完毕，干棉签按压针眼，快速拔针，再次核对，放安瓿于弯盘内。

（11）整理用物，观察药物反应。

（12）爱护体贴患者。

三、思考题

（1）肌肉注射的目的是什么？

① 不宜或不能作静脉注射，要求比皮下注射更迅速发生疗效。

② 用于注射刺激性较强的药物或药量较大的药物。

（2）常用肌肉注射部位及臀大肌注射定位方法有哪些？

① 常用肌肉注射部位：肌肉注射一般选择肌肉较厚、离大神经及大血管较远的部位，其中以臀大肌为最常见，其次为臀中肌、臀小肌、股外侧肌及上臂三角肌。

② 臀大肌注射法：

● "十"字法。从臀裂顶点向左侧或右侧划一水平线，然后从髂嵴最高点作一垂直平分线，将臀部分为四个象限，其外上象限并避开内角（从髂后上棘至大转子连线）即为注射区。

● 联线法。取髂前上棘和尾骨联线的外上 1/3 处为注射部位。

（3）肌肉注射的注意事项有哪些？

① 同时注射两种或两种以上药物时，要注意配伍禁忌。

② 切勿把针梗全部刺入，以防从根部折断。

③ 2 岁以下婴幼儿不宜选用臀大肌注射，以免损伤坐骨神经，可选用臀中肌、臀小肌。

④ 需长期肌肉注射的患者，注射时宜选用细长的针头，并经常更换注射部位。

（4）注射基本原则有哪些？

① 严格遵守无菌操作原则。注射前必须洗手、戴口罩。用棉签蘸 2%碘酊消毒注射部位皮肤，以注射点作为中心，用螺旋式动作从中心向外旋转涂擦，直径应 5 cm 以上，待碘酊干后（约 20 s），用 70%乙醇以同法脱碘，范围要大于碘酊消毒面积，待干后方可注射。

② 严格执行查对制度。做好"三查"、"七对"（精神科要"八对"，加相貌）。仔细检查药液质量，如发现药物有变色、沉淀、混浊、药物有效期已过或安瓿有裂痕等现象，则不能应用。

③ 选择合适的注射器和针头。根据药液量、黏稠度和刺激性的强弱选择注射器和针头。注射器应完整无裂缝，不漏气。针头要锐利，无钩、无弯曲，型号合适。注射器和针头衔接必须紧密。一次性注射器的包装应密封，在有效期内。

④ 选择合适的注射部位。防止损伤神经和血管。不能在发炎、化脓感染、硬结、瘢痕及患

皮肤病处进针。

⑤ 注射的药物应临时抽取。药液现配现用,按规定时间临时抽取,以防药物效价降低或污染。

⑥ 排空气。注射前,注射器内空气要排尽,应防止浪费药液。并抽动活塞,检查有无回血,肌内注射,如发现有回血,应拔出针头重新进针,不可将药液注入血管内。

⑦ 运用无痛注射技术。解除患者思想顾虑,分散其注意力;取合适体位,使肌肉松弛,易于进针;注射时做到'三快一慢',即进针和拔针要快,推药液要慢;对刺激性强的药物,针头宜粗长,且进针要深,否则易造成硬结和疼痛;如需同时注射数种药物,要注意配伍禁忌,应先注射无刺激性或刺激性弱的,再注射刺激性强的,推药速度宜更慢,以减轻疼痛。

四、评分标准

肌肉注射法评分标准

项目	考核内容	分值	评分标准	扣分	得分
仪表	仪表端庄,衣帽整齐,服装整洁	10	衣帽不整齐扣1分,服装不洁扣2分		
准备	洗手、戴口罩、备物齐全	10	未洗手或未戴口罩及用物缺一件各扣1分		
评估	了解患者病情,向患者解释可能引起的不适,以取得合作	10	未解释或未评估扣1分		
操作程序	携用物至床旁,向患者说明目的。核对医嘱,检查药名、药质及有效期	5	未核对或缺一项扣1分		
	打开无菌包(合)取注射器及针头,注意无菌观念,抽取药液方法正确	10	取注射器及针头不注意无菌操作,抽取药液方法不正确扣1分		
	取患者适当体位、注射部位符合要求,消毒方法正确	20	体位注射部位不当,消毒方法不正确各扣1分		
	注射排净气体,排气时固定针头,绷紧皮肤,进针回抽,掌握进针快、注药慢、固定针头、拔针快,拔针后按压,观察患者反映	10	未排气体及抽回血扣2分,余一项不符合要求各扣1分		
	注射后妥善处理医疗废物,用物归原处	5	空针未妥善处理或用物未归原处扣1分		
评价	操作熟练,步骤正确,注意无菌观念	10	一项不符合要求扣1分		
提问	注射的基本原则有哪些	10	漏一条扣1分		
时间	全程5 min		每超过30 s扣1分		
总分		100			

第三节 皮下注射法

一、准备

仪表:仪表端庄、服装整洁、佩戴胸卡、洗手、戴口罩。

物品:注射盘、治疗巾、消毒液、棉签、无菌注射器、药液、镊子、砂轮。

环境:清洁、舒适。

患者:取舒适的坐位或卧位。

二、操作步骤

1. 治疗室

(1) 核对医嘱,检查药液及无菌物品,向患者做好解释。

(2) 消毒药瓶盖(安瓿锯后消毒 1 次),打开安瓿,取出注射器抽吸药液(剂量准确)。

(3) 放入清洁盘中备用。

2. 病房

(1) 携用物至床旁,核对后向患者解释操作的目的、方法、注射药物及其作用。

(2) 协助患者松开衣或裤,选择部位(上臂三角肌下缘外侧或股外侧)。

(3) 消毒皮肤(以注射点为中心用螺旋式动作从中心向外旋转涂擦,直径应 5 cm 以上)。

(4) 排气。

(5) 左手绷紧皮肤,右手持注射器进针(针尖斜面向上与皮肤呈 $30°\sim40°$ 角,深度为针梗的 $\frac{2}{3}\sim\frac{3}{4}$,右食指固定针栓,小指固定皮肤以保持角度。

(6) 左手抽回血,确认无误后缓慢而均匀注药并观察患者反应。

(7) 注药毕拔针,干棉签按压针眼。

(8) 再次查对。

(9) 整理用物,注射器浸泡消毒。

(10) 助患者取舒适位,洗手。

三、思考题

(1) 皮下注射的目的是什么?

① 需迅速达到药效、不能或不宜经口服给药时采用。如胰岛素口服在胃肠道内易被消化酶破坏,失去作用,而皮下注射则能迅速被吸收。

② 局部麻醉用药或术前供药。

③ 预防接种。

(2) 皮下注射的注意事项有哪些?

① 针头刺入角度不宜超过 $45°$,以免刺入肌层。

② 凡对组织刺激性强的药物不可用作皮下注射。

③ 经常注射者,应更换部位,制订交替注射部位的计划。

四、评分标准

皮下注射法评分标准

项目	考核内容	分值	评分标准	扣分	得分
仪表	仪表端庄,衣帽整齐,佩戴胸牌,洗手,戴口罩	10	一项不符合要求扣1分		
准备	(1) 备物齐全 (2) 查对注射卡、药物、抽取药液放于无菌盘内	10	用物缺一件扣2分,未查对注射卡、药物或一项不符合要求扣1分		
评估	(1) 了解患者病情及合作程度 (2) 了解所注射的药物性质、作用及不良反应	10	评估内容缺一项扣1分		
操作程序	携注射盘至患者床旁,查对床号、姓名,向患者解释目的,检查药液质量及有效期	5	未核对、未向患者解释及询问过敏史各扣1分		
	协助患者取体位,选择注射部位,取0.75%碘酊棉签消毒皮肤,待干,再次查对床号、姓名	10	取患者注射部位不准,消毒方法不当各扣1分		
	排尽注射器及针头内空气,左手绷紧注射部位皮肤,右手食指固定针栓,穿刺抽回血,注射药液,拔针,按压针眼片刻	20	未排气体、未抽回血或进针过深扣2分,余一项不符合要求各扣1分		
	记录注射时间,交代注意事项	10	一项不符合要求扣1分		
	整理病床单元及用物,协助患者取舒适体位,洗手,用物消毒处理	5	病床单元未妥善处理或用物未归原处扣1分		
评价	操作熟练,严格执行三查七对,注意无菌操作原则	10	一项不符合要求扣1分		
提问	皮下注射的目的及注意事项有哪些	10	漏一条扣1分		
时间	全程6 min		每超过30 s扣1分		
总分		100			

第四节　静脉注射法

一、准备

仪表:仪表端庄、服装整洁、佩戴胸卡、洗手,戴口罩。

物品:注射盘、注射器(根据药量准备)、头皮针、药液、消毒液、棉签、止血带、输液贴、治疗巾、消毒垫巾等。

环境:清洁、舒适。

患者:坐位或卧位。

二、操作步骤

1. 治疗室

(1) 核对医嘱,准备及检查药液,检查无菌物品。

(2) 消毒药瓶盖(安瓿锯后消毒 1 次),打开安瓿,取出注射器抽吸药液(剂量准确)。

(3) 放入清洁盘中备用。

2. 病房

(1) 携用物至床旁,核对后向患者解释操作的目的、方法、所注药物及作用。

(2) 暴露肢体,扎止血带选择血管后,松开止血带,在预穿刺血管的下面放消毒垫巾。

(3) 消毒皮肤,皮肤待干,撕开输液贴贴在治疗盘上,扎止血带(在穿刺部位上方约 6 cm 处扎紧),再次消毒皮肤,嘱患者握拳使静脉充盈。

(4) 排尽注射器内空气。

(5) 再次核对。

(6) 左手绷紧皮肤,右手持注射器,针头斜面向上进针(与皮肤呈 20°~30°角),见回血沿血管进针少许,松止血带并嘱患者松拳。

(7) 固定针栓缓慢注入药液,同时观察患者有无不良反应(注射过程中,可稍抽回血以观察针头有无脱出血管)。

(8) 注射完毕拔针,按压注射部位与进针点。

(9) 再次查对。

(10) 协助患者取舒适位,观察患者反应。

(11) 整理用物,注射器、止血带浸泡消毒。

三、思考题

静脉注射注意事项有哪些?

① 注射前应检查注射器、针头及核对患者姓名及药液。

② 注射前应先排尽空气,如有多数小气泡附着针筒壁时,可抽入空气 0.5 ml,转动注射器,使小气泡并成大气泡,然后推动活塞,将其全部驱出。

③ 穿刺时务必沉着掌握进针角度与方向,以免穿破静脉而致血肿,如果不慎穿破静脉,应立即拔出针头,按压局部,另选其他静脉穿刺。

④ 注意掌握不同患者的静脉穿刺法,如肥胖患者,静脉较深且固定,摸准后再行穿刺;消瘦患者静脉较滑,穿刺时须固定静脉的上下端;水肿患者可按静脉走行的解剖位置,用手指压迫局部,暂时驱散皮下水分,显露静脉后再穿刺;脱水患者可局部热敷、按摩,使血管扩张显露后再穿刺。

⑤ 避免将药液注射于血管外。对组织有强烈刺激的药物,可先行引导注射(即另备一副盛有生理盐水的注射器和针头,注射时先作穿刺,并注入少量生理盐水,证实针头确在血管内,再取下针筒,调换另一抽有药液的针筒进行推药)。若有外溢,应即停止注射,并行局部注射生理盐水或其他稀释药液,外敷金黄散,防止组织坏死;同时报告医师。

⑥ 注射药液速度应按药性分别处理。

⑦ 需长期反复作静脉注射的患者,应注意保护静脉,有计划地由小到大、由远端到近端的次序选定注射部位。如有静脉炎现象,不可再在该部位注射,应予热敷、理疗或外敷消炎药等治疗措施。

⑧ 注射完毕,拉开注射器活塞,浸泡于消毒液中。

四、评分标准

静脉注射评分标准

项目	考核内容	分值	评分标准	扣分	得分
仪表	仪表端庄,衣帽整齐,佩戴胸牌,洗手、戴口罩	10	一项不符合要求扣1分		
准备	(1) 备物齐全 (2) 查对注射卡、药物、抽取药液放于无菌盘内	10	用物缺一件扣2分,未查对注射卡、药物或一项不符合要求扣1分		
评估	(1) 了解患者病情及合作程度 (2) 了解患者局部皮肤组织及血管的情况 (3) 了解所注射的药物性质、作用及不良反应	10	评估内容缺一项扣1分		
操作程序	携注射盘至患者床旁,查对床号、姓名,向患者解释目的,检查药液质量及有效期	5	未核对、未向患者解释扣1分		
	消毒皮肤,皮肤待干,扎止血带(在穿刺部位上方约6 cm处扎紧),再次消毒皮肤,嘱患者握拳使静脉充盈	10	消毒方法不当或一项不符合要求各扣1分		
	排尽注射器内空气,再次核对,左手绷紧皮肤,右手持注射器,针头斜面向上进针,见回血沿血管进针少许,松止血带并嘱患者松拳	20	未排气体、未抽回血或进针过深扣2分,余一项不符合要求扣1分		
	固定针栓缓慢注入药液,同时观察患者有无不良反应,注射完毕拔针,按压针点片刻	10	未观察患者反应或一项不符合要求各扣1分		
	协助患者取舒适位,整理用物,注射器、止血带浸泡消毒	5	病床单元未妥善处理或用物未归原处各扣1分		
评价	(1) 操作熟练,严格执行三查七对 (2) 患者无不良反应,达到治疗要求	10	一项不符合要求扣1分		
提问	静脉注射的注意事项有哪些	10	漏一条扣1分		
时间	全程6 min		每超过30 s扣1分		
总分		100			

(赵晓燕)

第六章
静脉输液及输血

第一节　静脉输液(密闭式)

一、准备

仪表:着装整洁,佩戴胸牌,洗手、戴口罩。

用物:注射盘内放干棉球缸、一次性输液器、网套、止血带、橡皮小枕及一次性垫巾、弯盘、0.75％碘酊、棉签、胶布、启盖器、药液瓶外贴输液标签(上写患者姓名、床号、输液药名、剂量、用法、日期、时间、输液架。

二、操作步骤

(1) 根据医嘱备齐用物,携至床旁查对床号、姓名、剂量、用法、时间、药液瓶和面貌,并摇动药瓶对光检查。

(2) 做好解释工作,询问大小便,备胶布。

(3) 开启铝盖中心部分(如备物时加完药可省去)套网套,消毒瓶塞中心及瓶颈,挂于输液架上,检查输液器并打开,插入瓶塞至针头根部。

(4) 排气,排液3~5 ml至弯盘内。

(5) 选择血管,置小枕及垫巾,扎止血带、消毒皮肤,待干。

(6) 再次查对床号、姓名、剂量、用法、时间、药液瓶和面貌。

(7) 再次检查空气是否排尽,夹紧,穿刺时左手绷紧皮肤并用拇指固定静脉,见回血,松止血带及螺旋夹。

(8) 胶布固定,干棉球遮盖针眼,调节滴速,开始15 min应慢,无异常调节正常速度。

(9) 交代注意事项,整理床单元及用物。

(10) 爱护体贴患者,协助卧舒适体位。

(11) 洗手、消毒用物。

三、思考题

(1) 静脉输液的目的是什么?

① 严格无菌操作及查对制度,以防输液反应及发生差错。

② 液体中需加入多种药物时,应注意配伍禁忌,并根据病情缓急、治疗原则及血药浓度、时间等有计划地安排输液顺序,对甘露醇、山梨醇、去甲肾上腺素、钙剂等药物严防外溢,以防

引起组织坏死。

③ 长期输液者,要注意保护和合理选择静脉,一般从远端小静脉开始。

④ 输液前,排尽输液管内空气,连续输液时,需及时更换溶液瓶或加添溶液,以免造成空气栓塞。

⑤ 输液过程中应经常巡视,观察输液是否通畅,针头有无脱出、阻塞,局部有无肿胀、疼痛,滴速是否适宜等。

⑥ 连续输液 24 h 以上者,需每日更换输液器。

（2）静脉输液注意事项有哪些?

① 严格执行无菌操作和查对制度。

② 根据病情需要,有计划地安排轮流顺序,如需加入药物,应合理安排,以尽快达到输液目的,注意配伍禁忌。

③ 需长期输液者,要注意保护和合理使用静脉,一般从远端小静脉开始。

④ 输液前应排尽输液管及针头内空气,药液滴尽前要按需及时更换溶液瓶或拔针,严防造成空气栓塞。

⑤ 输液过程中应加强巡视,耐心听取患者的主诉,严密观察注射部位皮肤有无肿胀、针头有无脱出、阻塞或移位、针头和输液器衔接是否紧密、输液管有无扭曲受压、输液滴速是否适宜以及输液瓶内溶液量等,及时记录在输液卡或护理记录单上。

⑥ 需 24 h 连续输液者,应每天更换输液器。

⑦ 颈外静脉穿刺置管,如硅胶管内有回血,须及时用稀释肝素溶液冲注,以免硅胶管被血块堵塞。如遇输液不畅,须注意是否存在硅胶管弯曲或滑出血管外等情况。

（3）常见输液反应的防治有哪些?

① 发热反应:减慢滴注速度或停止输液,及时与医生联系;对症处理,寒战时适当增加盖被或用热水袋保暖,高热时给予物理降温;按医嘱给抗过敏药物或激素治疗;保留余液和输液器,必要时送检验室作细菌培养;严格检查药液质量、输液用具的包装及灭菌有效期等,防止致热物质进入体内。

② 循环负荷过重(肺水肿):立即停止输液,及时与医生联系,积极配合抢救,安慰患者,使患者有安全感和信任感;为患者安置端坐位,两腿下垂,以减少静脉回流,减轻心脏负担;加压给氧,可使肺泡内压力增高,减少肺泡内毛细血管渗出液的产生;同时给予 20%～30%乙醇湿化吸氧,因乙醇能减低肺泡内泡沫的表面张力,使泡沫破裂消散,从而改善肺部气体交换,迅速缓解缺氧症状;按医嘱给用镇静剂、扩血管药物和强心剂如洋地黄等;必要时进行四肢轮流结扎,即用止血带或血压计袖带作适当加压,以阻断静脉血流,但动脉血流仍通畅。每隔 5～10 min 轮流放松一侧肢体的止血带,可有效地减少静脉回心血量,待症状缓解后,逐步解除止血带;严格控制输液滴速和输液量,对心、肺疾患者以及老年、儿童尤应慎重。

③ 静脉炎:严格执行无菌操作,对血管壁有刺激性的药物应充分稀释后应用,并防止药物溢出血管外。同时,要有计划地更换注射部位,以保护静脉;患肢抬高并制动,局部用 95%乙醇或 50%硫酸镁行热湿敷;理疗;如合并感染,根据医嘱给抗生素治疗。

④ 空气栓塞:立即停止输液,及时通知医生,积极配合抢救,安慰患者,以减轻恐惧感;立即为患者置左侧卧位和头低足高位(头低足高位在吸气时可增加胸内压力,以减少空气进入静脉;左侧位可使肺埃及的位置低于右心室,气泡侧向上飘移到右心室,避开肺动脉口。由于心

脏搏动将空气混成泡沫,分次小量进入肺动脉内);氧气吸入;输液前排尽输液管内空气,输液过程中密切观察,加压输液或输血时应专人守护,以防止空气栓塞发生。

四、评分标准

密闭式静脉输液评分标准

项目	考核内容	分值	评分标准	扣分	得分
仪表	仪表端庄,衣帽整齐,服装整洁	10	一项不符合要求扣1分		
准备	(1) 环境清洁舒适,光线明亮 (2) 洗手、戴口罩,物品齐全	10	环境不符合要求或物品准备缺一项扣1分		
评估	(1) 评估患者病情及合作程度 (2) 评估患者血管情况	10	一项未评估扣1分		
操作程序	核对医嘱,开启输液瓶盖消毒,配液插输液器,挂输液瓶排气	5	未查对或一项不符合要求扣1分		
	将用物携至患者床旁,再次核对,患者体位摆放正确	10	未检查或卧位不正确扣1分		
	按照无菌技术原则消毒、扎止血带、穿刺,见回血松解止血带,固定,合理调节输液速度,注意观察患者有无输液反应,并及时告知医师	20	消毒手法不规范或穿刺不成功各扣2分,未观察扣1分		
	处理用物方法正确	10	一项不符合要求扣1分		
	操作结束,洗手、记录	5	缺一项扣1分		
评价	(1) 操作熟练、无菌、按要求核对 (2) 穿刺部位正确、滴速适宜	10	一项不符合要求扣1分		
提问	常见输液反应的防治措施有哪些	10	缺一条扣1分		
时间	全程8 min		每超过30 s扣1分		
合计		100			

第二节　静 脉 输 血

一、评估

(1) 了解患者年龄、病情、意识状态及局部血管状态。

(2) 了解患者自理能力及合作程度。

(3) 了解患者是否愿意接受输血治疗及有无顾虑。

(4) 了解患者对输血相关知识的认识(发生输血反应的措施)。

二、准备

护士:仪表端庄、服装整洁、佩戴胸卡、洗手、戴口罩。

物品:治疗盘、止血带、碘伏、棉签、输液贴、0.9%NS500 ml、输血器、输血记录单、血袋、小枕、弯盘、利器盒、输液架、手消毒剂。

环境:安静、清洁、保暖。

患者:排尿后取舒适体位。

三、操作步骤

(1) 由 2 人核对患者姓名、性别、年龄、病历号、床号、血型、交叉配血结果、血袋号,确认与配血报告相符,检查血液质量、采血日期。

(2) 携物品至患者床旁再次核对,向患者解释输血的目的及若出现心慌、气短、寒颤、高热等不适,应及时通知护士,以便及时处理。

(3) 用碘伏消毒 0.9%NS 瓶口并连接输血器,挂于输液架上。

(4) 协助患者暴露穿刺部位,系止血带,选血管,常规消毒皮肤,输注 0.9%NS(地塞米松入壶或非那根肌注)。

(5) 以手腕旋转动作轻轻将血液摇匀,血液温度适宜,再次核对患者姓名、性别、血型及血袋、交叉配血报告,拧下血袋出血管的橡胶塞,暴露连接口,并用碘伏消毒。

(6) 碘伏消毒 0.9%NS 瓶口并拔出输血器针头,平行刺入血袋的连接口内,再将血袋挂在输液架上,进行输血。

(7) 调节输血速度,应遵循先慢后快的原则,输血开始前 15 min 宜慢,每分钟 2 ml,并密切观察患者的病情变化。若无不良反应,再根据病情需要及年龄调整输液速度。

(8) 再次核对。

(9) 0.9%NS 瓶口用碘伏棉签封好,将医疗废物分类处理,洗手。

(10) 如果需连续输用不同供血者的血液时,应在两袋血之间用 0.9%NS 冲洗输血器。

(11) 待血输尽,用碘伏棉签消毒 0.9%NS 瓶口及血袋连接口,将输血器针头刺入 0.9%NS 瓶内,连续输注,直至输血器管内无血液为止,即可拔针。

(12) 检查穿刺部位,有无血肿或渗血现象,给予相应处理。

(13) 输血中、输血后护士经常巡视病房,密切观察患者病情变化,并询问患者的感受,及早发现输血反应。

(14) 输血后,护士将空血袋送血库保存 24 h,并将化验单、输血纪录单放入病历保存。

(15) 合理安置患者,整理病床单元,使患者舒适。

四、思考题

(1) 静脉输血的目的是什么?

① 补充血容量,提升血压。

② 增加血红蛋白,纠正贫血。

③ 补充抗体,增加机体抵抗力。

④ 增加蛋白质,纠正低蛋白血症。

⑤ 补充各种凝血因子,改善凝血作用。

⑥ 促进骨髓系统和网状内皮系统功能。

(2) 常见的输血反应与处理原则有哪些?

① 发热反应:发热反应轻者,先减慢输血速度,若症状继续加重,应立即停止输血并通知医生,撤下输血器注明"输血反应",查究原因并对症处理(高热给予物理降温,寒颤者保温),遵医嘱应用抗过敏药物,严密观察体温、脉搏、呼吸、血压的变化。

② 过敏反应:除按发热反应处理外,按过敏性休克抢救;有呼吸困难者,给高流量吸氧,喉头严重水肿,协助医生作气管切开。

③ 溶血反应:这是输血反应中最严重的一种,一旦发现,应立即停止输血并通知医生,保留余血和病员血标本,重作血型鉴定和交叉配血试验,双侧腰部给予热敷,以解除肾血管痉挛,保护肾脏;碱化尿液,以增加血红蛋白溶解度,减少沉积,避免肾小管阻塞,遵医嘱静脉输碳酸氢钠;对尿少、尿闭者,按急性肾功能衰竭处理,纠正水电解质紊乱,防止血钾增高,酌情行血浆交换(严重贫血者先输同型血);严密观察血压、尿量、尿色的变化。

④ 循环负荷过重反应:如发生按急性肺水肿的原则处理,停止输血,酌情帮助病员端坐,四肢轮扎,有效地减少静脉回心血量;高流量输氧通过 25%～30% 的酒精湿休后吸入,以改善肺部气体交换;遵医嘱应用镇静、镇痛、扩血管、强心、利尿等药物,以减轻心脏负荷。

⑤ 细菌污染反应:一旦发现,除立即停止输血和通知医生外,应将剩余血送化验室,作血培养和药敏试验。高热者,给予物理降温,定时测量体温、脉搏、呼吸、血压,准确记录出入水量,严密观察病情,早期发现休克先兆,配合抗休克、抗感染治疗。

⑥ 大量输血后反应:防治原则是在连续输入几个单位库血时,应间隔输入新鲜血,大量输血达 1 000 ml 以上,按医嘱静输入 10% 葡萄糖酸钙。

⑦ 疾病感染反应:对供血者应严格体检,优选供血者,凡有黄疸史、肝病、肝功能异常,或 3～5 年内患过疟疾,查血抗体阳性者等,均不能做献血员,严格各类器械消毒,认真执行无菌操作。

五、评分标准

静脉输血(密闭式)评分标准

项目	考核内容	分值	评分标准	扣分	得分
仪表	仪表端庄,衣帽整齐,服装整洁	10	一项不符合要求扣 1 分		
准备	(1) 环境清洁舒适,光线明亮 (2) 物品齐全	10	环境不符合要求或物品准备缺一项扣 1 分		
评估	评估患者病情、血管情况、输血史及合作程度	10	一项未评估扣 1 分		
操作程序	洗手,戴口罩,观察局部情况,核对医嘱,根据医嘱采血样送血库做交叉配血试验	5	未查对或未观察局部情况各扣 2 分		
	输血前再次双人核对,患者体位摆放正确	10	未检查或卧位不正确扣 1 分		
	按照无菌技术原则消毒、穿刺,合理调节输血速度,注意观察患者有无输血反应,并及时告知医师	20	消毒手法不规范或穿刺不成功各扣 2 分,未观察扣 1 分		

（续表）

项目	考核内容	分值	评分标准	扣分	得分
操作程序	处理用物方法正确，输血袋用后需低温保存24 h	10	处理用物方法不正确或一项不符合要求扣1分		
	操作结束，洗手、签字	5	缺一项扣1分		
评价	(1) 操作熟练、无菌、按要求核对 (2) 穿刺部位正确、滴速适宜	10	一项不符合要求扣1分		
提问	静脉输血的目的及常见的输血反应与处理原则有哪些	10	缺一条扣1分		
时间	全程5 min		每超过30 s扣1分		
合计		100			

（刘凤芳）

第七章

口 腔 护 理

一、准备

仪表:着装整洁、佩戴胸牌、洗手、戴口罩。

用物:清洁盘内放口腔护理盘(或包)内有治疗碗 2 个(一碗放生理盐水棉球 14～16 个,另一碗放漱口水)、弯血管钳、镊子、压舌板、吸水管、治疗巾、纱布、弯盘、棉签、石蜡油、1% 龙胆紫、手电筒,必要时备开口器。

二、操作步骤

(1) 携带用物至患者床旁桌上,对床号、姓名,向患者解释操作目的,取得合作。

(2) 协助患者侧卧或头偏向一侧,面向护士,有活动假牙应取下置于清水中,铺治疗巾于患者颌下,弯盘置口角旁。

(3) 取手电筒检查口腔黏膜有无出血、溃疡及感染情况,协助清醒患者先用温水漱口。

(4) 嘱患者张口,擦洗口腔,用压舌板轻轻撑开左侧颊部(清醒患者嘱其上下牙齿对合),用血管钳夹棉球擦洗上下齿左外侧面,由内向门齿纵向擦拭,同法擦洗右外侧面。嘱患者张开上下齿,擦洗牙左上内侧面、左上咬合面、左下内侧面、左下咬合面,擦洗左侧颊部,同法擦洗另一侧。再擦洗舌面及硬腭部,每个棉球只擦一个部位。

(5) 擦洗完毕协助漱口,一手扶托患者头部,一手取吸水管嘱其吸漱口液,含漱后吐于弯盘中。

(6) 患者假牙用冷水冲洗刷净后给予戴上,撤去弯盘,取纱布擦口唇及周围皮肤,撤去治疗巾。

(7) 口唇干燥(裂)涂石蜡油,口腔黏膜有溃疡时可涂 1% 龙胆紫(用手电筒检查)。

(8) 撤去治疗巾,整理用物。

三、思考题

(1) 口腔护理的适应证有哪些?

高热、昏迷、进食、口腔疾病、血液病及应用抗肿瘤药物等患者。

(2) 口腔护理的目的是什么?

① 保持口腔的清洁、湿润,使患者舒适,预防口腔感染等并发症。

② 防止口臭、牙垢,促进食欲,保持口腔正常功能。

③ 观察口腔黏膜和舌苔的变化、特殊的口腔气味,提供病情的动态信息,例如肝功能不全的患者,出现肝臭,常是肝昏迷的先兆等。

(3) 如何选择漱口液?

① 生理盐水:作用是清洁口腔,预防感染。适用的口腔 pH 值为中性。

② 朵贝尔溶液:作用是轻微抑菌,除臭。适用的口腔 pH 值为中性。

③ 0.02％呋喃西林溶液:作用是清洁口腔,广谱抗菌。适用的口腔 pH 值为中性。

④ 1％～3％过氧化氢溶液:作用是遇有机物时,放出新生氧,抗菌除臭。适用的口腔 pH 值为偏酸性。

⑤ 1％～4％碳酸氢钠溶液:为碱性溶液,用于真菌感染。适用的口腔 pH 值为偏酸性。

⑥ 2％～3％硼酸溶液:为酸性防腐剂,抑菌。适用的口腔 pH 值为偏碱性。

⑦ 0.1％醋酸溶液:用于铜绿假单胞菌感染等。适用的口腔 pH 值为偏碱性。

(4) 口腔护理的注意事项有哪些?

① 操作应轻柔、细致,避免损伤口腔黏膜。

② 昏迷患者禁忌漱口和使用过湿的棉球,防止患者误吸。需用开口器时,应从臼齿处置入口内,牙关紧闭的患者,不宜强行用开口器,以防误伤牙齿。

③ 操作时,应将棉球夹紧,防止松脱和遗留在口腔内,操作后应清点数目。

④ 假牙禁用热水浸泡,防遇热变形。

⑤ 清洁口腔后的物品须经消毒处理后方可给他人使用,对传染病患者用过的物品须严格消毒灭菌。

四、评分标准

口腔护理(非昏迷患者)

项目	考核内容	分值	评分标准	扣分	得分
仪表	仪表端庄,衣帽整齐,服装整洁,挂牌上岗	10	一项不符合要求扣1分		
准备	洗手,戴口罩,用物准备齐全	10	缺一项扣1分		
评估	向患者作好解释工作,床前评估病情、口腔情况、自理能力	10	未解释或一项不符合要求扣1分		
操作程序	将用物携至床旁桌上,核对床号、姓名,给患者平卧位,头偏向一侧,治疗巾围颈下及枕上,弯盘放于口角旁	5	未查对或一项不符合要求扣1分		
	用手电筒,压舌板检查口腔有无出血、溃疡及活动牙齿,协助患者用吸水管吸水漱口(温开水,纱布擦口角),嘱患者咬合上下齿,用压舌板撑开左侧颊部	10	未检查或一项不符合要求扣1分		
	用血管钳夹取棉球,擦洗牙齿外侧面、咬合面及内侧,以弧形擦洗侧颊部,用同法擦洗另一侧,擦洗硬腭部、舌面及舌下	20	擦洗顺序不正确或一项不符合要求扣1分		
	擦洗完毕,协助患者用吸水管吸漱口水漱口,撤去弯盘,用纱布拭去患者口角处的水渍	10	缺一项或一项不符合要求扣1分		
	撤去治疗巾,安置患者躺卧舒适,整理床单位。分类整理用物,洗手后放回保留物品	5	缺一项或一项不符合要求扣1分		

（续表）

项目	考核内容	分值	评分标准	扣分	得分
评价	(1) 程序、手法正确，操作熟练，动作轻巧 (2) 沟通恰当，指导正确，态度和蔼	10	一项不符合要求扣1分		
提问	口述口腔护理的目的及七种常用漱口溶液	10	口述目的不完整及口述漱口溶液少一种各扣1分		
时间	全程10 min		每超时1 min扣1分		
总分		100			

（王晓云）

第八章

皮 肤 护 理

第一节 | 手 法 按 摩

一、准备

仪表：着装整洁、佩戴胸牌、洗手、戴口罩。

用物：护理篮内放 50％酒精、滑石粉、大毛巾、纱布、弯盘，扫床刷及套，必要时备棉垫、气圈或海绵垫。

二、操作步骤

(1) 备齐用物携至患者床旁，酌情关闭门窗，向患者解释操作目的，以取得合作。

(2) 协助患者侧卧，背向护士，掀起上衣至肩部，脱裤至臀下，垫大毛巾于患者身下，盖被搭于患者身上。

(3) 以背部、骶尾部按摩为例。

① 全背按摩：将大毛巾置患者按摩处身下，用纱布蘸适量 50％酒精，涂于按摩处，用手掌自患者骶尾部开始沿脊柱两侧向上按摩至肩胛部，由外向内进行全背按摩，用力要均匀，按此法按摩 3 min。

② 局部按摩：将人毛巾置于患者身下，沾少许 50％酒精涂于肩胛部、骶尾部和脊柱突起处，以手掌大、小鱼际部分紧贴皮肤，作压力均匀的按摩，由轻到重，由重到轻，每处约 3～5 min。如局部呈现褥疮早期症状，可用拇指指腹以环形动作由近褥疮处向外按摩，可反复数次。

(4) 按摩毕，背部、局部涂滑石粉，撤去大毛巾，整理衣裤，扫净床上渣屑，整理床铺，协助患者卧于正确卧位，盖好被子，需要时垫气圈或海绵垫。

(5) 整理用物。

(6) 爱护体贴患者。

三、思考题

皮肤护理的目的是什么？

使卧床患者皮肤清洁、舒适，促进血液循环，增强皮肤排泄功能，预防皮肤感染和褥疮等并发症发生。

四、评分标准

皮肤护理评分标准

项目	考核内容	分值	评分标准	扣分	得分
仪表	仪表端庄,衣帽整齐,服装整洁,挂牌上岗	10	一项不符合要求扣1分		
准备	洗手、戴口罩,用物准备齐全	10	缺一项扣1分		
评估	评估患者病情及合作程度	10	未评估扣1分		
操作程序	备齐用物携至患者床旁,酌情关闭门窗,向患者解释操作目的,以取得合作	5	未关闭门窗或未向患者解释各扣1分		
	协助患者侧卧,背向护士,掀起上衣至肩部,脱裤至臀下,垫大毛巾于患者身下,盖被搭于患者身上	10	缺一项或一项不符合要求扣1分		
	以背部、骶尾部按摩为例 (1) 全背按摩:将大毛巾置患者按摩处身下,用纱布蘸适量50%酒精,涂于按摩处,用手掌自患者骶尾部沿脊柱两侧向上按摩至肩胛部,用力要均匀,按此法按摩3 min (2) 局部按摩:将大毛巾置于患者身下,沾少许50%酒精涂于肩胛部、骶尾部和脊柱突起处,以手掌大、小鱼际部分紧贴皮肤,作压力均匀的按摩。由轻到重,由重到轻,每处约3～5 min	20	操作方法不正确,按摩时间过短或一项不符合要求各扣1分		
	按摩毕,背部涂滑石粉,撤毛巾,整理床铺,协助患者穿衣盖被	10	缺一项或一项不符合要求扣1分		
	整理用物,爱护体贴患者	5	一项不符合要求扣1分		
评价	动作熟练、轻稳,手法正确	10	一项不符合要求扣1分		
提问	皮肤护理的目的是什么	10	回答不完整扣1分		
时间	全程15 min		每超过1 min扣1分		
总分		100			

<h2 style="text-align:center">第二节　预 防 压 疮</h2>

一、准备

护士:仪表端庄、服装整洁、佩戴胸卡。

用物:按需要备齐用物(如气圈、软垫、脸盆、毛巾、肥皂、50%酒精、清洁床单、被套、浴巾、干净衣物、屏风等),放置合理。

环境:环境安静、整洁、保暖、安排合理、屏风遮挡、关闭门窗。

二、操作步骤

(1) 向患者解释预防褥疮的重要性及方法,沟通适当。

(2) 注意安全,防损伤(烫伤、擦伤)。

(3) 患者卧床时应每 2 h 翻身 1 次,坐位时每 15～30 min 更换体位 1 次,防止身体局部皮肤受到过度压迫,翻身时动作要轻柔,不可在床上拖拉患者,防止剪力作用造成皮肤损伤,各种治疗措施安置妥当(导管、石膏、牵引等)。翻身顺序:患者头偏向翻向侧——护士将患者双手放于腹部——护士双手扶住患者颈部及肩部,将其肩部移至床缘——将患者两腿屈膝——护士一手扶紧患者膝部,一手扶住其肩部同时翻向对侧。

(4) 注意保持皮肤干燥、清洁、经常清洗,水温适宜(45～47℃),清洗方法正确,顺序为:脱上衣,先健后患——擦洗颈部——肩部——背部——骶尾部及两侧髋部,边按摩边擦洗,由上向下。

(5) 全背或局部按摩,每次 10 min,按摩时可用 50%酒精或樟脑酒精,按摩后做肢体被动运动,防止关节强直,并改善局部血液循环。方法及顺序,患者侧卧或俯卧,以脊柱为分界线,拇指与四指分开,双手由腰部至肩部向上推拿,后以拇指指腹按摩由骶尾至第七颈椎——分别按摩经常受压部位双侧肩胛部、双侧髋部、骶尾部等。

(6) 合理地用垫,适当地放垫,垫的高低及范围要合适,以舒适为宜,垫圈要求柔软清洁,以棉布包裹,以便及时清洗,患者侧卧时的放垫顺序为:肩部着床点——髋部着床点——两膝间——两踝间——后背部——软枕——上臂下垫软枕。仰卧位时放垫顺序,第七颈椎——两侧肩胛——骶尾部——膝关节——足跟。

(7) 保持卧床患者床单平整、清洁、无皱折,床褥要松软,及时更换衣物,穿衣顺序要先患后健,衣物应质地柔软合体,平整,无皱折。

(8) 整理用物,洗手。

(9) 记录,内容包括时间、卧位方式、卧位方向、皮肤受压情况及护理操作内容。

三、思考题

(1) 褥疮的预防措施有哪些?

预防褥疮在于消除其发生的原因。因此要求做到勤翻身、勤擦洗、勤按摩、勤整理、勤更换。交接班时要严格细致地在床边交接皮肤情况及护理措施。

① 避免局部组织长期受压:

● 鼓励和协助卧床患者经常更换卧位,使骨骼突出部位交替地受压,翻身间隔的时间应根据病情及局部受压情况而定。一般 2 h 翻身一次,必要时 1 h 翻身一次,建立床头翻身记录卡。协助患者翻身时,应将患者身体抬起,再挪动位置,避免拖、拉、推等动作,以防擦破皮肤。有条件的可使用帮助患者翻身的电动转床。

● 保护骨隆突处和支持身体空隙处,将患者体位安置妥当后,可在身体空隙处垫软枕、海绵垫。需要海绵垫褥、气垫褥、水褥等,使支持体重的面积宽而均匀,患者身体的压力分布在一个较大的面积上,从而降低隆突部位皮肤所受到的压强。须注意,即使相当小的压力,如果时间过长,也可阻碍血流而导致组织损伤,故仍须经常为患者更换卧位,并做好皮肤护理。

● 有条件的还可用羊皮垫,它具有抵抗力及高度吸收水蒸气的性能,并可提供较大的接触面,故适宜长期卧床的患者使用。对易受压部位可用护架抬高被毯,以减少局部受压。为缓解压迫。

● 对使用石膏、夹板、牵引的患者,衬垫应平整,松软适度,尤其要注意骨骼突起部位的衬垫,要仔细观察局部皮肤和肢端皮肤颜色改变的情况,认真听取患者反映,适当给予调节,如发现石膏绷带凹凸不平,应立即报告医生,及时修整。

② 避免潮湿、摩擦及排泄物的刺激:

● 保持皮肤清洁干燥。大小便失禁及分泌物多的患者应及时擦洗干净,以保护皮肤免受刺激。床铺要经常保持清洁干燥,平整无碎屑,被服污染要及时更换。

● 不可使用破损的便盆,以免擦伤皮肤。

③ 增进局部血液循环:对易发生褥疮的患者,要常检查,用温水擦浴、擦背或用湿热毛巾局部按摩。手法按摩:

● 全背按摩:协助患者俯卧或侧卧,露出背部,先以热水进行擦洗,再以两手蘸上少许50%乙醇作按摩。按摩者斜站在患者右侧,左腿弯曲在前,右腿伸直在后,从患者骶尾部开始,沿脊柱两侧边缘向上按摩(力量要足够刺激肌肉组织)。至肩部时用环状动作。按摩后,手再轻轻滑至臀部及尾骨处。此时左腿伸直,右腿弯曲,如此有节奏按摩数次,再以拇指指腹由骶尾部开始沿脊柱按摩至第7颈椎处。

● 受压处局部按摩:蘸少许50%乙醇,以手掌的大小鱼际部分紧贴皮肤,作用压力均匀的环形按摩,由轻到重,由重到轻,每次3～5 min。电动按摩器电动按摩器是依靠电磁作用,以治疗器的头端震动来代替手法按摩。操作者持按摩器根据不同部位选择合适的按摩头,紧贴皮肤,进行按摩。

④ 增进营养的摄入:营养不良是导致褥疮的内因,又可影响褥疮的愈合。蛋白质是机体组织修补所必需的物质维生素也可促进伤口愈合,因此病情许可应给予高蛋白、高维生素膳食,以增强机体抵抗力和组织修复能力。此外,适当补充矿物质,如口服硫酸锌,可促进慢性溃疡的愈合。

(2) 褥疮的治疗和护理包括哪些内容?

① 淤血红润期:及时去除致病原因,加强预防措施,如增加翻身次数、防止局部继续受压、受潮等。

② 炎性浸润期:对未破的小水泡要减少摩擦,防止破裂感染,让其自行吸收;大水泡用无菌注射器抽出泡内液体(不必剪去表皮),涂以消毒液,用无菌敷料包扎。

③ 溃疡期:局部处理原则是解除压迫,清洁创面,去腐生新,促进愈合。常用生理盐水、0.02%呋喃西林或1:5 000高锰酸钾等溶液冲洗创面,外敷药物(根据创面细菌培养及药敏测定选用),按外科换药法处理。同时,可辅以理疗,如用红外线照射、局部高压氧疗等,达到促进创面愈合的目的。

四、评分标准

预防压疮评分标准

项目	考核内容	分值	评分标准	扣分	得分
仪表	仪表端庄,衣帽整齐,服装整洁,挂牌上岗	10	一项不符合要求扣1分		

(续表)

项目	考核内容	分值	评分标准	扣分	得分
准备	洗手、戴口罩,用物准备齐全	10	缺一项扣1分		
评估	(1) 向患者作好解释工作,评估患者病情及合作程度 (2) 检查、判断局部皮肤受压程度	10	未解释、未检查或一项不符合要求扣1分		
操作程序	备齐用物携至患者床旁,查对	5	未查对扣1分		
	患者卧床时应每2 h翻身1次,坐位时每15～30 min更换体位1次,翻身时动作要轻柔,不可在床上拖拉患者	10	翻身时间过长及动作粗鲁或一项不符合要求各扣1分		
	注意保持皮肤干燥、清洁、经常清洗,水温适宜(45～47℃)。全背或局部按摩,每次10 min,按摩时可用50%酒精或樟脑酒精,按摩后做肢体被动运动,防止关节强直,并改善局部血液循环	20	缺一项或一项不符合要求扣1分		
	合理地用垫,适当地放垫,垫的高低及范围要合适,以舒适为宜,保持卧床患者床单平整、清洁无皱折,床褥要松软,更换新衣物	10	缺一项或一项不符合要求扣1分		
	整理用物及病床单元,洗手记录	5	缺一项扣1分		
评价	动作轻稳,手法正确,节力	10	一项不符合要求扣1分		
提问	简述压疮的预防措施	10	缺一条扣1分		
时间	全程15 min		每超过1 min扣1分		
总分		100			

(朱　琳)

第九章

鼻 饲 法

一、准备

仪表:着装整洁、佩戴胸牌、洗手、戴口罩。

用物:治疗盘内放治疗碗2个(一个放温开水200 ml,一碗放胃管、镊子、压舌板、纱布),用治疗巾覆盖,弯盘,10 ml、50 ml注射器各1个,石蜡油、棉签、治疗巾、夹子、别针、胶布、听诊器、500 ml量杯内盛鼻饲饮食200 ml,温度38～41℃。

二、操作步骤

1. 插胃管法

(1) 备齐用物,携至患者床旁,查对床号、姓名,说明目的,备胶布。

(2) 协助患者取坐位、半卧位或仰卧位,头稍后仰,打开鼻饲包,颌下铺治疗巾,置弯盘于口角旁。

(3) 取棉签2个蘸清水,先后清洁鼻腔两遍,测量插胃管长度(自耳垂至鼻尖再至剑突下的长度),必要时以胶布粘贴作标记,相当于45～55 cm。

(4) 润滑胃管前端,左手以纱布托住胃管,右手持镊子夹住胃管前端,沿一侧鼻腔缓缓插入,到咽喉部时(约15 cm)嘱患者做吞咽动作,昏迷患者将其头部抬高并略向前倾,将胃管送下至所需长度,暂用胶布固定于鼻翼。

(5) 用10 ml注射器接胃管抽吸,有胃液抽出时,将胃管用胶布固定于面颊部。

(6) 左手用纱布垫于胃管尾端,右手抽吸温水20～30 ml先行注入,再注入流质,注毕再注入上述温水冲洗胃管。

(7) 反折胃管尾端,用纱布包好,夹子夹紧,再用别针固定于枕旁。

(8) 撤弯盘、治疗巾,擦净口鼻,协助患者卧于正确卧位,整理床单元。

(9) 洗净鼻饲用物,用开水冲洗,消毒后,置于治疗盘内并覆盖治疗巾备用。

(10) 为患者记录饮食量及注水量。

2. 拔胃管法

(1) 携用物至患者床旁,查对床号、姓名,解释。

(2) 弯盘置于患者颌下,揭去胶布。

(3) 用纱布裹近鼻孔的胃管,轻轻前后移动胃管,让患者深呼吸,待呼气时,轻柔一次完成拔除胃管动作,昏迷患者拔到咽喉部动作要迅速。

(4) 用纱布包住拔出的胃管,放于弯盘内。

(5) 清洁患者口鼻面颊,擦去胶布痕迹,协助患者漱口,取舒适卧位。

(6) 整理用物及病床单元。

三、思考题

(1) 鼻饲的目的是什么?

鼻饲是将胃管经一侧鼻腔插入胃内,从管内灌入流质饮食、水和药物的方法。

目的:对不能由口进食者,可通过胃管供给营养丰富的流质饮食,以保证患者能摄取足够的蛋白质和热量,适用于昏迷、口腔疾患患者,某些术后和肿瘤患者,食管狭窄、食管气管漏者,拒绝进食者,早产儿和病情危重的婴幼儿。

(2) 鼻饲的注意事项有哪些?

① 插管动作要轻柔,避免损伤食道黏膜。

② 患者如患有食道静脉曲张或食道阻塞,不宜进行插管。

③ 鼻饲前应判断胃管确已置入胃内,才能注入食物。

④ 鼻试者须用药时,应将药片研碎,溶解后再灌入。

⑤ 鼻饲盘内用物应每餐清洗,餐具每日消毒1次。

⑥ 长期鼻饲的患者,应每天进行口腔护理,每周更换胃管1次。

(3) 简述鼻饲流质的温度及每一次注入量和间隔时间。

温度为 38～40℃,一次 200 ml,间隔时间不超过 2 h。

四、评分标准

鼻饲法评分标准

项目	考核内容	分值	评分标准	扣分	得分
仪表	仪表端庄,衣帽整齐,服装整洁,挂牌上岗	10	一项不符合要求扣1分		
准备	洗手、戴口罩,用物齐全,鼻饲饮食量与温度适宜	10	缺一项扣1分		
评估	向患者作好解释工作,评估患者病情	10	未解释或一项不符合要求扣1分		
操作程序	携用物至患者床旁,向清醒患者说明目的,做好解释工作。根据病情患者取坐位或卧位头稍后仰,铺治疗巾于患者颌下,清洁鼻腔	5	未解释、漏一项或一项不符合要求扣1分		
	打开鼻饲包,检查胃管并测量长度,润滑胃管前段,一手持纱布托住胃管,另一手持镊子夹住胃管前端,沿一侧鼻孔缓缓插入,胃管通过咽喉部时(约14～16 cm处),嘱患者作吞咽动作,若为昏迷患者应托起头部,使下颌靠近胸骨柄,插入不畅时,应稍停片刻,检查胃管是否盘曲在口腔内;如患者出现呛咳时应立即拔出重插	10	未测量长度扣2分,余一项不符合要求扣1分		
	插入 45～55 cm 时,检查胃管是否在胃内,确定在胃内后用胶布固定胃管于患者鼻翼的两侧及面颊部	20	未检查胃管是否在胃内扣2分,余一项不符合要求扣1分		

（续表）

项目	考核内容	分值	评分标准	扣分	得分
操作程序	用注射器抽取胃液，见有胃液抽出时首先注入少量的温开水，再注入流质饮食。鼻饲完后再注入少量温开水冲净胃管，将胃管末端反折，用纱布包好夹紧固定于枕旁	10	一项不符合要求扣1分		
	整理用物、记录	5	漏一项扣1分		
评价	(1) 动作轻柔准确，插管安全，无黏膜损伤 (2) 操作熟练，一次插管成功，固定牢固清洁美观舒适	10	一项不符合要求扣1分		
提问	鼻饲的目的及注意事项有哪些	10	漏一条扣1分		
时间	全程10 min		每超过1 min扣1分		
总分		100			

（孙　平）

第十章

超声雾化吸入

超声雾化吸入原理:利用压缩机将过滤后的空气进行压缩,再通过连接管将压缩机的空气传入喷雾器,在压缩空气高速通过的作用下,使药液呈雾状喷出,以便使药液随患者的吸气运动达到呼吸道深部。

一、准备

护士:仪表端庄、服装整洁、佩戴胸卡、戴好口罩,洗手。

物品:压缩雾化吸入器一套(检测功能正常)、一次性雾化吸入口含嘴、雾化吸入药液。

环境:安静、整洁、温湿度适宜,雾化吸入前 1 h 避免扫地、铺床等可能引起灰尘的操作。

患者:漱口,以清洁口腔,休息数分钟,调整呼吸,取坐位或半卧位,使患者感到舒适为宜。

二、操作步骤

(1) 在治疗室内准备仪器,旋开喷雾器上半部,根据医嘱单配制雾化液,并将雾化液倒入喷雾器下半部的药皿中,约 7~10 ml,药液不应超过喷雾器的刻度限制线。

(2) 将喷雾器上、下半部旋紧,喷雾出口应与间断控制按钮对齐,正确连接仪器与口含嘴,用空气导管连接压缩机和喷雾器,检验无误后携仪器、医嘱单推治疗车至患者床旁。

(3) 核对患者姓名后向患者解释,说明此项操作的目的、方法及雾化吸入时间等相关内容,以取得合作。

(4) 协助患者整理床单位,取舒适卧位(以坐位、半卧位为宜)。

(5) 接通电源,开压缩机开关,调节雾量,使药液呈雾状喷出。

(6) 将口含嘴放入患者口中,嘱患者用嘴将口含嘴包紧,按下间断控制按钮,嘱患者缓慢深吸气后屏息片刻,以便药物更好地沉积。松开间断控制按钮并拿开喷雾器,轻轻呼气。

注意:不要将痰咽下,应咳出,吸入治疗后不要立刻外出。

(7) 若发现雾化罐内药液过少,影响正常雾化时,应增加药量,但不必关机,从通气管上方注入即可。

(8) 治疗毕,取下口含嘴,关压缩机开关,协助擦干患者面部。

(9) 协助患者取舒适卧位,整理床单位,整理用物,返回处置室。

(10) 将用物推回处置室,将喷雾器上、下两部分及口含嘴拆开,先在消毒液内浸泡 1 h,消毒液要充满管腔(一次性口含嘴可直接放入感染性医疗废物袋内)。

(11) 取出各部件,进行清洗。用温水加少许清洁剂清洗喷雾器各部件,并用温水冲净,甩干。

(12) 将 2~3 ml 蒸馏水注入药皿中,打开机器开关,按下间断控制按钮 5~10 min 清洗喷嘴,然后关闭机器开关。

（13）取下通气导管，将药皿中剩余的蒸馏水倒净，取下药皿，将喷雾器各组件擦干。

（14）检查喷嘴上的钢片是否完全压紧，重新组装喷雾器，并放置妥当备用。

（15）每次吸入治疗结束后必须彻底清洗喷雾器，防止发生堵塞。

三、思考题

（1）超声雾化吸入的目的是什么？

① 药液直接作用于局部黏膜，用于消炎祛痰、稀释痰液、湿化气道、减轻咳嗽。

② 解除支气管痉挛，改善通气功能，减轻呼吸道勃膜水肿。

③ 预防呼吸道感染。

（2）超声雾化吸入的注意事项有哪些？

① 严格执行操作流程和查对制度。

② 使用前检查雾化吸入器部件是否完好，有无松动、脱落。

③ 水槽底部的晶体换能器和雾化罐底部的透声膜薄且脆，应轻取轻放。

④ 水槽和雾化罐中切忌加热水或温水，水槽温度超过 60℃ 应更换冷蒸馏水；雾化罐内药液过少影响正常雾化时应及时添加雾化药液；水槽内无足够冷水及雾化罐内无液体时不能开机。

⑤ 若患儿剧烈咳嗽，应暂停雾化，嘱患儿休息片刻。

⑥ 根据患儿需要调节雾量，过小达不到治疗效果，过大易使患儿感到不适。

⑦ 雾化结束后应协助患儿有效排痰。

⑧ 处理用物时，应将雾化罐完全浸泡在消毒液中。

四、评分标准

超声雾化吸入评分标准

项目	考核内容	分值	评分标准	扣分	得分
仪表	仪表端庄，衣帽整齐，服装整洁，挂牌上岗	10	一项不符合要求扣1分		
准备	洗手、戴口罩，用物准备齐全，检查雾化器	10	缺一项扣1分		
评估	（1）向患者作好解释工作，评估患者病情及合作程度 （2）了解患者目前呼吸频率、节律，有无呼吸困难、气道阻塞症状	10	未解释或一项不符合要求扣1分		
操作程序	将用物携至患者床旁，取卧位	5	一项不符合要求扣1分		
	接通电源，打开开关，定时，调整雾化量	10	缺一项或一项不符合要求扣1分		
	将口含嘴放入患者口中，指导呼气、吸气，观察患者并及时加添蒸馏水	20	缺一项或一项不符合要求扣1分		
	治疗毕，取出口含嘴，关闭雾化器开关，再关掉电源	10	缺一项扣1分		
	整理用物，记录，消毒	5	一项不符合要求扣1分		

(续表)

项目	考核内容	分值	评分标准	扣分	得分
评价	动作熟练、轻稳,手法正确	10	一项不符合要求扣1分		
提问	超声雾化吸入目的及注意事项是什么	10	缺一条扣1分		
时间	全程 5 min		每超过 30 s 扣 1 分		
总分		100			

(孙　磊)

第十一章

灌 肠 术

第一节 | 大量不保留灌肠

一、准备

仪表:着装整洁、佩戴胸牌、洗手、戴口罩。

用物:

(1) 治疗盘内放灌肠筒一套、肛管(18~22 号)、弯盘、血管钳、棉签、润滑剂、水温计、卫生纸、油布、治疗巾(或备一次性检查垫),另备便器、输液架、屏风。

(2) 常用溶液:0.1%～0.2%肥皂水或生理盐水、降温用等渗冰盐水。

(3) 溶液用量:成人 800~1 000 ml,儿童 200~500 ml。

(4) 溶液温度:39~41℃,降温用 28~32℃,中暑用 4℃生理盐水。

二、操作步骤

(1) 备齐用物携至患者床旁,查对床号、姓名,解释操作目的。

(2) 关闭门窗,遮挡屏风,嘱小便。

(3) 协助患者左侧卧位,脱裤至膝部,双膝屈曲,臀部移至床沿。

(4) 油布及治疗巾垫于臀下,弯盘放臀边(年老或肛门括约肌失控患者取仰卧位,臀下垫以便盆)。

(5) 灌肠筒挂于输液架上,液面距肛门高度为 40~60 cm,取肛管并润滑前端,连接灌肠筒上橡胶管的玻璃接头,排出管内气体,夹紧橡胶管。

(6) 右手取卫生纸包住肛管前端,左手取卫生纸分开臀部暴露肛门,轻轻插入直肠 7~10 cm,固定肛管,松开血管钳。

(7) 缓慢灌入,观察液面下降情况及患者病情变化,并给以相应处理。

(8) 如液体流入受阻,可稍移动挤压肛管。

(9) 如患者感觉腹胀或有便意,可适当降低灌肠筒的高度或稍停片刻。

(10) 完毕夹闭血管钳,卫生纸包住肛管轻轻拔出,放于弯盘内,擦净肛门。

(11) 撤弯盘、油布和治疗巾。

(12) 协助患者穿裤,嘱患者平卧,保留 5~10 min 后再排便。

(13) 整理床单元,开窗通风,整理用物。

(14) 记录灌肠结果:如灌肠后排便一次为 1/E。

三、思考题

(1) 大量不保留灌肠的目的是什么?

① 刺激肠蠕动,软化和清除粪便,排除肠内积气,减轻腹胀。

② 清洁肠道,为手术、检查和分娩做准备。

③ 稀释和清除肠道内有害物质,减轻中毒。

④ 为高热患者降温。

(2) 大量不保留灌肠的禁忌证包括哪些?

妊娠、急腹症和消化道出血。

(3) 大量不保留灌肠的注意事项包括哪些?

① 保护患者的自尊,尽量少暴露患者的肢体,防止受凉。

② 根据医嘱和评估资料准备灌肠溶液,掌握灌肠的方法。降温灌肠应保留 30 min 后排出,排便后 30 min 再测量体温,并作记录;肝昏迷患者禁用肥皂液灌肠,以减少氨的产生和吸收;充血性心力衰竭或钠潴留患者禁用生理盐水灌肠,以减少钠的吸收;为伤寒患者灌肠,液量不超过 500 ml,压力宜低(即液面与肛门距离小于 30 cm)。

③ 禁忌证:急腹症、消化道出血、妊娠、严重心血管疾病等。

四、评分标准

大量不保留灌肠评分标准

项目	考核内容	分值	评分标准	扣分	得分
仪表	仪表端庄,衣帽整齐,服装整洁,挂牌上岗	10	一项不符合要求扣1分		
准备	洗手、戴口罩,用物齐全	10	缺一项扣1分		
评估	向患者作好解释工作,评估患者病情	10	未解释或一项不符合要求扣1分		
操作程序	备齐用物携至患者床旁,查对、关闭门窗,遮挡屏风	5	未查对及未关闭门窗,遮挡屏风各扣1分		50
	协助患者左侧卧位,脱裤至膝部,双膝屈曲,臀部移至床沿,油布及治疗巾垫于臀下,弯盘放臀边(肛门括约肌失控患者取仰卧位,臀下垫以便盆)	10	卧位不正确及操作方法不当或一项不符合要求各扣1分		
	灌肠筒挂于输液架上,液面距肛门高度为40~60 cm,取肛管并润滑前端,轻轻插入直肠 7~10 cm,固定肛管,松开血管钳,缓慢灌入,观察液面下降情况及患者病情变化,并给以相应处理,保留 5~10 min 后再排便	20	液面距肛门高度不正确,肛管前端未润滑或插入长度不对或未观察患者病情均扣2分		
	完毕夹闭血管钳,卫生纸包住肛管轻轻拔出,放于弯盘内,擦净肛门	10	缺一项或一项不符合要求扣1分		
	整理床单元用物,记录	5	一项不符合要求扣1分		

(续表)

项目	考核内容	分值	评分标准	扣分	得分
评价	动作轻稳,节力,手法正确	10	一项不符合要求扣1分		
提问	大量不保留灌肠的目的及注意事项有哪些	10	缺一条扣1分		
时间	全程 7 min		每超过 30 s 扣1分		
总分		100			

第二节 小量不保留灌肠

一、准备

护士:仪表端庄、服装整洁、佩戴胸卡、洗手、戴口罩。

用物:治疗盘内备注洗器,药杯或量杯盛指定溶液,肛管,温开水 5~10 ml,弯盘,卫生纸,橡胶布和治疗巾,润滑油,止血钳,便盆,屏风。

常用溶液:①"1、2、3"溶液即 50% 硫酸镁 30 ml、甘油 60 ml、温开水 90 ml,温度为 38℃。②油剂,即甘油 50 ml 加等量温开水,多用于老年、体弱、小儿和孕妇。

二、操作步骤

(1) 备齐用物携至患者床边,核对后向患者解释。

(2) 协助患者取卧位,铺臀垫于患者臀下。

(3) 润滑肛管前端,用注洗器吸取溶液,连接肛管,排气后夹住肛管,轻轻插入直肠内 10~15 cm,松开止血钳,将溶液缓缓注入,灌毕,将肛管末端抬高,使溶液全部注入,然后反折肛管,轻轻拔出,放于弯盘内。

(4) 嘱患者平卧尽可能保留 10~20 min 后排便。

(5) 撤去全部用物,为患者擦干臀部,协助患者穿好裤子,整理床单位。

(6) 及时清理用物,做好记录,将标本及时送检。

(7) 调节室温与光线,在室内通风换气后,可酌情关闭门窗,拉好窗帘。

(8) 处理护理后用具。

(9) 环境:安静、整洁、保暖。

三、思考题

(1) 小量不保留灌肠的目的是什么?

① 排除肠道积气,减轻腹胀。

② 适用于腹部或盆腔手术后、老幼患者解除腹胀和便秘。

(2) 小量不保留灌肠的注意事项有哪些?

① 注意观察灌肠后的效果,无效时应再行清洁灌肠。

② 经灌肠后仅有液体排出而无成形粪便时,说明有粪便嵌顿,应采取人工取便。

③ 指导患者建立正常排便习惯,嘱患者多食蔬菜、水果,多饮水与加强运动等。

四、评分标准

小量不保留灌肠评分标准

项目	考核内容	分值	评分标准	扣分	得分
仪表	仪表端庄,衣帽整齐,服装整洁,挂牌上岗	10	一项不符合要求扣1分		
准备	洗手、戴口罩,用物齐全	10	缺一项扣1分		
评估	(1) 向患者作好解释工作 (2) 评估患者病情及合作程度	10	未解释、未评估或一项不符合要求扣1分		
操作程序	将用物携至患者床旁,查对、关闭门窗,遮挡屏风	5	未查对及未关闭门窗,遮挡屏风各扣1分		50
	协助患者左侧卧位,铺橡胶单及治疗巾	10	卧位不正确或一项不符合要求各扣1分		
	滑润肛管前端插入直肠7~10 cm,固定肛管,注入药物,夹闭肛管拔出,保留10~20 min后再排便	20	肛管前端未润滑或插入长度不对或一项不符合要求均扣2分		
	完毕夹闭血管钳,卫生纸包住肛管轻轻拔出,放于弯盘内,擦净肛门	10	缺一项或一项不符合要求扣1分		
	整理床单元及用物,洗手记录	5	一项不符合要求扣1分		
评价	动作轻稳,节力,手法正确	10	一项不符合要求扣1分		
提问	小量不保留灌肠的目的及注意事项有哪些	10	缺一条扣1分		
时间	全程7 min		每超过30 s扣1分		
总分		100			

第三节 清 洁 灌 肠

一、准备

护士:仪表端庄、服装整洁、佩戴胸卡洗手、戴口罩。

用物:治疗盘内备注洗器,药杯或量杯盛指定溶液,肛管,温开水5~10 ml,弯盘,卫生纸,橡胶布和治疗巾,润滑油,止血钳,便盆,屏风。

常用溶液:1%肥皂液,等渗盐水。

二、操作步骤

(1) 备齐用物携至患者床旁,核对后向患者解释。

（2）协助患者取卧位，铺臀垫于患者臀下。

（3）润滑肛管前端，用注洗器吸取溶液，连接肛管，排气后夹住肛管，轻轻插入直肠内10～15 cm，松开止血钳，将溶液缓缓注入，灌毕，将肛管末端抬高，使溶液全部注入，然后反折肛管，轻轻拔出，放于弯盘内。

（4）第一次用肥皂水灌肠，排便后，再用生理盐水灌肠，至排出液清洁无粪块为止，注意灌肠时压力要低（液面距肛门不超过40 cm）。

（5）灌肠应在检查或手术前1 h完成，禁用清水反复多次灌洗，以防水与电解质紊乱。

（6）调节室温与光线，在室内通风换气后，可酌情关闭门窗，拉好窗帘。

（7）处理护理后用具。

（8）环境：安静、整洁、保暖。

三、思考题

清洁灌肠的注意事项有哪些？

① 灌肠禁忌证包括消化道出血、妊娠、急腹症、严重心血管疾病等。

② 对有高血压、脑中风、青光眼等病史的患者需慎重采用。

③ 灌肠前应热情主动地与患者交谈，向患者解释灌肠的目的，关注患者的感受，以取得患者的合作。

④ 根据具体情况选择灌肠方法：选择粗细合适、柔软的肛管，动作应轻柔。清洁灌肠时宜用生理盐水作为灌肠液，一次量勿超过1 000 ml，最好不超过2次，以防体内电解质流失。

⑤ 灌肠过程中注意观察病情变化，观察灌肠液的温度及流速是否适宜，如出现腹胀或有便意，可嘱患者深呼吸放松腹肌，并降低灌肠液面的高度或减慢流速或暂停片刻。如出现脉速、面色苍白、出冷汗、剧烈腹痛等，应立即停止灌肠，通知医生，给予及时处理。

四、评分标准

清洁灌肠评分标准

项目	考核内容	分值	评分标准	扣分	得分
仪表	仪表端庄，衣帽整齐，服装整洁，挂牌上岗	10	一项不符合要求扣1分		
准备	洗手、戴口罩，用物准备齐全	10	缺一项扣1分		
评估	评估患者病情及合作程度	10	未评估扣1分		
操作程序	携用物至患者床旁，核对床号、姓名，向患者解释，说明目的	5	未核对或未解释扣1分		
	协助患者取卧位，露出臀部，臀下铺橡胶单及治疗巾	10	漏一项或一项不符合要求扣1分		
	挂灌肠筒，滑润肛管前端，插管灌注液体	20	漏一项或一项不符合要求扣1分		
	灌毕，夹住肛管拔管	10	一项不符合要求扣1分		
	整理用物，洗手，记录灌注量	5	一项不符合要求扣1分		

（续表）

项目	考核内容	分值	评分标准	扣分	得分
评价	动作熟练、轻稳，爱护体贴患者	10	一项不符合要求扣1分		
提问	清洁灌肠的注意事项有哪些	10	缺一条扣1分		
时间	全程7 min		每超过30 s扣1分		
总分		100			

第四节 保 留 灌 肠

一、准备

护士：仪表端庄、服装整洁、佩戴胸卡、洗手、戴口罩。

用物：治疗盘内备注洗器，药杯或量杯盛指定溶液，肛管，温开水 5～10 ml，弯盘，卫生纸，橡胶布和治疗巾，润滑油，止血钳，便盆，屏风。

常用溶液：

（1）镇静、催眠：用 10％水化氯醛，剂量遵医嘱加等量温开水或等渗盐水。

（2）肠道杀菌剂：用 2％黄连素，0.5％～1％新霉素及其他抗生素等，剂量遵医嘱，药量不超过 200 ml，温度 39～41℃。

（3）肠道营养剂：用 10％葡萄糖溶液或牛奶等。

二、操作步骤

（1）备齐用物携至患者床边，向患者解释，以取得合作。

（2）保留灌肠前嘱患者排便或给予排便性灌肠一次，以减轻腹压及清洁肠道，便于药物吸收。

（3）肠道病在晚间睡眠前灌入为宜，灌肠时臀部应抬高 10 cm，利于药液保留，卧位根据病变部位而定，如慢性痢疾病变多在乙状结肠和直肠，故采用左侧卧位为宜，阿米巴痢疾病变多见于回盲部，应采取右侧卧位，以提高治疗效果。

（4）其他操作同小量不保留灌肠，但入肛管要深，约 15～20 cm，溶液流速宜慢，压力要低（液面距肛门不超过 30 cm），以便于药液保留。

（5）折管拔出后，以卫生纸在肛门处轻轻按揉，嘱患者保留 1 h 以上，以利药物吸收，并做好记录。

（6）调节室温与光线，在室内通风换气后，可酌情关闭门窗，拉好窗帘。

（7）处理护理后用具。

三、思考题

保留灌肠的注意事项有哪些？

① 在作保留灌肠前，对灌肠目的和病变的部位了解清楚，以便掌握灌肠时的卧位和插入导管的深度。

②　为提高疗效,灌肠前嘱患者先排便,掌握"细、深、少、慢、温、静"的操作原则,即:肛管细,插入深,液量少,流速慢,温度适宜,灌后静卧。

③　肛门、直肠、结肠等手术后患者,排便失禁者均不宜作保留灌肠。

④　肠道疾病患者在睡眠前灌入为宜,将臀部抬高 10 cm,易于保留药液。

⑤　根据病情选择卧位,慢性菌痢宜取左侧卧位,阿米巴痢疾则取右侧卧位。

四、评分标准

保留灌肠评分标准

项目	考核内容	分值	评分标准	扣分	得分
仪表	仪表端庄,衣帽整齐,服装整洁,挂牌上岗	10	一项不符合要求扣1分		
准备	洗手、戴口罩,用物准备齐全	10	缺一项扣1分		
评估	(1) 向患者作好解释工作,评估患者病情及合作程度 (2) 了解所用药物的性质、作用	10	未解释、未评估或一项不符合要求扣1分		
操作程序	携用物至患者床旁,核对床号、姓名,向患者解释,说明目的	5	未核对或未解释扣1分		
	嘱患者排便,取卧位	10	漏一项扣1分		
	插管灌注溶液流速宜缓慢,灌注所需液体,压力要低	20	灌注速度压力不当或一项不符合要求扣1分		
	灌毕拔管,嘱患者保留 10 min 后排便	10	一项不符合要求扣1分		
	整理用物,洗手,记录灌注量	5	漏一项扣1分		
评价	动作熟练、轻稳、爱护体贴患者	10	一项不符合要求扣1分		
提问	保留灌肠的注意事项有哪些	10	漏一条扣1分		
时间	全程 7 min		每超过 30 s 扣1分		
总分		100			

第五节　肛管排气

一、准备

护士:仪表端庄、服装整洁、佩戴胸卡、洗手、戴口罩。

用物:治疗盘内备肛管(26 号),玻璃接管,橡胶管,玻璃瓶(内盛 3/4 水),瓶口系带,润滑油,棉签,弯盘,卫生纸,胶布条(1 cm×15 cm),屏风。

二、操作步骤

(1) 备齐用物携至患者床旁,核对后向患者解释。

(2) 屏风遮挡,助患者仰卧或左侧卧位。

(3) 将瓶系于床边,橡胶管一端插入水中,玻璃接管于肛管连接,润滑肛管前端后插入直肠 15～20 cm,以胶布交叉固定于臀部,橡胶管须留出足够长度,供患者翻身。

(4) 观察排气情况,如排气不畅,可帮助患者转换体位、按摩腹部,以助气体排出。

(5) 保留肛管一般不超过 20 min,拔管后,清洁肛门,整理用物。

(6) 长时间留置肛管,会减少肛门括约肌的反应,甚至导致括约肌永久性松弛,必要时可隔几小时后再重复插管排气。

(7) 调节室温与光线,在室内通风换气后,可酌情关闭门窗,拉好窗帘。

(8) 处理护理后用具。

(9) 环境:安静、整洁、保暖。

三、思考题

肛管排气的目的是什么?

排除肠腔积气、减轻腹胀是肛管排气的主要目的。

四、评分标准

肛管排气评分标准

项目	考核内容	分值	评分标准	扣分	得分
仪表	仪表端庄,衣帽整齐,服装整洁,挂牌上岗	10	一项不符合要求扣1分		
准备	洗手、戴口罩,用物准备齐全	10	缺一项扣1分		
评估	评估患者病情、生命体征、意识状态及合作程度	10	未评估扣1分		
操作程序	备齐用物携至患者床旁,核对后向患者解释,屏风遮挡,助患者仰卧或左侧卧位	5	未查对及未解释或一项不符合要求扣1分		
	润滑肛管前端后插入直肠 15～20 cm,以胶布交叉固定于臀部,橡胶管须留出足够长度,供患者翻身	10	漏一项或一项不符合要求扣1分		
	观察排气情况,如排气不畅,可帮助患者转换体位、按摩腹部,以助气体排出	20	漏一项或一项不符合要求扣1分		
	长时间留置肛管,会减少肛门括约肌的反应,甚至导致括约肌永久性松弛,必要时可隔几小时后再重复插管排气	10	一项不符合要求扣1分		
	保留肛管一般不超过 20 min,拔管后,清洁肛门,整理用物,关闭门窗	5	漏一项或一项不符合要求扣1分		
评价	动作熟练、轻稳、爱护体贴患者	10	一项不符合要求扣1分		
提问	肛管排气目的是什么	10	回答不完整扣1分		
时间	5 min(不包括排气时间)		每超过 30 s 扣1分		
总分		100			

(孙继兰)

第十二章

导 尿 术

第一节　女患者导尿术

一、准备

仪表：着装整洁、佩戴胸牌、洗手、戴口罩。

用物：治疗车上放治疗盘，盘内放导尿包（内有：治疗碗、弯盘、血管钳2把、洞巾、纱布2块、尿管2根、小药杯、石蜡油棉球瓶、尿培养瓶）、无菌持物钳、无菌手套一副、0.1%新洁尔灭棉球缸、无菌治疗碗（内盛0.1%新洁尔灭棉球8～10个、血管钳、纱布等并用无菌纱布覆盖）、弯盘、油布、治疗巾（或一次性检查垫）、一次性手套一只、便盆，另备屏风，必要时备浴巾或毛毯。

环境：关闭门窗，适当调节室温，拉窗帘或用屏风遮挡患者。

二、操作步骤

（1）推车带用物至床旁，查对床号、姓名，说明操作目的。

（2）指导或协助患者清洗外阴，使其平卧。

（3）护士立于患者右侧，拆同侧床尾，脱左侧裤腿盖于右腿（天冷时浴巾或毛毯盖于右腿），被子盖于左腿上，双腿屈膝并外展，暴露外阴。

（4）臀下垫油布、治疗巾，弯盘置会阴处，治疗碗置弯盘后。

（5）左手戴一次性手套，右手持钳夹取新洁尔灭棉球按自上而下、由外向内的顺序依次擦洗阴阜、大阴唇，左手分开大阴唇，擦洗小阴唇、尿道口、肛门，最后一个棉球从尿道外口消毒至肛门，一个棉球只用1次。将治疗碗、弯盘撤下放于治疗车下层。

（6）置导尿包（盘）于患者会阴部下，打开使之成无菌区。夹取新洁尔灭棉球4～5个放小药杯内。

（7）戴无菌手套、铺洞巾，选择并润滑导尿管前端5 cm处，用血管钳夹住前端置于治疗碗内。

（8）弯盘置会阴处，左手分开大、小阴唇，自尿道口、小阴唇、再尿道口，自上而下，进行消毒，将弯盘、小药杯、消毒钳移至床尾。

（9）将置有尿管的治疗碗移至会阴部，夹持尿管缓缓插入4～6 cm，见尿流出再插1 cm，左手于尿道口2 cm处固定尿管，尿液流入碗内（如作尿培养，可用培养瓶采集中段尿）。

（10）导尿毕，拔出导尿管至弯盘内，倒掉尿液，撤去洞巾，擦净外阴，脱去手套，撤去导尿包、治疗巾及油布,放于治疗车下层,协助患者穿裤。

　　(11) 整理用物及病床单元,做好记录。

　　(12) 如留取尿标本应贴标签后送验。

三、思考题

　　(1) 导尿的目的是什么?

　　① 收集不受污染的尿标本作细菌培养,以帮助确诊。

　　② 解除尿潴留,以减轻患者痛苦。

　　③ 盆腔内脏器手术前导尿排空膀胱,防止术中误伤,便于手术。

　　④ 会阴部手术后留置尿管,避免伤口感染。

　　⑤ 昏迷、小便失禁,保留尿管可保持局部干燥,防止褥疮发生。

　　⑥ 泌尿生殖系统手术后,为促进膀胱功能恢复及伤口愈合或手术后测定残余尿。

　　⑦ 抢救休克或危重患者时,予以导尿,便于准确记录尿量,测比重,以观察肾功能。

　　(2) 导尿的注意事项有哪些?

　　① 用物必须严格消毒灭菌,并按无菌操作进行,以预防感染。

　　② 尿管脱出或为女患者导尿时,误入阴道,应更换导尿管重新插入。

　　③ 选择光滑、粗细适宜的导尿管,插管动作要轻、慢,以免损伤尿道黏膜。

　　④ 尿潴留患者膀胱高度膨胀,身体极度虚弱时,放尿量不应超过 1 000 ml,以防腹压突然降低,发生虚脱或膀胱黏膜充血。

四、评分标准

女患者导尿术评分标准

项目	考核内容	分值	评分标准	扣分	得分
仪表	仪表端庄,衣帽整齐,服装整洁,挂牌上岗	10	一项不符合要求扣1分		
准备	洗手戴口罩,用物齐全	10	缺一项扣1分		
评估	向患者作好解释工作,评估患者病情	10	未解释或一项不符合要求扣1分		
操作程序	推车带用物至床旁,查对,使其平卧,臀下垫油布、治疗巾,弯盘置会阴处	5	未查对或一项不符合要求扣1分		
	左手戴一次性手套,右手持钳夹取新洁尔灭棉球按自上而下、由外向内的顺序依次擦洗消毒至肛门,一个棉球只用1次	10	消毒擦洗不对或消毒棉球反复应用各扣2分		
	戴无菌手套,铺洞巾,润滑导尿管前端 5 cm 处,用血管钳夹住前端尿管置于治疗碗内,缓缓插入 4～6 cm,见尿流出再插 1 cm,左手于尿道口 2 cm 处固定尿管,尿液流入碗内,作尿培养,可用培养瓶采集中段尿	20	漏一项扣2分,不注意无菌观念或一项不符合要求扣1分		

(续表)

项目	考核内容	分值	评分标准	扣分	得分
操作程序	导尿毕,拔出导尿管至弯盘内,倒掉尿液,撤去洞巾,擦净外阴,协助患者穿裤	10	漏一项或一项不符合要求扣1分		
	整理用物及病床单元,做好记录	5	一项不符合要求扣1分		
评价	动作轻稳,节力,手法正确	10	一项不符合要求扣1分		
提问	导尿目的及注意事项有哪些	10	漏一条扣1分		
时间	全程 10 min		每超过 1 min 扣 1 分		
总分		100			

第二节 男患者导尿术

一、准备

仪表:仪表端庄、服装整洁、佩戴胸卡。洗手,戴口罩。

物品:治疗车上放治疗盘,盘内放导尿包(内有:治疗碗、弯盘、血管钳 2 把、洞巾、纱布 2 块、尿管 2 根、小药杯、石蜡油棉球瓶、尿培养瓶)、无菌持物钳、无菌手套一副、0.1%新洁尔灭棉球缸、无菌治疗碗(内盛 0.1%新洁尔灭棉球 8~10 个、血管钳、纱布等并用无菌纱布覆盖)、弯盘、油布、治疗巾(或一次性检查垫)、一次性手套一只、便盆,另备屏风,必要时备浴巾或毛毯、一次性臀垫,酒精小瓶。纱布 2 块。

环境:安静、整洁、隐蔽、保暖、光线适宜。

二、操作步骤

(1) 备齐用物携至患者床旁,核对后向患者解释。

(2) 协助患者取仰卧位,将远侧裤腿脱下,盖于近侧腿上,远侧用盖被遮盖,露出外阴部,护士站于患者右侧。

(3) 调整光线,铺臀垫于患者臀下。在治疗车上打开导尿包,将初消包放于患者两腿间,将外包装袋放在患者右侧床尾。

(4) 护士左手戴手套,右手持镊子夹碘伏棉球进行第一次消毒:龟头(1 个棉球),对侧腹股沟(1 个棉球)、近侧腹股沟(1 个棉球)、阴茎背侧外侧(1 个棉球)中间(1 个棉球)、内侧(1 个棉球),护士左手持无菌纱布提起阴茎,消毒阴茎腹侧外侧(1 个棉球)、中间(1 个棉球)、内侧(1 个棉球),阴囊(从远侧至近侧共 4 个棉球),左手将包皮向后推,以尿道口为中心以螺旋方式消毒尿道口、龟头、冠状沟 3 次(每次 1 个棉球,尿道口消毒时间稍长)。

(5) 将消毒后棉球放入外包装袋,摘掉手套,收拾初消毒包,放入治疗车下层,将原弯盘放于右侧床尾。

(6) 酒精消毒双手,置导尿包于患者两腿之间打开,不污染。

（7）护士按无菌原则戴无菌手套，铺孔巾形成扩大的无菌区。摆放用物，撕开碘伏棉球袋子，将碘伏棉球放在弯盘内。检查尿管气囊、导尿管是否通畅，无菌石蜡油润滑尿管。

（8）护士左手持无菌纱布提起阴茎，以尿道口为中心以螺旋方式第二次消毒尿道口、龟头、冠状沟3次（每次1个棉球），尿道口加强一次。右手持镊子将导尿管轻轻插入。

（9）插管时，注意男性尿道两个生理弯曲（耻骨前弯和耻骨下弯）、三个狭窄部（尿道外口、尿道膜部和尿道内口）。导尿时将患者阴茎提起，伸直尿道，使其与腹部成60°角，以利于导尿管插入，插入导尿管约20~22 cm，见有尿液流出再插入2 cm，接无菌尿袋。插管时动作要缓慢轻柔，避免损伤患者尿道黏膜。

（10）若插管时遇到困难，可稍待片刻嘱患者做深呼吸，减轻腹压，使膀胱颈部肌肉松弛，再徐徐插入。如仍插管困难，不可强行插管，通知大夫请泌尿外科会诊。

（11）如需保留导尿，则注入0.9%生理盐水10 ml，水囊注水后在尿管远端轻轻拉动感到阻力为止，以确保水囊在膀胱颈位置；如不需保留导尿，则导尿后缓慢拔出导尿管，撤去全部用物，为患者擦干外阴部。协助患者穿好裤子，整理床单位，妥善固定尿袋，并及时清理用物，做好记录，将标本及时送检。

三、思考题

留置导尿的注意事项有哪些？

① 向患者或家属说明留置导尿管的目的和护理方法，使其了解预防泌尿系感染的重要性。

② 保留引流通畅：引流管应放置妥当，避免受压、扭曲、堵塞等造成引流不畅，以致观察、判断病情失误。

③ 保持尿道口清洁，预防逆行性感染。男患者用苯扎溴铵酊棉球擦拭外阴及尿道口，每日1~2次。每日定时更换尿袋，及时倾倒尿液，记录尿量。每周更换导尿管一次。

④ 鼓励患者多饮水，并协助更换卧位，有结晶者应作膀胱冲洗。

⑤ 训练膀胱反射功能，拔管前间歇性放尿，使膀胱充盈，排空，促进膀胱功能的恢复。

⑥ 患者离床活动时导尿管或集尿袋应妥善安置。

四、评分标准

男患者导尿术评分标准

项目	考核内容	分值	评分标准	扣分	得分
仪表	仪表端庄，衣帽整齐，服装整洁，挂牌上岗	10	一项不符合要求扣1分		
准备	洗手、戴口罩，用物齐全	10	缺一项扣1分		
评估	向患者作好解释工作，评估患者病情	10	未解释或一项不符合要求扣1分		
操作程序	携用物至床旁，核对，遮挡患者，取卧位，铺橡胶单及治疗巾	5	缺一项扣1分		
	打开消毒包，初步消毒外阴	10	一项不符合要求扣1分		

（续表）

项目	考核内容	分值	评分标准	扣分	得分
操作程序	打开导尿包,戴手套,第二次消毒,滑润导尿管前端,插入	20	缺一项或一项不符合要求扣2分		
	固定,留取标本或放尿,拔管	10	一项不符合要求扣1分		
	整理用物及病床单元,做好记录	5	一项不符合要求扣1分		
评价	动作轻稳,节力,手法正确	10	一项不符合要求扣1分		
提问	留置导尿的注意事项有哪些	10	漏一条扣1分		
时间	全程 10 min		每超过 1 min 扣 1 分		
总分		100			

（江兆梅）

第十三章

冷热疗法

冷热疗法是临床上常用的物理治疗方法。当机体受到冷热不同的温度刺激时，通过皮肤内大量的神经末梢传导到大脑皮质，反射性地引起皮肤和内脏器官的血管收缩或扩张，从而改变机体各系统的体液循环和新陈代谢活动，达到治疗的目的，同时还可使患者感觉舒适、情绪稳定。

第一节 热 疗 法

一、目的

1. 促进浅表炎症的消散和局限

热可使局部血管扩张，改善血液循环，增强新陈代谢和白细胞的吞噬功能。因而在炎症早期用热疗法，可促进炎性渗出物吸收消散；炎症后期用热疗法，可促进白细胞释放蛋白溶解酶，溶解坏死组织，使炎症局限。

2. 减轻深部组织的充血

温热作用可使局部血管扩张，减轻该处深部组织的充血。

3. 缓解疼痛

温热刺激能降低痛觉神经的兴奋性，改善血液循环，减轻炎性末梢的压力，使肌肉、肌腱和韧带等组织松弛，从而缓解疼痛。

4. 保暖

温热可促进血液循环，使患者感到温暖舒适，常用于末梢循环不良患者的保暖。

二、操作前准备

1. 评估患者

(1) 病情是否适用于热疗法，下列情况禁忌用热疗法：

① 急腹症未明确诊断前：因热能缓解疼痛，从而掩盖病情真相而贻误诊断和治疗。

② 面部危险三角区感染时：因面部危险三角区血管丰富，且和颅内海绵窦相通，热疗可使该处血流量增多，导致细菌及毒素进入血循环，促进炎症扩散，造成颅内感染和败血症。通透性增加而加重出血。

③ 软组织损伤或扭伤早期：在组织损伤或扭伤后 24～48 h 内，如局部用热疗可促进血液循环，从而加重皮下出血、肿胀和疼痛。

④ 各种脏器内出血时：因用热疗使局部血管扩张，增加脏器的血流量和血管的通透性而

增加出血。

(2) 热疗的目的及部位,确定用热方式、时间、温度及面积。

① 用热方式:用热方式分为干热法和湿热法两种。使用干热时,因存有空气,热传导能力减低;使用湿热时,因水是热的极佳导体,比空气导热能力强且渗透力大,可达深层组织,故湿热疗效比干热强。临床上应根据病变部位与要求选择不同的用热方式。

② 用热时间:用热时间一般为 10～30 min。用热时间过长,可引起不良反应。

③ 用热温度:温度要合适,干热一般为 50～70℃;湿热一般为 40～60℃,应以患者的耐受性而定。另外,环境温度的高低也可影响用热温度和用热效果。

④ 用热面积:热效应与用热面积成正比,热敷面积较大,则热的反应就较强,反之则较弱。

(3) 患者对温度的敏感性。用热疗对象不同,对热疗的敏感性也不同。同一温度对敏感性不同的患者有不同的反应,如昏迷、瘫痪、循环不良的患者,其局部感觉障碍对热的敏感性差,应防止烫伤。另外,同一患者长期受同一温度的刺激,对热的敏感性也会逐渐降低。

(4) 患者对热疗的心理反应及合作程度。

2. 环境准备

酌情调节室温,如需暴露身体,用屏风遮挡,以保护患者自尊。热源应置于安全处,以防烫伤。

三、操作方法

(一) 干热法

1. 热水袋

用于保暖、解痉和镇痛。

(1) 用物:热水袋及套,水罐内盛热水,水温计。

(2) 操作步骤:

① 检查热水袋有无破损,测水温,调节至 60～70℃。

② 放平热水袋,去塞,手持热水袋口边缘,边灌水边提高热水袋袋口,使水不致溢出,一般灌水至热水袋容积的 1/2～2/3,逐渐放平,排尽袋内空气,旋紧塞子,擦干后倒提热水袋,轻轻抖动检查无漏水后装入布套内,系紧带子。

③ 向患者解释用热疗的目的,置热水袋于所需部位,并告知其注意事项。

④ 热水袋使用结束,将水倒净,倒挂,晾干后吹入空气,旋紧塞子(以防两层橡胶粘连),存放于阴凉处备用。热水袋布套放入污物袋内送洗。

(3) 注意事项:

① 对婴幼儿、老年人、麻醉未清醒、末梢循环不良、昏迷等患者,热水袋水温应调节在 50℃以内,热水袋套外再包大毛巾,不可直接接触患者皮肤,以免烫伤。

② 使用热水袋的过程中,应定时检查局部皮肤,如发现皮肤潮红,应立即停止使用,并在局部涂凡士林,以保护皮肤。

③ 若有需要可持续使用热水袋。当水温降低后应及时更换热水。

④ 严格执行交接班制度。

(4) 评分标准:

热水袋应用评分标准

项目	考核内容	分值	评分标准	扣分	得分
仪表	仪表端庄,衣帽整齐,服装整洁,挂牌上岗	10	一项不符合要求扣1分		
准备	洗手、戴口罩	10	缺一项扣1分		
评估	评估患者病情	10	未评估扣1分		
操作程序	检查热水袋有无破损,测水温,调节至60~70℃	5	未检查或一项不符合要求扣1分		
	灌水使水不致溢出,一般灌水至热水袋容积的1/2~2/3	10	一项不符合要求扣1分		
	向患者解释,置热水袋于所需部位,并告知其注意事项	20	未解释或一项不符合要求扣1分		
	使用结束,整理病床单元,注意给患者保暖	10	一项不符合要求扣1分		
	将热水袋水倒净,倒挂,晾干,存放于阴凉处备用	5	一项不符合要求扣1分		
评价	动作熟练、轻稳,爱护体贴患者	10	一项不符合要求扣1分		
提问	用热的目的及注意事项有哪些	10	漏一条扣1分		
时间	全程6 min		每超过30 s扣1分		
总分		100			

2. 红外线灯

用于消炎、解痉、镇痛、促进创面干燥结痂和肉芽组织生长。

(1)用物:红外线灯。根据需要选用不同功率的灯泡,如手、足等小部位以250 W为宜;胸、腹、腰背等部位可用500~1 000 W的大灯泡。

(2)操作步骤:向患者解释治疗目的,以取得合作。协助患者取舒适的体位,嘱患者如感觉过热、心慌、头晕等,应及时告诉医护人员。暴露治疗部位,灯头移至治疗部位的斜上方或侧方,有保护罩的灯头可垂直照射,灯距一般为30~50 cm,以温热为宜,防止烫伤。照射时间一般为20~30 min,照射结束让患者休息15 min后离开治疗室,以防感冒。

(3)注意事项:

① 照射面部、前胸部时,应用湿纱布遮盖眼部或戴有色眼镜,以保护眼睛。

② 照射过程中随时观察局部皮肤反应,以皮肤出现桃红色的均匀红斑为合适剂量,如为紫红色,应立即停止照射,涂凡士林,保护皮肤。

此外,鹅颈灯照射法是利用红外线及可见光线的辐射热产生热效应,操作方法和注意事项同红外线灯。

(4)评分标准:

红外线灯用热评分标准

项目	考核内容	分值	评分标准	扣分	得分
仪表	仪表端庄,衣帽整齐,服装整洁,挂牌上岗	10	一项不符合要求扣1分		

（续表）

项目	考核内容	分值	评分标准	扣分	得分
准备	洗手、戴口罩	10	缺一项扣1分		
评估	评估患者病情	10	未评估扣1分		
操作程序	向患者解释，以取得合作	5	未解释扣1分		
	协助患者取舒适的体位，暴露治疗部位	10	一项不符合要求扣1分		
	灯头移至治疗部位，灯距一般为30～50 cm，以温热为宜，照射时间一般为20～30 min，防止烫伤	20	一项不符合要求扣1分		
	照射面部、前胸部时，应用湿纱布遮盖，随时观察局部皮肤反应	10	缺一项或一项不符合要求扣1分		
	照射结束让患者休息，整理病床单元	5	一项不符合要求扣1分		
评价	动作熟练、轻稳，爱护体贴患者	10	一项不符合要求扣1分		
提问	红外线灯用热注意事项有哪些	10	缺一条扣1分		
时间	全程5 min		每超30 s扣1分		
总分		100			

（二）湿热法

1. 湿热敷

用于消炎、消肿、解痉和镇痛。

（1）用物：治疗盘内盛小盆热水、敷布2块凡士林、棉签、纱布、棉垫、塑料纸、小橡胶单（大小以热敷面积为准）、敷钳2把、治疗巾、大毛巾、热水袋、水温计，必要时备热源。

（2）操作步骤：

① 携用物至床边，向患者解释热敷的目的，以取得合作。

② 敷布放于热水盆中，水温一般为50～60℃。

③ 暴露治疗部位，将橡胶单、治疗巾垫于热敷部位下面，以保护床单，局部涂凡士林，范围略大于热敷面积，盖上单层纱布，以保护皮肤。用敷钳拧干敷布（以不滴水为度）。抖开敷布以手腕掌侧试温，将敷布敷于局部，上盖塑料薄膜及棉垫，以维持温度。

④ 患者感觉过热时，可揭起敷布一角散热。敷布每3～5 min更换一次，用热源维持水温或及时更换盆内热水，也可酌情在敷布上放置热水袋以保温。一般热敷时间为15～20 min。

⑤ 热敷结束，揭开纱布擦去凡士林，整理床单位，清理用物。

（3）注意事项：

① 注意观察局部皮肤的颜色，防止烫伤。在伤口部位作湿热敷，应按无菌操作进行，热敷结束后，按换药法处理伤口。

② 面部湿热敷者，敷后15 min方能外出，以防感冒。

③ 操作中与患者随时交流，了解其感受及需要并给予适当处理。

（4）评分标准：

湿热敷评分标准

项目	考核内容	分值	评分标准	扣分	得分
仪表	仪表端庄,衣帽整齐,服装整洁,挂牌上岗	10	一项不符合要求扣1分		
准备	洗手、戴口罩	10	缺一项扣1分		
评估	评估患者病情	10	未评估扣1分		
操作程序	携用物至床边,向患者解释,以取得合作	5	未解释扣1分		
	暴露治疗部位,将橡胶单、治疗巾垫于热敷部位下面,以保护床单	10	一项不符合要求扣1分		
	抖开敷布以手腕掌侧试温,将敷布敷于局部,敷布每3~5 min更换一次,可酌情在敷布上放置热水袋以保温,一般热敷时间为15~20 min	20	缺一项或一项不符合要求扣1分		
	湿热敷时注意观察局部皮肤的颜色,操作中与患者交流,了解其感受,以便及时处理	10	一项不符合要求扣1分		
	热敷结束,揭开纱布擦去凡士林,整理床单位,清理用物	5	一项不符合要求扣1分		
评价	动作熟练、轻稳,爱护体贴患者	10	一项不符合要求扣1分		
提问	湿热敷注意事项有哪些	10	漏一条扣1分		
时间	全程5 min		每超30 s扣1分		
总分		100			

2. 热水坐浴

可减轻盆腔、直肠器官的淤血。常用于术后、会阴和肛门疾病,消除或减轻充血、炎症、水肿和疼痛,使局部清洁、患者舒适。

(1)用物:坐浴椅上置消毒坐浴盆,盆内盛温开水(水温40~45℃)。药液遵医嘱(常用1:5 000高锰酸钾溶液),以及水温计、无菌纱布、浴巾、屏风,必要时备换药用物。

(2)操作步骤:携用物至床边,向患者解释坐浴的目的,以取得合作;用屏风遮挡,协助患者排便,洗净双手,将药液和温水倒入盆内至1/2满,水温调至40~45℃。助患者褪裤至膝部,先用纱布蘸拭,使臀部皮肤适应水温后再坐浴,随时调节水温,添加热水时嘱患者偏离浴盆,冬天应避免患者受凉。坐浴时间一般为15~20 min,坐浴结束,用浴巾擦干臀部,清理用物。

(3)注意事项:

① 在坐浴的过程中,注意患者安全,随时观察患者面色和脉搏,如主诉乏力、头晕等,应立即停止坐浴,扶患者上床休息。

② 如会阴和肛门部位有伤口,应备无菌浴盆和溶液,坐浴后按换药法处理伤口。

③ 女患者月经期、妊娠后期、产后两周内、阴道出血和盆腔急性炎症均不宜坐浴,以免引起感染。

(4)评分标准:

热水坐浴评分标准

项目	考核内容	分值	评分标准	扣分	得分
仪表	仪表端庄,衣帽整齐,服装整洁,挂牌上岗	10	一项不符合要求扣1分		
准备	洗手、戴口罩	10	缺一项扣1分		
评估	评估患者病情	10	未评估扣1分		
操作程序	携用物至床边,向患者解释以取得合作	5	未解释扣1分		
	用屏风遮挡,协助患者排便,调节水温至40~45℃。助患者褪裤至膝部	10	调节水温不对扣2分,一项不符合要求扣1分		
	先用纱布蘸拭,使臀部皮肤适应水温后再坐浴,随时调节水温,添加热水时嘱患者偏离浴盆,坐浴时间一般为15~20 min	20	缺一项或一项不符合要求扣1分		
	在坐浴的过程中,告知患者注意事项,随时观察患者反应	10	缺一项扣1分		
	坐浴结束,擦干臀部,清理用物	5	一项不符合要求扣1分		
评价	动作熟练、轻稳,爱护体贴患者	10	一项不符合要求扣1分		
提问	热水坐浴注意事项有哪些	10	漏一条扣1分		
时间	全程15 min		每超1 min扣1分		
总分		100			

第二节 冷 疗 法

一、目的

1. 控制炎症扩散

冷疗可使局部毛细血管收缩,血流减慢,降低细胞的新陈代谢和微生物的活力,而限制炎症的扩散,常用于炎症的早期。

2. 减轻局部充血和出血

冷疗可使毛细血管收缩,从而减轻局部充血和出血。

3. 减轻疼痛

冷疗可抑制细胞的活动,使神经末梢的敏感性降低而减轻疼痛。由于组织充血肿胀,压迫神经末梢也可致疼痛,用冷疗后可使毛细血管通透性降低,减轻肿胀而缓解疼痛。常用于牙痛和烫伤。

4. 降温

冷直接和皮肤接触,通过物理作用,可使体内的热通过传导发散,从而降低体温。常用于高热、中暑患者。此外,脑外伤、脑缺氧患者,可利用局部或全身降温,减少脑细胞需氧量,有利于脑细胞功能的恢复。

二、操作前准备

1. 评估患者

(1) 病情及局部组织状况,下列情况禁忌用冷疗:

① 组织破损及慢性炎症:用冷疗可使局部毛细血管收缩,血流量减少,组织营养不良,影响伤口愈合及炎症吸收。可使体内的热通过传导发散,从而降低体温。脑缺氧患者可利用局部或全身降温。

② 局部血液循环明显不良:用冷疗可加重血液循环障碍。

③ 对冷过敏:用冷后可出现皮疹、关节疼痛。

④ 禁用冷疗的部位:

● 枕后、耳廓、阴囊处:用冷易引起冻伤。

● 心前区:用冷易引起反射性心率减慢,心律失常。

● 腹部:用冷易引起腹泻。

● 足底:用冷使末梢血管收缩而影响散热,或反射性地引起一过性的冠状动脉收缩。

(2) 冷疗的目的,以确定用冷方式、部位和时间。

① 用冷方式和部位:用冷方式分全身和局部两种,全身用冷反应强,局部用冷反应弱。冷效应与用冷面积成正比,不同的患者应选用不同方式和部位,才能达到预期的疗效。如高热患者降温宜选用全身用冷或大动脉部位用冷;局部出血者则可在局部用冷。

② 用冷时间:一般为 10~30 min。用冷时间过长,可引起不良反应。

(3) 患者对冷疗法的心理反应及合作程度。

2. 环境准备

酌情调节室温。

三、操作方法

(一) 局部用冷

利用制冷物质,通过传导散热。常用于降温,减少出血及缓解局部疼痛。

1. 冰袋用冷

(1) 用物:冰袋及套、冰块。

(2) 操作步骤:将小冰块装入冰袋内约 2/3 满,排尽空气,夹紧袋口,擦干倒提检查无漏水,然后套上布套。携物至床边,向患者解释以取得合作。将冰袋置于所需部位,高热降温时,冰袋置于前额、头顶部,或体表大血管处如颈部、腋下、腹股沟等处;扁桃体摘除术后为预防出血,可将冰袋置于颈前颌下。冰袋使用完毕,处理同热水袋。也可用橡胶手套、塑料袋等装小冰块置于用冷部位,方法简便。

(3) 注意事项:

① 注意随时观察冰袋有无漏水,冰块融化后,应及时更换。

② 注意观察用冷部位的血液循环状况,如出现皮肤苍白、青紫或有麻木感即停止用冷。

③ 如为降温,冰袋使用后 30 min 需测体温,并做好记录,当体温降至 39℃,即可取下冰袋。

(4) 评分标准:

冰袋用冷评分标准

项目	考核内容	分值	评分标准	扣分	得分
仪表	仪表端庄,衣帽整齐,服装整洁,挂牌上岗	10	一项不符合要求扣1分		
准备	洗手、戴口罩	10	缺一项扣1分		
评估	评估患者病情	10	未评估扣1分		
操作程序	携物至床边,向患者解释,以取得合作	5	未解释扣1分		
	将小冰块装入冰袋内约2/3满,夹紧袋口,然后套上布套	10	一项不符合要求扣1分		
	取体位,将冰袋置于所需部位,高热降温时,冰袋置于前额、头顶部,冰袋使用后30 min需测体温,并做好记录,当体温降至39℃,即可取下冰袋	20	缺一项或一项不符合要求扣1分		
	在用冷过程中,告知患者注意事项,随时观察患者反应	10	缺一项扣1分		
	使用完毕,整理病床单元及用物	5	缺一项扣1分		
评价	动作熟练、轻稳,爱护体贴患者	10	一项不符合要求扣1分		
提问	用冷注意事项有哪些	10	漏一条扣1分		
时间	全程10 min		每超1 min扣1分		
总分		100			

2. 化学冰袋

化学冰袋是一种无毒、无味的冰袋,内装有凝胶或其他化学的冰冻介质。使用时将化学冰袋放入冰箱中吸冷,由凝胶状态变为固态,取出后置于所需部位,在常温下吸热,再由固态变为凝胶状态,是一个可逆过程,所以化学冰袋可反复使用。

3. 冰帽与冰槽

常用于头部降温,防止脑水肿,并可降低脑细胞的代谢,减少其需氧量,提高脑细胞对缺氧的耐受性。

(二) 全身用冷法

酒精或温水擦浴是通过蒸发和传导而增加机体散热,用于高热患者的降温。

1. 酒精擦浴

(1) 用物:治疗盘内放治疗碗(内盛25%~35%的乙醇100~200 ml,温度27~37℃),小毛巾2块,大毛巾、冰袋及套、热水袋及套、清洁衣裤、便器及屏风。

(2) 操作步骤:

① 携用物至床边,核对,向患者解释乙醇拭浴的目的及方法,以取得合作。松开盖被,按需要给予便器。

② 置冰袋于头部,减轻头部充血所引起的头痛,并有助于降温;置热水袋于足底部,促进足底局部末梢血管扩张,避免患者寒战、不适。

③ 协助患者脱去上衣,解松腰带,露出一上肢,下垫大毛巾,将浸有乙醇的小毛巾拧至半

干呈手套式缠在手上,以离心方向拍拭进行,两块小毛巾交替使用。拍拭顺序:自颈部侧面——上臂外侧——手背,再自侧脚——腋窝——上臂内侧——手掌。拍拭毕,用大毛巾轻轻拭干皮肤,同法拍拭对侧,每侧各拍拭 3 min。

④ 协助患者侧卧,露出背部,下垫大毛巾,用同样手法拍拭全背,再用大毛巾拭干,更换上衣。

⑤ 协助患者脱裤,露出一侧下肢,下垫大毛巾。拍拭顺序:自髂骨——大腿外侧——足背;自腹股沟——大腿内侧——内踝;自腰——大腿后侧——腘窝——足跟。拍拭毕,用大毛巾轻轻拭干皮肤。同法拍拭对侧,每侧各拍拭 3 min,更换裤子。取下热水袋,整理床单位及用物。

(3) 注意事项:

① 酒精温度应接近体温,避免过冷刺激致肌收缩,致使体温继续上升。

② 拭浴时,以拍拭方式进行,不用摩擦方式,因摩擦易生热。在拭腋窝、腹股沟、腘窝等血管丰富处,应适当延长时间,以利于增加散热。

③ 禁忌拍拭后颈、胸前区、腹部和足底等处,以免引起不良反应。

④ 拭浴过程中,应随时观察患者情况,如出现寒战、面色苍白、脉搏及呼吸异常时,应立即停止,并及时与医生联系。

⑤ 擦浴后 30 min,测量体温并记录,如体温已降至 39℃以下,即取下头部冰袋。

(4) 评分标准:

酒精擦浴评分标准

项目	考核内容	分值	评分标准	扣分	得分
仪表	仪表端庄,衣帽整齐,服装整洁,挂牌上岗	10	一项不符合要求扣1分		
准备	洗手、戴口罩	10	缺一项扣1分		
评估	评估患者病情	10	未评估扣1分		
操作程序	携用物至床边,核对,向患者解释,以取得合作	5	未查对及未解释扣1分		
	松开盖被,置冰袋于头部,减轻头部充血所引起的头痛	10	缺一项扣1分		
	协助患者脱去上衣,解松腰带,露出一上肢,下垫大毛巾将浸有乙醇的小毛巾拧至半干呈手套式缠在手上,以离心方向拍拭进行,两块小毛巾交替使用。拍拭顺序:自颈部侧面——上臂外侧——手背,再自侧脚——腋窝——上臂内侧——手掌	20	操作方法不当或一项不符合要求扣1分		
	同法拍拭对侧,每侧各拍拭 3 min,更换裤子	10	一项不符合要求扣1分		
	拍拭毕,用大毛巾轻轻拭干皮肤	5	一项不符合要求扣1分		
评价	动作熟练、轻稳,方法正确,患者未发生不良反应	10	一项不符合要求扣1分		

（续表）

项目	考核内容	分值	评分标准	扣分	得分
提问	酒精擦浴注意事项有哪些	10	漏一条扣1分		
时间	全程8 min		每超30 s扣1分		
总分		100			

2. 温水擦浴

操作步骤及评分标准同酒精擦浴。

（任思侠）

第十四章

保护性约束技术

一、准备

护士:仪表端庄、服装整洁、佩戴胸牌、洗手、戴口罩。

物品:根据使用的目的,选择,准备约束带、棉垫。

环境:整洁、舒适、安全、温暖。

患者:取舒适卧位。

向患者及家属解释使用约束带的目的和方法并取得同意后实施约束。

二、操作步骤

(1) 手腕及踝部约束:

① 用棉垫包裹手腕或踝部。

② 宽绷带打成双套结。

③ 将双套结套于手腕或踝部棉垫外。

④ 稍拉紧(使之不脱出,以不影响血液循环为宜)。

⑤ 将带子系于床缘上。

(2) 肩部约束:

① 将肩部约束带袖筒套在患者两侧肩上。

② 腋下衬棉垫。

③ 两袖筒上的细带在胸前打结固定。

④ 两条宽带系于床头(必要时枕头横立于床头)。

(3) 膝部约束:

① 患者两膝上衬垫棉垫。

② 将膝部约束带横放于两膝上,腘窝下垫两个棉垫。

③ 宽带下的两头带各自固定一侧膝关节。

④ 宽带两端系于床缘上。

(4) 操作后,妥善安置患者。

(5) 收拾用物。

(6) 洗手、记录、做好交班。

(7) 10 min 巡视患者察看腕、踝部皮肤。持续保护患者每 2~3 h 解松一次,并按摩局部。约束后,解开约束前向患者解释,提出鼓励要求。

三、思考题

保护性约束注意事项有哪些?

① 根据病情对患者实施保护性约束,如有创通气、各类插管、引流管,有精神、神志障碍,治疗不配合等。

② 对清醒患者需实施保护性约束时,应向患者讲清保护性约束的必要性,取得患者的配合。

③ 对昏迷或精神障碍患者,先向家属讲清必要性,取得家属的理解和配合后实施强制性约束,以保证患者的医疗安全。若家属不同意保护性约束则需要签字注明,由此发生的意外后果自负。

④ 注意做好约束处皮肤的护理,防止不必要的损伤。

四、评分标准

保护性约束术评分标准

项目	考核内容	分值	评分标准	扣分	得分
仪表	仪表端庄,衣帽整齐,服装整洁,挂牌上岗	10	一项不符合要求扣1分		
准备	洗手、戴口罩,用物准备齐全	10	缺一项扣1分		
评估	(1) 评估患者病情、意识状态 (2) 评估患者家属对使用保护器具的理解及合作程度	10	未评估扣1分		
操作程序	手腕及踝部约束: 用棉垫包裹手腕或踝部,宽绷带打成双套结,将双套结套于手腕或踝部棉垫外,稍拉紧,将带子系于床缘上	5	保护易脱出或影响血液循环扣2分		
	肩部约束:将肩部约束带袖筒套在患者两侧肩上,腋下衬棉垫,两袖筒上的细带在胸前打结固定,两条宽带系于床头	10	保护易脱出或影响血液循环扣2分		
	膝部约束:患者两膝上衬垫棉垫,将膝部约束带横放于两膝上,腘窝下垫2个棉垫,宽带下的两头带各自固定一侧膝关节,宽带两端系于床缘上	20	保护易脱出或影响血液循环扣2分		
	操作后,妥善安置患者,做好交班	10	一项不符合要求扣1分		
	收拾用物,洗手、记录	5	漏一项扣1分		
评价	动作熟练、轻稳、爱护体贴患者	10	一项不符合要求扣1分		
提问	保护性约束注意事项有哪些	10	缺一条扣1分		
时间	全程5 min		每超30 s扣1分		
总分		100			

(杨　萍)

第十五章

换 药 术
（气管切开换药）

一、准备

护士：仪表端庄、服装整洁、佩戴胸牌、洗手，戴口罩。

物品：一次性方纱一块，一次性剪口纱布一块、消毒液、棉签、换药包，一次性手套，0.9%生理盐水棉球，方巾，胶条。

环境：安静、清洁。

二、操作步骤

(1) 推治疗车至患者床旁，向患者做好解释工作。

(2) 将方巾垫于患者颈、肩下（注意连同头、颈、肩一起托起）。

(3) 打开换药包，戴一次性手套，用镊子夹取 0.9%NS 棉球，湿润气管套管下垫纱布，取下已湿润纱布并脱去手套，用消毒液消毒气管套管外暴露部皮肤。

(4) 用镊子夹消毒棉球消毒气切周围皮肤，用 0.9%NS 棉球湿润气切造瘘口。

(5) 观察伤口生长情况及皮肤颜色，有炎症对症处理。

(6) 取出无菌剪口纱布，倒 Y 型从下分两侧穿过套管两边少许，再用镊子双侧同时将纱布拉平（动作轻柔、迅速，以减少刺激气管，减少咳嗽）。

(7) 胶条固定剪口纱布。

(8) 0.9%NS 湿纱布覆盖于套管口。

(9) 保持呼吸道通畅，必要时吸痰。

(10) 撤出方巾，安置患者，整理用物。

三、思考题

(1) 气管切开换药的目的是什么？

① 检查、观察伤口恢复情况。

② 使创面清洁，清除造瘘口周围的分泌物，减少细菌及分泌物的刺激。

③ 促进创面愈合，使患者舒适。

(2) 气管切开换药注意事项有哪些？

① 注意无菌操作，接触患者的止血钳不可直接夹取消毒棉球。

② 消毒过程中每块酒精棉球只用于消毒一次，不可反复消毒。

③ 观察污染纱布及伤口分泌物的颜色、性质。若有异常应及时送检做分泌物培养及药敏试验。

④ 绿脓感染伤口者最后给予换药,并将换药包双蒸处理。

四、评分标准

换药术评分标准

项目	考核内容	分值	评分标准	扣分	得分
仪表	仪表端庄,衣帽整齐,服装整洁,挂牌上岗	10	一项不符合要求扣1分		
准备	(1) 换药包、线剪、生理盐水、碘伏棉球、75%酒精、胶布、必要时备绷带 (2) 向患者说明目的及可能引起的感觉取得合作 (3) 多个患者换药时先换清洁伤口,后换感染伤口 (4) 术者洗手(六部洗手法)、戴口罩	10	物品缺一件,未向患者说明目的或一项不符合要求扣1分		
评估	评估患者病情、创口有无出血,皮下气肿及感染	10	未评估或评估不全扣1分		
操作程序	(1) 取适当体位,取下伤口原有的敷料,外层敷料可用手取下,内层敷料应用镊子除去 (2) 创面清洁,消毒的处理原则 　① 对清洁伤口先用0.5%碘伏棉球由里向外消毒3~5 cm 　② 对感染伤口则用0.5%碘伏棉球由外向里消毒皮肤,继之用生理盐水小棉球清除创面脓液,最后用0.5%碘伏棉球消毒伤口周围皮肤,伤口处理完后用纱布覆盖,并用胶布固定 (3) 更换下来的敷料集中放于弯盘内,倒入污桶,术后用物处理(医疗废物处理)	50	取卧位不正确,消毒不规范,整理用物不及时或一项不符合要求各扣1分		
评价	(1) 开包、取戴手套方法正确 (2) 无菌观念强	10	开包、取戴手套方法不正确及无菌观念不强各扣1分		
提问	气管切开换药的目的及注意事项有哪些	10	缺一条扣1分		
时间	全程10 min		每超1 min扣1分		
总分		100			

(李晓慧)

第十六章

穿 刺 术

第一节　静脉穿刺采血

一、准备

目的:静脉血标本采集。

物品准备:治疗盘内:碘伏、棉签、止血带、治疗巾、5~10 ml 注射器 2 具、标本瓶、试管架、检验单、消毒液。

二、操作步骤

(1) 评估患者病情,观察局部皮肤,血管情况。

(2) 查对床号、姓名、医嘱、检验单。

(3) 协助患者取卧位。

(4) 露出患者手臂,下垫治疗巾,选择静脉扎止血带、消毒穿刺,抽血至需要量。

(5) 松开止血带,按压穿刺点,迅速拔出针头。

(6) 将血液注入标本瓶,避免震荡溶血,立即送验。

(7) 整理用物,洗手。

三、注意事项

(1) 严格执行查对制度和无菌技术操作规程。

(2) 采血方法、量及时间要正确。

(3) 不宜在输液、输血的手背上采血。

四、评分标准

静脉穿刺采血评分标准

项目	考核内容	分值	评分标准	扣分	得分
仪表	仪表端庄,态度和蔼,洗手、戴口罩,严格无菌操作	10	衣帽不洁扣 1 分,无菌原则不强扣 1 分		

（续表）

项目	考核内容	分值	评分标准	扣分	得分
准备	（1）环境清洁舒适,光线明亮 （2）物品齐全,治疗盘、弯盘、消毒液、棉签、压脉带、注射器、标本瓶2个、酒精灯、火柴	10	环境不符合要求或物品准备缺一项扣1分		
评估	（1）查对患者、自我介绍,解释采集血样方法指导其配合 （2）了解患者病情,观察局部皮肤、血管状况,取平卧或坐卧	10	未查对、未解释、未观察局部情况或卧位不正确各扣1分		
操作程序	核对医嘱,核对患者、检查单及检查项目	5	缺一项扣1分		
	检查无菌物品及容器,选择合适的静脉	10	缺一项或一项不符合要求扣1分		
	皮肤消毒方法正确,穿刺进针角度深度合适,穿刺一针见血,采血量正确,拔针方法正确	20	消毒方法不规范及进针角度不合适扣1分,穿刺不成功及采血量不准确扣2分		
	安置患者舒适卧位,将标本连同化验单及时送检	10	未摆体位扣1分,其余一项不符合要求扣1分		
	操作结束洗手,准确记录	5	缺一项扣1分		
评价	（1）收集处理血标本方法正确,不污染,血标本标记清楚 （2）处理用物方法正确	10	收集标本手法不正确扣1分,污染一处扣2分		
提问	静脉穿刺采血注意事项有哪些	10	回答不完整扣1分		
时间	全程5 min		每超30 s扣1分		
合计		100			

第二节 静脉穿刺套管针留置技术

一、评估

（1）了解患者年龄、病情、意识状态,体位变化。

（2）了解患者自理能力及合作的程度。

（3）了解患者的皮肤状况及浅静脉情况。

（4）了解患者的语言表达能力,与患者交流内容、语言要适当。

二、准备

护士:仪表端庄、服装整洁、佩戴胸卡;核对医嘱,检查输液瓶有无裂痕、输液器、套管针是否完好,有无过期,写输液卡,注明药名、剂量,两人核对后签字。

物品:治疗盘、止血带、输液贴、套管针、肝素帽、皮肤膜、必要时备小夹板、绷带(对于不合作的患者)、消毒液、棉签。

环境:病房安静、整洁、舒适、保暖。

患者:心情平静,取卧位或坐位。

血管的选择:多选择四肢血管,如大隐静脉、手背经脉、贵要静脉、肘正中静脉,尽量使其充盈易见,必要时也可选择颈外静脉。

三、操作步骤

(1) 输液前协助患者采取舒适的卧位或坐位,嘱患者排空膀胱。

(2) 向患者讲解套管针用于输液治疗,即可保护血管、减轻反复穿刺的痛苦,又可保持静脉通畅,便于用药和抢救。

(3) 将输液架、治疗盘拿到患者床旁,核对患者床号、姓名,并铺输液器袋于穿刺部位下,严格无菌技术操作。

(4) 扎止血带,选择静脉(选择柔软富有弹性并走行较直的血管,避免上方有静脉瓣的血管)松开止血带。

(5) 打开套管针包装,将头皮针刺入肝素帽内与套管针连接备用,消毒局部皮肤(直径大于 5 cm),扎止血带,再次消毒皮肤,嘱患者握拳,使静脉充盈。

(6) 排气后,旋转松动外管套(以消除套管与针芯的粘连)。

(7) 左手绷紧皮肤,右手拇指与食指握住套管针回血腔两侧,稳定穿刺手势。

(8) 以 15°~30°角进行穿刺,回血后,降低穿刺角度推进少许,将针芯退入外套管内,松开止血带,让患者松拳,借助针芯将外套管送入血管内,确定无误后将针芯拔出放入污物碗内,用无菌透明敷料固定,并注明日期、时间、操作者。

(9) 调节输液速度(根据患者年龄、病情、药物的性质和医嘱调节,成人 60~80 滴/分)。

(10) 在输液巡回单上注明操作时间、操作者姓名、液体滴速,并请患者或家属签字。

(11) 穿刺完毕,把患者衣袖拉下,盖好被子,告诉患者局部不要揉搓。

(12) 整理治疗盘用物,把呼叫器放于患者易取到处。

(13) 告诉患者,护士随时巡视套管针及输液情况,如有问题呼叫护士。

(14) 封管:用生理盐水或肝素盐水(2~5 ml)封管(边推边退)。肝素浓度(每毫升生理盐水含 10~100 U 肝素钠)。

(15) 通管:以消毒肝素帽胶塞,可先用生理盐水或肝素盐水抽吸套管针腔见回血后将输液器接上。

四、评分标准

静脉穿刺留置评分标准

项目	考核内容	分值	评分标准	扣分	得分
仪表	仪表端庄,衣帽整齐,服装整洁,挂牌上岗	10	一项不符合要求扣1分		
准备	洗手、戴口罩,用物准备齐全	10	缺一项扣1分		

（续表）

项目	考核内容	分值	评分标准	扣分	得分
评估	评估患者病情及合作程度	10	未评估扣1分		
操作程序	协助患者采取卧位嘱患者排空膀胱,向患者说明目的	5	未向患者说明目的扣1分		
	将用物携至床旁,核对患者床号、姓名,选择静脉扎止血带	10	未核对或一项不符合要求扣1分		
	左手绷紧皮肤,右手拇指与食指握住套管针,以15°～30°角进行穿刺,回血后,降低穿刺角度推进少许,将针芯退入外套管内,松开止血带	20	操作方法不正确或一项不符合要求各扣1分		
	调节输液速度,一般成人60～80滴/分,在输液巡回单上注明操作时间、操作者姓名、液体滴速	10	未调节输液速度或一项不符合要求或漏一项扣1分		
	整理用物,把呼叫器放于易取到处,告诉患者如有问题呼叫护士	5	一项不符合要求扣1分		
评价	动作熟练、轻稳,爱护体贴患者	10	一项不符合要求扣1分		
提问	简述静脉穿刺留置血管的选择	10	回答不完整扣1分		
时间	全程8 min		每超30 s扣1分		
总分		100			

第三节 胸 腔 穿 刺

一、评估

（1）了解患者病情,意识状态。

（2）了解患者对穿刺目的、方法的认识水平。

（3）了解患者的心理反应及合作程度。

二、准备

仪表:仪表端庄、服装整洁、佩戴胸卡、洗手,戴口罩。

物品:注射盘、注射器、穿刺针、血管钳、药液、消毒液、棉签、治疗巾、无菌手套、洞巾、1%～2%普鲁卡因。

环境:清洁、舒适。

患者:坐位或半卧位。

三、操作步骤

（1）携用物至床旁,核对后向患者解释。

（2）体位：患者多取坐位。面向椅背，两手交叉抱臂，置于椅背，头枕臂上，使肋间隙增宽；不能坐起者，可采取半卧位，举起患侧上臂。

（3）穿刺部位：选择叩诊实音、呼吸音消失的部位作为穿刺点，一般常选腋后线与肩胛下角线之间第7～9肋间；或采用超声波检查所定之点。

（4）穿刺部位常规消毒，术者戴无菌手套，铺洞巾，用1％～2％普鲁卡因麻醉。

（5）检查穿刺针是否通畅，与穿刺针连结的乳胶管先用血管钳夹住，准备穿刺。

（6）术者左手固定穿刺点皮肤，右手持穿刺针沿肋骨上缘缓慢刺入至阻力突然消失，将注射器接上，松开血管钳，抽吸胸液，助手协助用血管钳固定穿刺针，并配合松开或夹紧乳胶管。

（7）注意事项：

① 抽吸液体时不可过快、过多，第一次抽吸液量不超过 700 ml，以后每次一般不超过 1 000 ml。

② 局部麻醉应充分，固定好穿刺针，避免刺破肺组织。夹紧乳胶管避免气体进入胸腔。

③ 穿刺过程中患者出现头晕、面色苍白、出汗、心悸、气短时，立即停止操作并给予适当处理。

④ 抽液后患者应卧床休息，必要时复查胸透，观察有无气胸并发症。

（8）穿刺毕，拔出针头，覆盖无菌纱布，若穿刺孔有液体渗出，可涂火棉胶封闭创口，然后用多头胸腹带包扎。

（9）整理用物，观察患者的反应。

四、评分标准

胸腔穿刺评分标准

项目	考核内容	分值	评分标准	扣分	得分
仪表	仪表端庄，衣帽整齐，服装整洁	10	衣帽不整齐或服装不洁各扣1分		
准备	胸穿包、无菌手套、无菌试管、碘伏、75％酒精、棉签、胶布、治疗盘、2％利多卡因、5 ml、50 ml注射器	10	物品缺一项或一项不符合要求扣1分		
评估	了解患者病情，向患者说明目的及可能引起的感觉取得合作	10	未评估，未解释各扣1分		
操作程序	核对患者床号、姓名、性别、年龄，嘱患者排空尿液，以免刺伤膀胱	5	查对缺一项扣1分		
	患者取坐位，面向椅背，双手前臂平放于椅背上，前额伏于前臂上，不能起床者，可取卧位，患侧前臂置于枕部	10	取卧位不正确扣1分		
	穿刺点选择： 胸腔穿刺抽液：先进行胸部叩诊，选择实音明显的部位进行穿刺，穿刺点可用甲紫在皮肤上作标记。常选择①肩胛下角线7～9肋间；②腋后线7～8肋间；③腋中线6～7肋间；④腋前线5～6肋间	15	穿刺点选择不正确或一项不符合要求扣1分		

（续表）

项目	考核内容	分值	评分标准	扣分	得分
操作程序	消毒:分别用碘酒、乙醇在穿刺点部位,自内向外进行皮肤消毒,消毒范围直径约 15 cm。解开穿刺包,戴无菌手套,检查穿刺包内器械,注意穿刺针是否通畅,铺盖消毒洞巾	10	消毒不规范或无菌观念不强扣 1 分		
	穿刺:先用止血钳夹住穿刺针后的橡皮胶管,以左手固定穿刺部位局部皮肤,右手持穿刺针(用无菌纱布包裹),沿麻醉部位经肋骨上缘垂直缓慢刺入,当针锋抵抗感突然消失后表示针尖已进入胸膜腔,接上 50 ml 注射器,由助手松开止血钳,助手同时用止血钳协助固定穿刺针。抽吸胸腔液体,注射器抽满后,助手用止血钳夹紧胶管,取下注射器,将液体注入盛器中,记载并送化验检查,抽液量首次不超过 600 ml,后每次不超过 1 000 ml,抽液完毕后拔出穿刺针,覆盖无菌纱布,稍用力压迫穿刺部位,以胶布固定,让患者静卧休息	5	穿刺方法不正确或有污染扣 2 分		
	整理用物,填写检查单并送检,术后用物处理(医疗废物处理)	5	整理用物不及时扣 1 分		
评价	(1) 开包、取戴手套方法正确 (2) 无菌观念强	10	开包、取戴手套不正确或无菌观念不强各扣 2 分		
提问	胸腔穿刺注意事项有哪些	10	漏一条扣 1 分		
时间	全程 10 min		每超 1 min 扣 1 分		
总分		100			

第四节　腹腔穿刺

一、评估

(1) 了解患者病情,意识状态。

(2) 了解患者对穿刺目的、方法的认识水平。

(3) 了解患者的心理反应及合作程度。

二、准备

仪表:仪表端庄、服装整洁、佩戴胸卡、洗手,戴口罩。

物品:注射盘、注射器、穿刺针、血管钳、消毒液、棉签、治疗巾、无菌手套、洞巾、1%～2%普鲁卡因。

环境:清洁、舒适。

三、操作步骤

(1) 体位:患者可坐在靠背椅上,衰弱者可取其他适当体位如半卧位、平卧位或侧卧位。

(2) 穿刺部位:

① 左下腹脐与髂前上棘连线中、外 1/3 交点,此处不易损伤腹壁动脉。

② 脐与耻骨联合连线中点上方 1.0 cm、偏左或偏右 1.5 cm 处,此处无重要器官且易愈合。

③ 侧卧位,在脐水平线与腋前线或腋中线相交处,此处常用于诊断性穿刺。

④ 少量积液,尤其有包裹性分隔时,须在 B 超指导下定位穿刺。

(3) 穿刺部位常规消毒,术者戴无菌手套,铺洞巾,用 1‰～2% 普鲁卡因逐层麻醉至腹膜臂壁层,当针尖有落空感并回抽有腹水时拔出针头。

(4) 检查腹腔穿刺针是否通畅,连接乳胶管,以血管钳夹紧,从穿刺点进针,有落空感时即达腹腔(一般仅 1.5～2.0 cm),放开血管钳腹水即可流出。若系诊断性穿刺,抽出少量腹水作检查之用即可拔出;若为治疗放液,一般最多不超过 5 000 ml,放液速度不可过快。

(5) 放液完毕,拔出针头,覆盖无菌纱布,测腹围,若穿刺孔有腹液渗出,可涂火棉胶封闭创口,然后用多头腹带包扎。

四、评分标准

腹腔穿刺评分标准

项目	考核内容	分值	评分标准	扣分	得分
仪表	仪表端庄,衣帽整齐,服装整洁	10	衣帽不整齐或服装不洁各扣 1 分		
准备	腹穿包、无菌手套、无菌试管、腹带、0.5% 碘伏、75% 酒精、棉签、胶布、2% 利多卡因,5 ml、50 ml 注射器	10	物品缺一项或一项不符合要求扣 1 分		
评估	了解患者病情,向患者说明目的及可能引起的感觉取得合作	10	未评估,未解释各扣 1 分		
操作程序	(1) 操作者按六步洗手法洗手、戴口罩,打开无菌包,戴手套	5	缺一项扣 1 分		
	(2) 取平卧位或斜坡卧位;腹水量少者,可取侧卧位。如放腹水,背部先垫好腹带	10	取卧位不正确扣 1 分		
	(3) 穿刺点选择 ①脐与髂前上棘连线中、外 1/3 交界点;②脐与耻骨联合中线的中点上方 1 cm,偏左或右 1～1.5 cm 处,行诊断性腹腔灌洗术,在连线中点;③脐水平线与腋前线或腋中线交点,此处较安全,也适于腹内液体较少时的诊断性穿刺	10	穿刺点选择不正确或一项不符合要求扣 1 分		

（续表）

项目	考核内容	分值	评分标准	扣分	得分
操作程序	（4）常规消毒局部皮肤、铺巾局部，麻醉	5	消毒不规范或无菌观念不强扣1分		
	（5）术者左手固定穿刺部位皮肤，右手持针经麻醉处垂直刺入腹壁，至突破感后，连接注射器抽取腹水5～10 ml，送化验（无菌操作）抽液毕拔出针，针眼涂上3%碘酒并盖纱布稍用力压迫片刻，胶布固定	15	穿刺方法不正确或有污染扣2分		
	（6）整理用物，填写检查单并送检。术后用物处理（医疗废物处理）	5	整理用物不及时扣1分		
评价	（1）开包、取戴手套方法正确 （2）无菌观念强	10	开包、戴手套方法不正确或无菌观念不强扣2分		
提问	如何选取腹腔穿刺部位	10	漏一条扣1分		
时间	全程10 min		每超1 min扣1分		
总分		100			

第五节 腰椎腔穿刺

一、评估

（1）了解患者病情，意识状态。

（2）了解患者对穿刺操作的情绪反应。

（3）患者是否合作。

二、准备

仪表：仪表端庄、服装整洁、佩戴胸卡、洗手，戴口罩。

物品：注射盘、注射器、穿刺针、测压管、标本瓶、药液、消毒液、棉签、治疗巾、无菌手套、洞巾、1%～2%普鲁卡因。

环境：清洁、舒适。

三、操作步骤

（1）嘱患者侧卧于硬板床上，背部与床面垂直，头向前胸部屈曲，两手抱膝紧贴腹部，使躯干呈弓形；或由助手在术者对面用一手抱住患者头部，另一手挽住双下肢腘窝处并用力抱紧，使脊柱尽量后凸以增宽椎间隙，便于进针。

（2）确定穿刺点，以髂后上棘连线与后正中线的交会处为穿刺点，一般取第3～4腰椎棘突间隙，有时也可在上一或下一腰椎间隙进行。

（3）常规消毒皮肤后戴无菌手套和盖洞巾，用2%利多卡因自皮肤到椎间韧带作局部麻醉。

（4）术者用左手固定穿刺点皮肤，右手持穿刺针以垂直背部的方向缓慢刺入，成人进针深度约为4～6 cm，儿童则为2～4 cm。当针头穿过韧带与硬脑膜时，可感到阻力突然消失有落空感。此时可将针芯慢慢抽出（以防脑脊液迅速流出，造成脑疝），即可见脑脊液流出。

（5）放液前先接上测压管测量压力。

（6）撤去测压管，收集脑脊液2～5 ml送检；如需作培养时，应用无菌操作法留标本。

（7）术毕，将针芯插入后一起拔出穿刺针，覆盖消毒纱布，用胶布固定。

（8）术后患者去枕俯卧（如有困难则平卧）4～6 h，以免引起术后低颅压头痛。

（9）注意事项：

① 严格掌握禁忌证，凡疑有颅内压升高者必须先做眼底检查，如有明显视头水肿或有脑疝者，禁忌穿刺。凡患者处于休克、衰竭或濒危状态以及局部皮肤有炎症、颅后窝有占位性病变者均禁忌穿刺。

② 穿刺时患者如出现呼吸、脉搏、面色异常等症状时，应立即停止操作，并做相应处理。

③ 鞘内给药时，应先放出等量脑脊液，然后再等量置换性注入药液。

四、评分标准

腰椎穿刺术评分标准

项目	考核内容	分值	评分标准	扣分	得分
仪表	仪表端庄，衣帽整齐，服装整洁	10	衣帽服装不整洁扣1分		
准备	（1）器械:腰椎穿刺包、手套、闭式测压表或玻璃测压管、治疗盘（碘酒、乙醇、棉签、胶布、局部麻醉药）、需作培养者，准备培养基 （2）术者洗手（六部洗手法）、戴口罩	10	物品缺一项或一项不符合要求扣1分		
评估	了解患者病情，向患者说明目的及可能引起的感觉取得合作	10	未评估、未解释各扣1分		
操作程序	通常取弯腰侧卧位，背部和床面垂直，通常选腰3～4椎间隙，并做好标记	5	取卧位不正确扣1分		
	自中线向两侧常规皮肤消毒，打开穿刺包，戴无菌手套，并检查穿刺包内器械，铺无菌洞巾	10	消毒不规范扣1分		
	2%利多卡因局部麻醉，用20号穿刺针（小儿用21～22号）沿棘突方向缓慢刺入，进针过程中针尖遇到骨质时，应将针退至皮下待纠正角度后再进行穿刺。成人进针约4～6 cm（小儿约3～4 cm）时，即可穿破硬脊膜而达蛛膜网下腔，拔出针芯，可见脑脊液滴出，接测压管，让患者双腿慢慢伸直，记录脑脊液压力。缓慢放液（不超过2～3 ml）送化验检查	20	穿刺方法不正确或有污染扣2分		

（续表）

项目	考核内容	分值	评分标准	扣分	得分
操作程序	插入针芯拔出穿刺针。穿刺点碘酒消毒,敷以消毒纱布并用胶布固定,术后平卧4～6 h。伤口处理完后用纱布覆盖,并用胶布固定	10	一项不符合要求扣1分		
	更换下来的敷料集中放于弯盘内,倒入污桶,术后用物按医疗废物处理	5	整理用物不及时扣1分		
评价	（1）开包、取戴手套方法正确 （2）无菌观念强	10	开包戴手套方法不正确或无菌观念不强扣1分		
提问	腰椎腔穿刺注意事项有哪些	10	漏一条扣1分		
时间	全程10 min		每超1 min扣1分		
总分		100			

第六节　耻骨上膀胱穿刺

一、评估

耻骨上膀胱穿刺适用于急性尿潴留导尿术未成功而又急需排尿或送检尿标本者。

（1）患者的病情、生命体征、意识状态。

（2）了解膀胱充盈情况,有无情绪紧张。

（3）有无泌尿生殖系统手术。

（4）患者接受、合作程度。

二、准备

护士:仪表端庄、服装整洁、佩戴胸卡,洗手、戴口罩。

用物:治疗盘内备膀胱穿刺包(内有治疗巾1块,洞巾1块,无齿镊1把,止血钳1把,布巾钳2把,膀胱穿刺针1套或9号针头1枚,弯盘1个,药杯2个,5 ml及50 ml注射器各1副,6号、7号针各1枚,纱布3块,棉球数个),2%碘酒,70%酒精,持物钳,无菌手套,胶布,2%普鲁卡因2支,治疗巾,1 000 ml量杯,另备便盆。

穿刺部位:耻骨联合中点上1～2 cm处。

三、操作步骤

（1）备齐用物携至患者床旁,核对后向患者解释。

（2）术前做普鲁卡因试验。

（3）备齐用物携至床旁,屏风遮挡患者,并向其介绍膀胱穿刺的目的与方法,取得合作。

（4）叩诊证实膀胱充盈。洗手,戴口罩,打开膀胱穿刺包。

（5）协助患者解衣裤，露出穿刺部位。治疗巾垫于患者臀下。

（6）常规消毒穿刺部位皮肤，戴手套，铺洞巾，以布巾钳固定，行局部麻醉。

（7）穿刺针栓部接无菌橡皮管，并用止血钳夹紧橡皮管，左手拇、食指固定穿刺部位，右手持穿刺针垂直刺入膀胱腔，见尿后再进针 1～2 cm，然后在橡皮管末端套上 50 ml 注射器，松开止血钳，开始抽吸，满 50 ml 后夹管，将尿液注入量杯，如此反复操作。膀胱过度膨胀者，每次抽出尿液不得超过 1 000 ml，以免膀胱内压降低，而导致出血或休克的发生。必要时留标本送验。

（8）抽毕，用碘酒消毒穿刺点，盖以纱布，胶布固定，帮助患者卧床休息。

（9）整理床单位，清理用物，记录尿量及性质。

（10）调节室温与光线，在室内通风换气后，可酌情关闭门窗，拉好窗帘。

（11）处理护理后用具。

（12）环境：安静、整洁、保暖。

四、评分标准

耻骨上膀胱穿刺术评分标准

项目	考核内容	分值	评分标准	扣分	得分
仪表	仪表端庄，衣帽整齐，服装整洁，挂牌上岗	10	一项不符合要求扣 1 分		
准备	洗手、戴口罩，用物准备齐全	10	缺一项扣 1 分		
评估	评估患者病情及合作程度	10	未评估扣 1 分		
操作程序	备齐用物携至床旁，屏风遮挡患者，并向患者解释，取得合作	5	未用屏风遮挡患者及未向患者解释扣 1 分		
	消毒穿刺部位皮肤，穿刺针垂直刺入膀胱腔，见尿后再进针 1～2 cm，开始抽吸，满 50 ml 后夹管，将尿液注入量杯，如此反复操作	10	消毒穿刺方法不正确或一项不符合要求扣 1 分		
	一次抽出尿液不得超 1 000 ml，以免膀胱内压降低，而导致出血或休克的发生。必要时留标本送验	20	一次抽出尿液量超过 1 000 ml，或一项不符合要求扣 1 分		
	抽毕，用碘酒消毒穿刺点，盖以纱布，胶布固定，帮助患者卧床休息	10	漏一项扣 1 分		
	整理床单位，清理用物，记录尿量及性质，关闭门窗，拉好窗帘	5	漏一项扣 1 分		
评价	动作熟练、轻稳，爱护体贴患者	10	一项不符合要求扣 1 分		
提问	耻骨上膀胱穿刺部位如何选取	10	回答不完全扣 1 分		
时间	全程 10 min		每超过 1 min 扣 1 分		
总分		100			

（杨　会）

第十七章

吸痰法

第一节 电动吸引器吸痰法

一、准备

仪表：着装整洁、佩戴胸牌、洗手、戴口罩。

用物：电动吸引器一台、电插盘、治疗盘内放无菌持物钳、治疗碗2个、一碗盛生理盐水、一碗内置灭菌吸痰导管5～6根、纱布、压舌板、血管钳，用无菌治疗巾覆盖两碗。弯盘、消毒液。

二、操作步骤

(1) 备齐用物，携至床旁，查对患者，清醒患者解释操作目的，以取得合作。

(2) 电动吸引器置于床头桌旁，接通电源检查吸引器连接是否正确。

(3) 将患者头侧向护士（头稍后仰），将消毒瓶挂于吸痰器旁。

(4) 取无菌吸痰管与吸引器导管连接，检查导管是否通畅及吸力大小。

(5) 左手用压舌板帮助患者张口，右手以血管钳夹取吸痰管前端，先吸净口腔分泌物，然后将导管由口或鼻腔轻轻插入鼻咽部，边吸边旋转，吸净痰液，最后自鼻腔将导管插入气道，左右旋转，缓缓向外提出，反复抽吸，直至吸净痰液为止。每次更换吸引部位，均应更换导管，并冲净橡胶管内痰液后再行吸引，每次吸引不超过15 s，用后将导管放入盛有消毒液的小桶内。

(6) 吸痰毕，吸痰管的玻璃接头插入新洁尔灭液瓶内吸出少许液体使管腔通畅和干净，血管钳固定玻璃接头浸于消毒液中，关闭吸引器开关，拔除电源。

(7) 擦净口鼻分泌物，观察口腔黏膜有无损伤。

(8) 协助患者取舒适卧位，整理床单元及用物。

三、思考题

(1) 吸痰的目的是什么？

吸痰适用于危重、年老、昏迷及麻醉后等患者因咳嗽无力、咳嗽反射迟钝或会厌功能不全而导致痰液不能咳出或呕吐物误入气管等，为防止患者发生吸入性肺炎、呼吸困难、紫绀甚至窒息，必须及时吸出呼吸道的分泌物，保持呼吸道通畅。

(2) 电动吸引器吸痰法的注意事项有哪些？

① 使用前须检查吸引器及导管的性能，电源电压和吸引器电压是否一致，连接是否正确。

② 吸痰动作要轻柔,吸痰时上下抽动,以防损伤呼吸道黏膜。

③ 成人负压 0.04～0.08 MPa,小儿为 0.02～0.04 MPa。

④ 严格无菌操作,防止交叉感染。

⑤ 储液瓶内液体应及时倾倒,不可超过 3/4,以免液体流入马达损坏机器。

⑥ 对颅底骨折的患者禁忌由鼻腔插管吸痰。

⑦ 连续吸痰时间不得超过 3 min,一次吸引时间不应超过 15 s。

⑧ 吸痰器及导管一套用后,均应消毒后备用。

四、评分标准

电动吸引器吸痰评分标准

项目	考核内容	分值	评分标准	扣分	得分
仪表	仪表端庄,衣帽整齐,服装整洁,挂牌上岗	10	一项不符合要求扣1分		
准备	洗手、戴口罩,用物准备齐全	10	缺一项扣1分		
评估	向患者作好解释工作,评估患者病情	10	未解释或一项不符合要求扣1分		
操作程序	将用物携至患者床旁,查对床号、姓名,取卧位	5	未查对或一项不符合要求扣1分		
	接通电源,打开开关,调节负压	10	一项不符合要求扣1分		
	固定橡皮管,连接鼻导管试吸插入,吸痰,上下提擦,注意观察患者反应	20	操作方法不正确或一项不符合要求扣1分		
	吸痰毕冲洗橡皮管分开,消毒	10	一项不符合要求扣1分		
	整理用物归位,处理污物,消毒、洗手、记录	5	一项不符合要求扣1分		
评价	动作熟练、轻稳,手法正确	10	一项不符合要求扣1分		
提问	吸痰的目的及注意事项有哪些	10	漏一条扣1分		
时间	全程 5 min		每超 30 s 扣1分		
总分		100			

第二节　气管插管(切开)吸痰法

一、评估

(1) 了解患者生命体征及病情。

① 生命体征:呼吸、血压、心率、血氧饱和度和血气分析值等。

听诊:痰鸣音。

视诊:指端甲床及口唇颜色。

② 病情:患者诊断,手术,治疗,X 线光片。

③ 患者一般情况:意识,体位。

(2) 了解患者排痰情况:

① 患者痰液黏稠度。

② 患者有无咳痰能力。

③ 患者血氧饱和度下降程度。

(3) 了解患者合作程度:有意识的患者是否有紧张,害怕等情绪反应。

(4) 了解患者体位是否有利于痰液的咳出或吸出。

(5) 了解呼吸机参数设定。

① 每分通气量报警:正常成人男 6~8 L/min,女 5~6 L/min。如小于 4 L/min 为通气不足,则提示应吸痰。

② 潮气量:正常值应为患者公斤体重×10,潮气量增大一般为气道阻力增加,提示应吸痰。

③ 气道高压报警:a. 痰量多且黏稠堵塞气管;b. 气道痉挛。

④ 氧浓度:大于 35%,小于 60%。

二、准备

护士:仪表端庄、服装整洁、佩戴胸卡。洗手,戴口罩。

环境:病房内安静,充足照明,保暖,清洁(紫外线每日消毒两次,每周空气培养一次)。

物品:负压吸引器,一次性吸痰管、吸引器、治疗盘、治疗巾、手套、无菌生理盐水、无菌弯盘、注射器、稀释痰液的药液、听诊器、无菌棉签、碘伏、笔、记录单。

患者:患者充足供氧。

三、操作步骤

(1) 连接电源,检查吸引器,检查管道有无漏气,调节负压 0.02 Mpa(150 mmHg)。

(2) 向患者解释,摆好体位(为去枕平卧位或 30°半卧位)。

(3) 吸痰前,将呼吸机的吸入氧浓度调至 100%,或增大氧气吸入量至 10 L/min,2 min 后待血氧饱和度升至 96% 以上。

(4) 戴手套,关闭负压,将吸引器与吸痰管连接,连接吸痰管试吸一次。将呼吸机与气管插管处打开,用秃头注射器直接向气管内导管注入生理盐水,每次用量 5~10 ml,或者根据医嘱给予药物。无菌盐水开启后注明开启时间 24 h 后过期。用镊子将吸痰管迅速并轻轻送入气道内,直到遇到阻力再退出 0.5 cm。

(5) 开启负压,边旋转边吸引,吸净痰液,慢慢拔出吸痰管,每次吸引时间不超过 15 s。吸痰间隔将呼吸机与气管插管处连接好,没有气道低压报警提示不漏气。每吸痰一次后,将吸痰管扔至黄色污物袋内。如需再次吸痰,应重新换取吸痰管。吸痰后,用无菌盐水冲洗吸痰管道。

(6) 吸痰后将气管套管处与呼吸机连接好。1~2 min,待血氧饱和度升至正常水平大于 96% 后,再将氧浓度调至原来水平。

(7) 用听诊器听患者双侧肺部有无痰鸣音,如有痰鸣音应继续吸痰。

(8) 检查呼吸机与气管插管连接是否紧密,以防脱落。呼吸机工作正常,无参数的改变。

(9) 安慰患者,并观察患者生命体征变化及患者感受,观察患者是否舒适,有无憋气、发绀、呼吸困难的症状,为患者摆好舒适卧位。

(10) 将一次性吸痰管、手套纱布等扔至黄色污染口袋里。

(11) 记录痰量、颜色、性质。

(12) 吸引器连接管盘好备用,关闭吸引器开关。

(13) 经气管插管(切开)吸痰的注意事项:

① 动作应轻柔、准确、快速,每次吸痰时间不超过 15 s。连续吸痰时间不得超过 3 次,吸痰间隔予以纯氧吸入。

② 注意吸痰管插入是否顺利,遇到阻力时应分析原因,不可粗暴盲插。

③ 痰管最大外径不能超过气管导管内径的 1/2,负压不可过大,进吸痰管时不可给予负压,以免损伤患者气道。

④ 注意保持呼吸机接头不被污染,戴无菌手套持吸痰管的手不被污染。

⑤ 冲洗水瓶应注明吸引气管插管、口鼻腔之用,不能混用。

⑥ 吸痰过程中应当密切观察患者的病情变化,如有心率、血压、呼吸、血氧饱和度的明显改变,应当立即停止吸痰,立即接呼吸机通气并给予纯氧吸入。

四、评分标准

气管插管(切开)吸痰评分标准

项目	考核内容	分值	评分标准	扣分	得分
仪表	仪表端庄,衣帽整洁,个人防护到位	10	衣帽不整洁,防护不到位各扣 1 分		
准备	洗手,戴口罩,着防护服,戴眼罩或面罩,戴手套	10	缺一项扣 1 分		
评估	了解患者生命体征及病情,评估患者痰液情况	10	一项不符合要求扣 1 分,未评估全扣		
操作程序	备齐用物,对清醒患者应做好解释工作,语言规范,态度和蔼	5	物品缺一项或一项不符合要求扣 1 分,未解释扣 1 分		
	调节负压适宜,加大氧浓度及流量,连接吸痰管的方法正确	10	负压调节不正确扣 1 分,未调氧流量扣 2 分		
	松解呼吸机与气管插管/(气管切开)管道连接方法正确	20	连接方法不正确扣 1 分,污染吸痰管扣 2 分		
	吸痰操作的方法规范,密切观察病情变化及痰液情况,吸痰结束后,呼吸机连接管和气管插管处理方法正确,血氧饱和度正常后,将氧浓度流量调至原来水平	10	吸痰操作不规范,不注意观察病情或一项不符合要求扣 1 分		
	及时清理留在患者面部的污物 脱手套、洗手,记录观察情况,执行签字	5	清理用物不及时扣 1 分。未观察患者扣 2 分		

（续表）

项目	考核内容	分值	评分标准	扣分	得分
评价	判断准确,操作柔和,防护得当,掌握无菌原则		一项不符合要求扣1分		
	处理痰液及用物正确		处理痰液不正确扣2分		
提问	气管插管(切开)吸痰的注意事项有哪些	10	漏一条扣1分		
时间	全程 13 min		每超 1 min 扣 1 分		
合计		100			

（胡化侠）

第十八章

吸 氧 法

第一节 氧气吸入(鼻导管法)

一、准备

仪表:着装整洁、佩戴胸牌、洗手、戴口罩。

用物:治疗盘内放治疗碗 2 个(一碗放鼻导管 1～2 根、纱布、镊子,另一碗放凉开水),胶布、棉签、别针、弯盘、氧气表、橡皮管、湿化瓶、用氧记录卡、扳手,另备氧气筒,挂四防牌。

二、操作步骤

(1) 备齐用物,携至患者床旁,查对床号、姓名,说明目的,撕胶布置盘边。

(2) 吹尘,装表,连接湿化瓶,检查小开关是否关闭,开总开关,开小开关,检查氧气装置是否通畅,有无漏气,关小开关,备用。

(3) 清洁鼻孔,连接鼻导管,检查氧气管是否通畅调节氧流量,湿润导管,测量鼻导管长度,用镊子持鼻导管插入鼻孔,约自鼻尖至耳垂的 2/3 长度。

(4) 如无呛咳,用胶布固定于鼻翼两侧及面颊部。

(5) 用别针固定输氧管道于肩部衣服或床基单上。

(6) 记录用氧时间及流量。

(7) 停用氧气,拔出鼻导管,擦鼻腔周围及上唇,先关流量表,再关总开关,重开流量表,放余气关好。

(8) 记录停氧时间。

(9) 卸表。

(10) 整理用物及病床单元。

三、思考题

(1) 氧气吸入适应证有哪些?

血气分析检查是用氧的指标,当患者的动脉血氧分压低于 6.6 kPa 时(正常值 10.6～13.3 kPa,6.6 kPa 为最低限值),则应给予吸氧。

① 肺活量减少,因呼吸系统疾患而影响肺活量者,如哮喘、支气管肺炎或气胸等。

② 心肺功能不全,使肺部充血而致呼吸困难者,如心力衰竭时出现的呼吸困难。

③ 各种中毒引起的呼吸困难,使氧不能由毛细血管渗入组织而产生缺氧,如巴比妥类药

物中毒或一氧化碳中毒等。

④ 昏迷患者,如脑血管意外或颅脑损伤患者。

⑤ 其他,某些外科手术前后、大出血休克的患者以及分娩时产程过长或胎心音不良等。

(2) 氧气吸入的注意事项有哪些?

① 注意用氧安全,严格遵守操作规程,切实做好四防(防震、防火、防油、防热)。氧气筒应放在阴凉处,周围严禁放置烟火和易燃品,至少距火炉 5 m,暖气 1 m,以防引起燃烧。

② 使用氧气时,应先调节流量而后应用;停用时先拔出鼻导管,再关氧气开关;中途改变流量时,先将氧气和鼻导管分离,调节好流量再接上,以免一旦关错开关,大量氧气突然冲出损伤肺组织。

③ 用氧过程中应仔细观察患者脉搏、血压、精神状态、皮肤颜色、呼吸方式等反应及缺氧纠正情况,有无二氧化碳潴留现象。

④ 持续用氧须每日更换鼻导管 1~2 次,并由另一鼻孔插入。并及时清理鼻腔分泌物,防止鼻导管堵塞。

⑤ 筒装氧气不可全部用尽,压力降至 5 kg/cm² 时,勿继续再用,以免充气时发生爆炸危险。

⑥ 对未用或已用空的氧气筒,应分别悬挂满或空的标志,以便及时调换氧气筒,避免急用时搬错而影响抢救患者。

四、评分标准

氧气吸入评分标准

项目	考核内容	分值	评分标准	扣分	得分
仪表	仪表端庄,衣帽整齐,服装整洁	10	衣帽不整齐扣1分,服装不洁扣2分		
准备	洗手、戴口罩、物品齐全	10	一项不符合要求扣1分		
评估	评估患者病情,可能引起的感觉及合作情况	10	未评估扣1分		
操作程序	携用物至床旁,核对,向患者解释说明目的。撕胶布	5	未核对,未向患者解释扣1分		
	装表,连接湿化瓶及导管,打开总开关吹去灰尘	10	未吹灰,压力表安装未与地面垂直扣1分		
	检查吸氧管是否通畅,调节流量清洁鼻腔,测量插管长度,插管固定,记录	20	未调节流量,未测量插管长度及未插管固定,记录各扣1分		
	停止用氧,取下胶布,先拔管再关流量表开关,关总开关,放余气关好	10	先关流量表后拔管扣2分,余一项不符合要求扣1分		
	卸表,整理用物,记录	5	用物未归位扣1分		

（续表）

项目	考核内容	分值	评分标准	扣分	得分
评价	操作熟练,步骤正确,注意节力原理	10	一项不符合要求扣1分		
提问	氧气吸入适应证及注意事项有哪些	10	漏一条扣1分		
时间	全程5 min		每超过30 s扣1分		
总分		100			

第二节 中 心 供 氧

一、准备

仪表:着装整洁、佩戴胸牌、洗手、戴口罩。
用物:中心供氧装置一套、湿化瓶、弯盘2个、鼻导管2根、棉签、记录单。
评估:患者意识及缺氧程度,合作情况。

二、操作步骤

（1）备齐用物携至患者床旁,查对床号、姓名,解释。
（2）协助患者取舒适的体位,用湿棉棒清洁鼻孔。
（3）正确安装输氧装置,连接氧气导管。
（4）打开总开关及流量表开关,调节流量,连接鼻导管试吸,插管固定。
（5）调整患者舒适体位,整理病床单元,洗手,记录,告知患者注意事项。

三、思考题

吸氧的浓度换算公式是什么?
吸氧的浓度＝21＋4×氧流量(L/min)。

四、评分标准

中心供氧评分标准

项目	考核内容	分值	评分标准	扣分	得分
仪表	仪表端庄,衣帽整齐,服装整洁	10	衣帽不整齐扣1分,服装不洁扣2分		
准备	洗手、戴口罩、物品齐全	10	一项不符合要求扣1分		
评估	患者意识及缺氧程度,合作情况	10	未评估扣1分		

（续表）

项目	考核内容	分值	评分标准	扣分	得分
操作程序	（1）备齐用物携至患者床旁，查对床号、姓名，解释，撕胶布	5	未核对，未向患者解释扣1分		
	（2）协助患者取舒适的体位，用湿棉棒清洁鼻孔	10	一项不符合要求扣1分		
	（3）正确安装输氧装置，连接氧气导管，打开总开关及流量表开关，调节流量，连接鼻导管试吸，检查吸氧管是否通畅，测量插管长度，插管固定，记录	20	未调节流量，未测量插管长度及未插管固定，未记录，各扣1分		
	（4）停止用氧，取下胶布，先拔管再关流量表开关，关总开关，放余气关好	10	先关流量表后拔管扣2分，余一项不符合要求扣1分		
	（5）卸表，整理用物及病床单元，洗手，记录	5	一项不符合要求或用物未归原位扣1分		
评价	操作熟练，步骤正确，注意节力原理	10	一项不符合要求扣1分		
提问	吸氧的浓度换算公式是什么	10	回答不正确扣1分		
时间	全程5 min		每超过30 s扣1分		
总分		100			

（赵玲利）

第十九章

洗 胃 术

洗胃术是指将一定成分的液体灌入胃腔内,混和胃内容物后再抽出,如此反复多次。其目的是为了清除胃内未被吸收的毒物或清洁胃腔,为胃部手术、检查作准备。对于急性中毒如吞服有机磷、无机磷、生物碱、巴比要类药物等,洗胃是一项极其重要的抢救措施。洗胃术有催吐洗胃术、胃管洗胃术、自动洗胃机洗胃术 3 种。这里重点介绍前两种洗胃方法。

第一节 催 吐 洗 胃 术

呕吐是人体排除胃内毒物的本能自卫反应,因催吐洗胃术简便易行,对于服毒物不久,且意识清醒的急性中毒患者(除外服腐蚀性毒物、石油制品及食道静脉曲张、上消化道出血等)是一种现场抢救有效的自救、互救措施。

一、准备

仪表:着装整洁、佩戴胸牌、洗手、戴口罩。

用物:棉签或压舌板、量杯内盛有洗胃液,洗胃后如需灌入药物应做好准备。

二、操作步骤

(1) 详细询问现病史,全面复习病历,认真确定适应证,特别要注意有无消化道溃疡、食管阻塞、食管静脉曲张、胃癌等病史。

(2) 做好患者思想工作,具体说明要求和方法,以取得配合,有利于操作顺利进行。

(3) 患者清醒可先用棉签或压舌板刺激咽喉催吐,以减轻洗胃的困难及并发症。

(4) 患者取坐位,频繁口服大量洗胃液约 400~700 ml,至患者感胀饱为度。

(5) 随即取压舌板(均用纱布包裹)或棉签,刺激患者咽后壁,即可引起反射性呕吐,排出洗胃液或胃内容物。如此反复多次,直至排出的洗胃液清晰无味为止。

三、思考题

催吐洗胃的注意事项有哪些?

① 催吐洗胃后,要立即送往附近大医院,酌情施行插胃管洗胃术。

② 催吐洗胃要当心误吸,因剧烈呕吐可能诱发急性上消化道出血。

③ 要注意饮入量与吐出量大致相等。

四、评分标准

催吐术评分标准

项目	考核内容	分值	评分标准	扣分	得分
仪表	仪表端庄,衣帽整齐,服装整洁	10	衣帽不整齐扣1分,服装不洁扣2分		
准备	洗手、戴口罩、物品齐全	10	一项不符合要求扣1分		
评估	了解患者病情,可能引起的感觉及合作情况	10	未评估扣1分		
操作程序	协助患者坐位,向患者解释说明目的	5	未向患者解释扣1分		
	用棉签或压舌板刺激咽喉催吐,协助患者口服洗胃液,每次约400~500 ml,至患者感胀饱为度	10	口服洗胃液过多或过少扣1分		
	取压舌板(均用纱布包裹)或棉签,刺激患者咽后壁,即可引起反射性呕吐,排出洗胃液或胃内容物	20	压舌板未用纱布包裹或一项不符合要求扣1分		
	反复多次刺激、饮液,直至排出的洗胃液清晰无味为止	10	刺激、饮液次数过少或洗胃不彻底扣1分		
	整理用物,记录	5	用物未归位扣1分		
评价	操作熟练,步骤正确,注意节力原理	10	一项不符合要求扣1分		
提问	催吐洗胃的注意事项有哪些	10	漏一条扣1分		
时间	15 min		每超过1 min扣1分		
总分		100			

第二节 胃管洗胃术

胃管洗胃术就是将胃管从鼻腔或口腔插入经食管到达胃内,先吸出毒物后注入洗胃液,并将胃内容物排出,以达到消除毒物的目的。口服毒物的患者有条件时应尽早插胃管洗胃,不要受时间限制。对服大量毒物在4~6 h之内者,因排毒效果好且并发症较少,故应首选此种洗胃方法。有人主张即使服毒超过6 h也要洗胃。

一、准备

仪表:着装整洁、佩戴胸牌、洗手、戴口罩。

用物:治疗盘内各有漏斗形洗胃管、镊子、石蜡油、纱布、弯盘、棉签、压舌板、开口器、1%麻黄碱滴鼻液、听诊器等,量杯内盛有洗胃液。

二、操作步骤

(1)患者取坐位或半坐位,中毒较重者取左侧卧位。胸前垫以防水布,有活动假牙应取下,盛水桶放于患者头部床下,弯盘放于患者的口角处。

(2) 将消毒的胃管前端涂石蜡油后左手用纱布捏着胃管,右手用纱布裹住胃管 5～6 cm 处,自鼻腔或口腔缓缓插入。当胃管插入 10～15 cm(咽喉部)时,嘱患者做吞咽动作,轻轻将胃管推进。如患者呈昏迷状态,则应轻轻拾起其头部,使咽喉部弧度增大,轻快地把胃管插入。当插到 45 cm 左右时,胃管进入胃内(插入长度以 45～55 cm 为宜,约前额发际到剑突的距离)。

(3) 有意识障碍,则可用开口器撑开上下牙列,徐徐地送入胃管,切不可勉强用力。

(4) 在插入胃管过程中若遇患者剧烈呛咳、呼吸困难、面色发绀,应立即拔出胃管,休息片刻后再插,避免误入气管。

(5) 为证实胃管已进入胃内,可采用一边用注射器快速将空气注入胃管,一边用听诊器在胃部听到气泡响声,即可确定胃管已在胃腔内。

(6) 洗胃时,先将漏斗放置低于胃的位置,挤压橡皮球,抽尽胃内容物,必要时取标本送验。

(7) 再举漏斗高过头部 30～50 cm,每次将洗胃液慢慢倒入漏斗约 300～500 ml。当漏斗内尚余少量洗胃液时,迅速将漏斗降至低于胃的部位,并倒置于盛水桶,利用虹吸作用排出胃内灌洗液。若引流不畅时,再挤压橡皮球吸引,并再次高举漏斗注入溶液。这样反复灌洗,直至洗出液澄清无味为止。

(8) 洗胃完毕,然后反折胃管后迅速拔出,以防管内液体误入气管。

三、思考题

(1) 胃管洗胃适应证有哪些?

① 催吐洗胃法无效或有意识障碍、不合作者。

② 需留取胃液标本送毒物分析者应首选胃管洗胃术。

③ 凡口服毒物中毒、无禁忌证者均应采用胃管洗胃术。

(2) 胃管洗胃禁忌证有哪些?

① 强酸、强碱及其他对消化道有明显腐蚀作用的毒物中毒。

② 伴有上消化道出血、食管静脉曲张、主动脉瘤、严重心脏疾病等患者。

③ 中毒诱发惊厥未控制者。

④ 乙醇中毒,因呕吐反射亢进,插胃管时容易发生误吸,所以慎用胃管洗胃术。

四、评分标准

胃管洗胃评分标准

项目	考核内容	分值	评分标准	扣分	得分
仪表	仪表端庄,衣帽整齐,服装整洁	10	衣帽不整齐扣 1 分,服装不洁扣 2 分		
准备	洗手、戴口罩、物品齐全	10	一项不符合要求扣 1 分		
评估	了解患者病情,向清醒患者解释说明目的及可能引起的感觉,取得合作	10	未评估或未解释扣 1 分		

（续表）

项目	考核内容	分值	评分标准	扣分	得分
操作程序	携用物至床旁,协助患者取坐位或半坐位,中毒较重者取左侧卧位。胸前垫以防水布,有活动假牙应取下	5	取卧位不正确或一项不符合要求扣1分		
	滑润胃管前端自鼻腔或口腔缓缓插入,当胃管插入 10～15 cm(咽喉部)时,轻轻抬起其头部,使咽喉部弧度增大,轻快将胃管插入,长度以 45～55 cm 为宜	10	未滑润胃管前端及插入深度不正确或一项不符合要求各扣1分		
	证实胃管已进入胃内,可采用三种方法鉴别:一是抽吸胃液;二是用注射器注入空气;三是将胃管末端放在水中无溢泡,即可确定胃管已在胃腔内	20	未鉴别胃管进入胃内扣2分,或鉴别方法不正确扣1分		
	漏斗倒入洗胃液抬高,迅速将漏斗降至低于胃部,反复灌洗,直至洗出液澄清无味为止	10	操作方法不正确或一项不符合要求扣1分		
	洗胃完毕,然后反折胃管后迅速拔出,整理用物,记录	5	胃管未反折及用物未归位各扣1分		
评价	操作熟练,步骤正确,注意节力原理	10	一项不符合要求扣1分		
提问	胃管洗胃适应证及禁忌证各有哪些	10	漏一条扣1分		
时间	全程 15 min		每超过 1 min 扣1分		
总分		100			

第三节　电动洗胃机洗胃术

一、准备

仪表:着装整洁、佩戴胸牌、洗手、戴口罩。

用物:治疗盘内备洗胃管、镊子纱布(用无菌巾包裹)、橡胶围裙、石蜡油、棉签、弯盘、压舌板、开口器、治疗巾,输液架,盛水桶 2 只。检查电动洗胃机各管道衔接是否正确牢固,运转是否正常。电源是否已接地线。

二、操作步骤

（1）患者取仰卧位头偏向一侧,胸前垫以防水布,有活动假牙应取下。

（2）将消毒的胃管前端涂石蜡油后左手用纱布捏着胃管,右手用纱布裹住胃管 5～6 cm 处,自鼻腔或口腔缓缓插入。当胃管插入 10～15 cm(咽喉部)时,嘱患者做吞咽动作,轻轻将胃管推进。如患者呈昏迷状态,则应轻轻抬起其头部,使咽喉部弧度增大,轻快地把胃管插入。当插到 45 cm 左右时,胃管进入胃内(插入长度以 45～55 cm 为宜,约前额发际到剑突的距离)。

（3）为证实胃管已进入胃内，可采用一边用注射器快速将空气注入胃管，一边用听诊器在胃部听到气泡响声，即可确定胃管已在胃腔内。

（4）将配好的胃灌洗液放入塑料桶（或玻璃瓶）内。将3根橡胶管分别与洗胃机的药管、胃管和污水管口连接。将药管的另一端放入灌洗液桶内（管口必须在液面以下），污水管的另一端放入空塑料桶（或玻璃瓶）内。胃管的一端和患者洗胃管相连接。调节好药量大小。

（5）接通电源后按"手吸"键，吸出胃内容物，再按"自动"键，机器即开始对胃进行自动冲洗。冲洗干净后停机。洗胃过程中，如发现有食物堵塞管道，水流缓慢、不流或发生故障，可交替按"手冲"和"手吸"两键，重复冲吸数次直到管道通畅后，再将胃内存留液体吸出。胃内液体吸净后，再按"自动"键，自动洗胃即继续进行。

（6）洗毕，将药管、胃管和污水管同时放入清水中，按"清洗"键，机器自动清洗各部管腔。清洗完毕，将胃管、药管和污水管同时提出水面，当洗胃机内的水完全排净后，按"停机"键关机。

（7）洗毕，经胃管注入泻药，然后拔出胃管，帮助患者擦净脸上污物。

（8）记录灌洗液名称及液量，洗出液的颜色和气味，患者目前情况，并及时送检标本。

三、思考题

（1）常用的洗胃液如何选择？

常用的洗胃液有下列几种：温水、高锰酸钾、碳酸氢钠等。洗胃液的温度一般为35～38℃，温度过高可使血管扩张，加速血液循环，而促使毒物吸收。用量一般为2 000～4 000 ml。

① 温水，对原因不明的急性中毒可用温水灌洗，或加入少许食盐。

② 高锰酸钾：为强氧化剂，一般用1∶5 000的浓度，此时液体呈浅红色。有机磷农药1605（对硫磷）中毒时，不宜用高锰酸钾，因其能使1605氧化成毒性更强的1600（对氧磷）。

③ 碳酸氢钠：一般用1‰溶液。常用于有机磷农药中毒，因其能使有机磷分解失去毒性。碳酸氢钠洗胃液不能用于敌百虫中毒，因敌百虫在碱性环境下变成毒性更强的敌敌畏。

④ 茶叶水：含有鞣酸，具有沉淀重金属、生物碱等毒物的作用，且来源容易。

（2）洗胃的目的是什么？

① 清除毒物。凡吞服有毒药物的早期急需清除胃内毒物或刺激物，以减少吸收中毒。

② 减轻胃黏膜水肿。防止急性胃扩张：幽门梗阻患者，进食后常有潴留现象，引起上腹饱胀、恶心、呕吐不适，通过胃灌洗，将胃内潴留食物吸出；亦可避免呕吐所致窒息或误吸入肺部造成感染。

③ 为某些手术或检查作准备。

（3）洗胃注意事项有哪些？

① 洗胃多是在危急情况下的急救措施，急救人员必须迅速、准确、轻柔、敏捷地操作来完成洗胃的全过程，以尽最大努力来抢救患者生命。

② 在洗胃过程中应随时观察患者生命体征的变化，如患者感觉腹痛、流出血性灌洗液或出现休克现象，应立即停止洗胃。

③ 要注意每次灌入量与吸出量的基本平衡。每次灌入量不宜超过500 ml。灌入量过多可引起急性胃扩张，使胃内压上升，增加毒物吸收。

④ 凡呼吸停止、心脏停搏者，应先作CPR，再行洗胃术。洗胃前应检查生命体征，如有缺

氧或呼吸道分泌物过多,应先吸取痰液、保持呼吸道通畅,再行胃管洗胃术。

⑤ 口服毒物时间过长(超过 6 h 以上者),可酌情采用血液透析治疗。

四、评分标准

电动洗胃机洗胃评分标准

项目	考核内容	分值	评分标准	扣分	得分
仪表	仪表端庄,衣帽整齐,服装整洁	10	衣帽不整齐扣 1 分,服装不洁扣 2 分		
准备	洗手、戴口罩、物品齐全	10	一项不符合要求扣 1 分		
评估	了解患者病情,向清醒患者解释说明目的及可能引起的感觉,取得合作	10	未评估或未解释扣 1 分		
操作程序	携用物至床旁,患者取仰卧位头偏向一侧,胸前垫以防水布,有活动假牙应取下	5	取卧位不正确或一项不符合要求扣 1 分		
	滑润胃管前端自鼻腔或口腔缓缓插入,当胃管插入 10~15 cm(咽喉部)时,轻轻抬起其头部,使咽喉部弧度增大,轻快将胃管插入长度以 45~55 cm 为宜	10	未滑润胃管前端及插入深度不正确或一项不符合要求各扣 1 分		
	证实胃管已进入胃内,可采用三种方法鉴别:一是抽吸胃液;二是用注射器注入空气;三是将胃管末端放在水中无溢泡,即可确定胃管已在胃腔内	20	未鉴别胃管进入胃内扣 2 分,或鉴别方法不正确扣 1 分		
	将洗胃机 3 根橡胶管分别与洗胃机的药管、胃管和污水管口连接,接通电源后按"手吸"键,吸出胃内容物,再按"自动"键,机器即开始对胃进行自动冲洗,直至洗出液澄清无味为止	10	操作方法不正确或一项不符合要求扣 1 分		
	洗胃完毕,然后反折胃管后迅速拔出,整理用物,记录	5	胃管未反折及用物未归位各扣 1 分		
评价	操作熟练,步骤正确,注意节力原理	10	一项不符合要求扣 1 分		
提问	常用洗胃液如何选择?洗胃注意事项有哪些	10	漏一条扣 1 分		
时间	全程 15 min		每超过 1 min 扣 1 分		
总分		100			

(顾苏敏)

第二十章

心 肺 复 苏 术

第一节　人 工 呼 吸

一、准备

仪表：仪表端庄、着装整洁、佩戴胸牌。

二、操作步骤

(1) 患者仰卧，去枕，头偏向一侧，两臂放于身体两侧。

(2) 解开衣领，松开腰带。

(3) 术者骑跨于患者两大腿旁。

(4) 双手平放于患者胸肋部，拇指向内，靠近胸骨。

(5) 身体向前倾，借重力挤压患者胸部，并推动膈肌上移，使肺内气体排出，形成呼气。

(6) 放松压力，使膈肌复位，胸廓复原，空气随之入肺，形成吸气。如此反复，速率 14～16 次/min。

(7) 爱护体贴患者。

三、思考题

(1) 人工呼吸的目的是什么？

当患者呼吸衰竭或呼吸停止时，借助人工的方法，供给氧气，排出二氧化碳，迅速恢复自主呼吸，挽救患者生命。

(2) 人工呼吸的注意事项有哪些？

① 挤压胸部时压力要均匀，不可用力过猛，以免造成肋骨骨折。

② 仔细观察患者胸部起伏情况，听呼吸音并做好记录。

③ 保持呼吸道通畅，观察记录患者面色、神志、脉搏及自主呼吸恢复时间。

④ 如患者出现微弱呼吸，再行人工呼吸时，应与其自主呼吸同步进行。

(3) 常见的人工呼吸方法有哪几种？

有四种：

① 口对口或口对鼻人工呼吸法。

② 双手压胸或压背法。

③ 呼吸器法。

④ 举臂压胸法。

四、评分标准

人工呼吸评分标准

项目	考核内容	分值	评分标准	扣分	得分
仪表	仪表端庄,衣帽整齐,服装整洁,挂牌上岗	10	一项不符合要求扣1分		
准备	洗手、戴口罩,用物准备齐全	10	缺一项扣1分		
评估	评估患者病情	10	未评估扣1分		
操作程序	患者仰卧,去枕,头偏向一侧,两臂放于身体两侧,解开衣领,松开腰带	5	一项不符合要求扣1分		
	术者骑跨于患者两大腿旁,双手平放于患者胸肋部,拇指向内,靠近胸骨	10	操作姿势不正确或一项不符合要求扣1分		
	身体向前倾,借重力挤压患者胸部,并推动膈肌上移,使肺内气体排出,形成呼气	15	操作方法不当或一项不符合要求扣2分		
	放松压力,使膈肌复位,胸廓复原,空气随之入肺,形成吸气。如此反复,速率14~16次/min	15	操作方法不当或一项不符合要求扣2分		
	爱护体贴患者	5	不爱护体贴患者扣1分		
评价	动作熟练、轻稳,手法正确	10	一项不符合要求扣1分		
提问	人工呼吸的目的及注意事项有哪些	10	漏一条扣1分		
时间					
总分		100			

第二节　胸外心脏按压术

一、准备

仪表:着装整洁、佩戴胸牌。

二、操作步骤

(1) 将患者仰卧于硬板床或地上。

(2) 术者站于患者一侧。

(3) 将一手掌根部按压在患者胸骨下1/3段。

(4) 两手交叉重叠,肘关节伸直,前臂与胸骨垂直,身体前倾压向脊柱,使胸骨及肋骨下降3~4 cm。

(5) 迅速放松压力,胸骨复原,使心脏舒张,反复进行(成人60~80次/min)。

(6) 爱护体贴患者。

三、思考题

(1)胸外心脏按压术的适应证有哪些?

电击、窒息、泥水、麻醉或手术中意外几个中心功能检查致心脏骤停的患者。

(2)胸外心脏按压的注意事项有哪些?

① 按压的部位要准确,用力要适宜,冲击要有节律,以免造成肋骨骨折、气胸、肝破裂或心包积液等。

② 胸外心脏按压的同时,必须进行有效的人工呼吸,以保证体循环对组织的供氧。

③ 更换操作者时或心内注射、做心电图时,应尽量缩短暂停时间,不应超过10 s,并随时观察效果。

(3)胸外心脏按压的有效指征有哪些?

① 已散大的瞳孔开始缩小,角膜湿润。

② 患者口唇、颜面部、皮肤逐渐红润。

③ 能扪及周围大动脉搏动。

④ 上肢收缩压维持在8 kPa(60 mmHg)左右。

⑤ 自主呼吸恢复。

四、评分标准

胸外心脏按压术评分标准

项目	考核内容	分值	评分标准	扣分	得分
仪表	仪表端庄,衣帽整齐,服装整洁,挂牌上岗	10	一项不符合要求扣1分		
准备	洗手、戴口罩	10	缺一项扣1分		
评估	评估患者病情	10	未评估扣1分		
操作程序	将患者仰卧于硬板床或地上,术者站于患者一侧	5	一项不符合要求扣1分		
	将一手掌根部按压在患者胸骨下1/3段	10	按压部位不对或一项不符合要求扣2分		
	两手交叉重叠,肘关节伸直,前臂与胸骨垂直,身体前倾压向脊柱,使胸骨及肋骨下降3～4 cm	20	姿势不正确或一项不符合要求扣1分		
	迅速放松压力,胸骨复原,使心脏舒张,反复进行(成人60～80 次/min)	10	一项不符合要求扣1分		
	爱护体贴患者,手法正确,用力符合要求	5	不能爱护体贴患者扣1分		
评价	动作熟练、轻稳	10	一项不符合要求扣1分		
提问	胸外心脏按压的注意事项有哪些	10	漏一条扣1分		
时间					
总分		100			

(王　会)

第二十一章

常用管道护理技术

第一节 一般伤口引流管护理

一、准备

护士:仪表端庄、服装整洁、佩戴胸卡、洗手、戴口罩。

物品:一次性引流条、消毒液、棉签、换药包、一次性手套、0.9％生理盐水棉球、方巾、胶条。

环境:安静、清洁。

目的:引流出伤口局部脓液和分泌物,防止感染扩散,促进炎症早日消退,以利伤口愈合。

二、操作步骤

(1) 借助 B 超或 CT 选择穿刺点并作好标记,最好在 B 超或 CT 导向下进行穿刺。

(2) 常规消毒铺巾,操作者戴无菌手套。

(3) 穿刺点采用局部浸润麻醉。

(4) 用 18 号针头穿刺吸出脓液后,将标本送培养及镜检,尽量抽尽脓液,然后用抗生素盐水冲洗脓腔。

(5) 需行置管引流者,先用刀片在皮肤上切开 0.5 cm 小口,再将套管针刺入脓腔,经外套管向脓腔内放入一多孔导管。拔出外套管后,用丝线将导管固定于皮肤上,管端接无菌引流瓶。

(6) 每日经导管冲洗脓腔。待脓腔缩小,决定拔管前应行 B 超或脓腔造影检查。

三、思考题

(1) 引流管护理的注意事项有哪些?

① 细菌性肝脓肿常为多发性小脓肿,穿刺抽脓可明确诊断及帮助选择敏感抗生素。融合成较大脓肿者宜首选脓肿切开引流术,只对全身衰竭、难以承受手术者采用肝脓肿穿刺引流术。

② 穿刺点的选择要慎重。要防止产生气胸及刺伤腹内其他脏器,首先要通过 B 超定位。其次要注意:右肝上部的脓肿宜经腋中线第八肋间刺入,斜向内上方;右肝下部脓肿经腋后线第九或第十肋间斜向前方刺入;左肝脓肿可从剑突下方刺入。

③ 仔细护理置入引流管者,防止脱管、折管等,同时应注意无菌操作,防止继发感染。

（2）引流管护理的要点有哪些?

① 引流管要妥善固定,防止脱出,在无菌操作下连接好引流袋。

② 保持引流管通畅,勿使受压或扭曲,注意引流管腔内有无血块、坏死,怀疑有阻塞,可用生理盐水轻轻冲洗引流管。

③ 详细记录引流液的性质、颜色和量,如引流液为血性且流速快或量多,应及时通知医生处理。

④ 需负压引流者,应调整好所需负压压力,维持有效的负压状态。

⑤ 拔管:引流管一般放置 24～72 h,不可放置过久,以免延迟伤口愈合。拔管后,引流管出口处皮肤要用酒精棉球消毒,并用无菌纱布覆盖好。

四、评分标准

一般伤口引流评分标准

项目	考核内容	分值	评分标准	扣分	得分
仪表	仪表端庄,衣帽整齐,服装整洁	10	衣帽不整齐扣 1 分,服装不洁扣 2 分		
准备	洗手、戴口罩、物品齐全	10	一项不符合要求扣 1 分		
评估	了解患者病情、生命体征及瞳孔变化	10	未评估患者病情扣 1 分		
操作程序	携用物至床旁,核对,向患者向患者解释,取得合作	5	未核对,未向患者解释扣 1 分		
	常规消毒铺治疗巾,操作者戴无菌手套,用 18 号针头穿刺吸出脓液后,将标本送培养及镜检,尽量抽尽脓液,然后用抗生素盐水冲洗脓腔	10	缺一项或一项不符合要求扣 1 分		
	行置管引流者,先用刀片在皮肤上切开 0.5 cm 小口,再将套管针刺入脓腔,经外套管向脓腔内放入一多孔导管。拔出外套管后,用丝线将导管固定于皮肤上,管端接无菌引流瓶	20	缺一项或一项不符合要求扣 1 分		
	每日更换无菌治疗垫巾,无菌操作更换引流袋,待脓腔缩小,决定拔管前应行 B 超或脓腔造影检查	10	一项不符合要求扣 1 分		
	整理用物,洗手,记录	5	缺一项扣分		
评价	动作熟练、轻稳,爱护体贴患者	10	一项不符合要求扣 1 分		
提问	一般引流注意事项及护理要点有哪些?	10	缺一条扣 1 分		
时间	全程 5 min		每超过 30 s 扣 1 分		
总分		100			

第二节　脑室引流的护理

一、准备

（1）需要患者了解脑室穿刺的目的、意义及操作中可能出现的意外,愿意配合操作,并签署知情同意书;备头皮,剃头,并用75%乙醇消毒头皮;非紧急情况下,术前苯巴比妥0.1 g肌内注射镇静。

（2）充分评估患者情况:评估患者目前病情、意识状态、生命体征,有无恐惧心理反应;评估颅内病变的性质、部位,是否为适应证,有无操作禁忌证;评估患者是否了解操作的目的、意义,能否配合;向患者家属解释操作的目的、意义、术中可能出现的意外,取得同意并签字,指导配合方法;评估用物是否配备完善,符合无菌操作要求。

（3）用物准备完善:包括颅骨钻、脑室穿刺包、脑室引流装置、注射器、麻醉剂、皮肤消毒剂、急救用物等。

二、操作步骤

（1）查对床号、姓名,向患者解释操作目的,以取得合作。

（2）将手术部位备皮10 cm²并清洗干净。

（3）协助患者摆好体位,根据穿刺部位取平卧、侧卧位,暴露手术区域。

（4）双手固定患者头部,防止头部摇动。对意识不清或小儿患者,应予约束。

（5）消毒手术区域,铺孔巾时,注意防止遮盖患者口鼻影响呼吸。

（6）抽取麻药并进行手术区域点状麻醉,用钻颅锥先穿入头皮内至颅骨,锥头对准两耳连线的方向刺入5～6 cm深即达脑室内。穿刺针应保持固定在一个方向,不能使针头左右摆动,以免损伤脑组织。

（7）脑脊液引出后,固定穿刺针,将穿刺针连接消毒的封闭式引流袋。引流针头的高度应比侧脑室穿刺针的水平面高8～12 cm,使侧脑室压力维持在0.96 kPa(100 mmH$_2$O左右)。引流管中间可接三通接头,以便控制引流速度。

三、思考题

（1）脑室穿刺引流的目的是什么?

① 抢救因脑脊液循环通路受阻所致的颅内高压危急状态,主要是枕骨大孔疝。

② 自引流管注入碘剂可以进行脑室系统的造影,以明确诊断和定位。

③ 手术中行脑室穿刺引流出侧脑室脑脊液,可以显露手术部位,便于手术操作。

④ 开颅术后安放引流管,可以引流血性脑脊液,减轻脑膜刺激症状。

⑤ 术后早期可以起到控制颅内压的作用,预防脑疝发生。

（2）脑室引流护理措施有哪些?

① 连接无菌瓶。要严格无菌操作,引流瓶应悬挂于床头,高度为10～15 cm(指引流管的最高处距侧脑室的距离),以维持正常的颅内压。当颅内压增高超过10～15 cmH$_2$O时,脑脊

液即被引流出,从而降低颅内压。

② 引流早期要特别注意控制引流速度。为减低引流速度,术后早期可适当将引流瓶挂高,待颅内各部的压力逐渐取得平衡后,再放低引流瓶于正常高度。禁忌流速过快,因患者原处于颅内高压状态,骤然减压有以下危险:

- 可使脑室塌陷,致硬脑膜与脑或颅骨内板之间的间隙变宽,导致硬脑膜下或硬脑膜外血肿。
- 对患有脑室系统肿瘤者,一侧脑室的压力突然降低,造成脑室的压力不均,致肿瘤内出血。
- 对于颅后凹占位病变者,小脑中央叶可向上疝入小脑幕裂孔。

③ 控制脑脊液引流量。脑脊液由脑室内脉络膜丛分泌,每 3 min 分泌 1 ml,每日分泌 400～500 ml。因此每日引流量以不超过 500 ml 为宜。如患有颅内感染,分泌量增加,引流量可相应增加,但应注意水盐平衡,因脑脊液中含有钾、钠、氯等电解质,引流量过多,易发生水电解质紊乱。故应注意适量补液,同时将引流瓶抬高于距侧脑室 20 cm 高度,亦即维持颅内压在正常范围的最高水平。

④ 保持引流通畅。术后患者头部活动要限制,在护理操作时应避免牵拉引流管。引流管不可受压扭曲、成角。如引流不畅,可能有以下原因:

- 颅内压低于 12～15 cmH$_2$O,证实的方法是将引流瓶放低,观察有无脑脊液流出,如确系低颅压之故,应仍然将引流瓶放置在正常高度。
- 引流管放入脑室过深过长,致使在脑室内盘曲成角。可对照 X 线片将引流管缓缓向外抽出,至有脑脊液流出,然后重新固定。
- 管口吸附于脑室壁,可将引流管轻轻旋转,使管口离开脑室壁。
- 如怀疑为小血块或挫碎的脑组织所堵塞,可在严格消毒后,用无菌注射器轻轻向外抽吸,不可注生理盐水冲洗,以免管内堵塞物被冲至脑室系统狭窄处,引起日后脑脊液循环梗阻。如经上述处理后,仍无脑脊液流出,应通知医生,必要时更换引流管。

⑤ 注意观察脑脊液的性状。正常脑脊液无色透明,无沉淀。术后 1～2 日脑脊液可略带血性,以后转为橙黄色。如脑脊液中有大量鲜血,提示脑室内出血。出血量多时,应紧急手术止血。如脑脊液混浊,呈毛玻璃样或絮状物,提示有颅内感染。

⑥ 每日定时更换引流瓶,记录引流量。操作时应严格遵守无菌原则,并应在更换时夹闭引流管,以免管内脑脊液逆流入脑室。

⑦ 拔管。开颅术后脑室引流一般不超过 3～4 天,因此时脑水肿期已过,颅内压开始降低。拔管前一日,可试行抬高引流瓶或夹闭引流管,以便了解脑脊液循环是否通畅,颅内压是否有再次升高的情况。夹管后密切观察病情,如患者出现头痛、呕吐等颅内压增高症状,应立即放低引流瓶或开放夹闭的引流管,并通知医生。拔管后切口处如有脑脊液漏出,亦应妥善缝合,以免引起颅内感染。

四、评分标准

脑室引流评分标准

项目	考核内容	分值	评分标准	扣分	得分
仪表	仪表端庄,衣帽整齐,服装整洁	10	衣帽不整齐扣 1 分,服装不洁扣 2 分		

（续表）

项目	考核内容	分值	评分标准	扣分	得分
准备	洗手、戴口罩、物品齐全	10	一项不符合要求扣1分		
评估	了解患者病情、生命体征及瞳孔变化	10	未评估患者病情扣1分		
操作程序	携用物至床旁，核对，向患者解释，取得合作	5	未核对，未向患者解释扣1分		
	严密观察脑脊液引流量、颜色、性质及引流速度	10	缺一项或一项不符合要求扣1分		
	保持引流通畅，穿刺部位干燥，引流系统密闭性。引流袋悬挂高度高于脑平面10～20 cm，以维持正常颅内压	20	缺一项或一项不符合要求扣1分		
	每日更换无菌治疗垫巾，无菌操作更换引流袋	10	一项不符合要求扣1分		
	整理用物，洗手，记录	5	缺一项扣分		
评价	动作熟练、轻稳、爱护体贴患者	10	一项不符合要求扣1分		
提问	脑室引流的目的及护理措施有哪些	10	缺一条扣1分		
时间	全程5 min		每超过30 s扣1分		
总分		100			

（刘瑞菊）

第三节　气管插管护理

气管插管是指将特制的气管导管，经口腔或鼻腔插入气管内，借以保持呼吸道通畅，以利于清除呼吸道分泌物，保证有效的通气，为有效给氧、人工正压呼吸及气管内给药等提供条件。

一、准备

护士：仪表端庄，衣帽整齐。

物品：无菌盘内备：气管导管、导管芯、5 ml注射器、喉镜一套、治疗碗内盛石蜡油纱布两块、牙垫一个。另备：听诊器、手套、压舌板、呼吸囊、备用气管导管、弯盘（内放无菌纱布2块）、胶布、小枕。必要时备：氧气、吸痰器、无菌吸痰管2根、咽喉喷雾器内盛1%～2%的普鲁卡因。

二、操作步骤

（1）备用物推至床头，操作者站床头。

（2）患者仰卧，肩背部垫一小枕，头后仰，使口咽喉在一直线上，检查口腔。

（3）打开无菌盘，戴手套，试呼吸气囊是否漏气，插入导管芯，用石蜡油纱布润滑导管前端及喉镜末端,右手拇、食、中指分开上下唇,左手持喉镜沿口角右侧置入口腔,用镜片侧翼将舌体左推,使喉镜片移至正中位,然后左臂用力上提暴露咽腔,看到咽腔后镜片继续向前,可见到小舌样会厌,用镜片前段挑起会厌,暴露声门,右手持气管导管沿喉镜插入气管。

(4) 在气管导管的气囊过声门后,将导管芯拔出,继续插入所需深度(成年女性插管深度距门齿约 22 cm,成年男性约 24 cm)。

(5) 放入牙垫,退出喉镜,用简易呼吸器连接气管插管(由助手协助积压气囊;14～18 次/min),听诊双肺,确定导管在气管内,固定导管及牙垫,用注射器向气囊内注气约 4～5 ml,密闭气道。

(6) 口述拔管要点(清除口腔、咽腔及导管内分泌物;放气囊;边吸边拔管)

(7) 操作动作轻柔,准确,以防损伤组织,关心体贴患者。

(8) 操作熟练,沉着冷静,手法正确。

三、思考题

(1) 气管插管有哪些注意事项?

① 气管导管插入深度适宜。

② 使用简易呼吸气囊成人通气量 500～600 ml/次,呼吸机 8～15 ml/kg/次,12～16 次/min。

③ 气管导管内如有分泌物及时吸出。

④ 气管导管气囊的压力一定要保持在 25 cmH$_2$O 以下,留置气管导管一般不超过 48 h。

⑤ 如果气管插管失败或不顺利,应立即停止插管、退出喉镜与导管,不要再盲目地去乱捅,必须马上改为面罩吸氧,1 min 后再尝试。

(2) 气管插管护理包括哪些要点?

① 插管前,应严格检查插管用物是否齐全、适用及喉镜的亮度。

② 插管动作要轻柔、敏捷、熟练准确,勿使缺氧时间过长,以免引起反射性心跳、呼吸停止。

③ 留管时间不宜过长,一般不超过 48 h,以免引起喉头损伤或水肿。48 h 后病情不见好转,可行气管切开术。

④ 使用喉镜应注意勿损伤门齿。导管气囊充气不可过多,以免压迫气管黏膜或使导管腔缩小,必要时每 2～4 h 放气减压 5 min。

⑤ 氧气不可直接吹向气管导管,吸入气体必须注意湿化,防止气管内分泌物黏稠结痂,影响呼吸道通畅。

⑥ 拔管:拔管前将气管内分泌物反复吸净,肺部听诊呼吸音清晰,气囊内的气体放掉,然后拔管。拔管指征为:

● 全麻转浅,呼之能应。

● 咳嗽、吞咽等反射比较灵活。

● 呼吸功能各项测定已正常,停止供氧,吸入空气一段时间无缺氧症状。

⑦ 拔管后密切观察呼吸道是否通畅,通气量是否足够,皮肤和黏膜等色泽是否正常,还要注意观察血压、脉搏情况。

(3) 气管切开套管护理包括哪些要点?

①保持室内空气新鲜。室温以 18～20℃、湿度以 60％～70％为宜,用生理盐水湿润的纱布覆盖,以增加吸入空气的湿度,保持气管内湿润。

②气管外套管系带的松紧度要及时调整,不可过松。取出内套管时,左手一定要按住外套管托板,以防气管套管脱出导致呼吸困难甚至窒息死亡。

③气管内滴药。有利于湿化呼吸道,稀释痰液,使痰液易于吸出,防止感染。常用注射器抽吸生理盐水 10 ml 加庆大霉素 $8×10^4$ u 和生理盐水 10 ml 加糜蛋白酶 5 mg,每隔 2 h 交替滴入 3～5 ml,并随呼吸沿气管壁缓缓滴入,也可用超声雾化吸入。

④保持呼吸道通畅。吸痰是术后护理的关键,尤其对分泌物阻塞的患者,吸除分泌物是一项重要的治疗措施。吸痰时吸痰管不宜插入太深,以防引起剧烈咳嗽。动作要轻,吸力不宜过大,吸痰管不要过硬,以采用一次性吸痰管为好,以减少交叉感染。抽吸间隔时间要根据分泌物多少而定,不必过于频繁。吸痰时间应控制在 15 s 内,避免损伤管壁黏膜引起炎症或损伤小血管导致出血。

⑤清洁消毒内管。气管切开后应每 3～4 h 更换、清洁消毒内套管 1 次,以免分泌物附着并干固在内套管壁,使其管腔阻塞。其方法为:将气管内套管取出经初步消毒后用清水浸泡,并于其内加入糜蛋白酶 1 支(糜蛋白酶具有分解蛋白质、消化脓液和坏死组织的功能,故可使气管内套管壁上的痰痂稀释,溶解而便于冲洗),经 1～2 min 后取出冲洗,即可将管壁上的附着物刷洗干净,然后煮沸消毒 5～10 min 再用。

⑥保持切口敷料清洁干燥,防止切口局部感染。可用药物性气管套管垫即在无菌纱布上浸入庆大霉素注射液 4 ml($16×10^4$ u)或丁胺卡那霉素注射液 4 ml(0.4 g),每日更换 1～2 次。

⑦拔管。病情好转后应及早拔管,防止因长期带管发生溃疡、肉芽甚至疤痕。拔管前须试行堵管,逐步进行,先堵 1/3,后逐渐增加。如全堵 3 昼夜无呼吸困难,即可拔除套管。用蝶形胶布粘合伤口,数日后可愈合。

⑧常见并发症及相应处理

● 皮下气肿:多在气管切开后 12 h 内出现,局限于颈部使皮下间隙加大,从气管切口逸出的气体向皮下组织扩散而成,一般自行消失,无需处理。

● 伤口出血:原因为长期带管,血管壁磨擦破溃所致,可用油纱布填塞加压包扎或手术止血。

● 气管内套管阻塞:因管腔窄小,呼吸道分泌物黏稠不易咳出,又未能及时湿化而形成痰痂,阻塞气管内套管造成呼吸困难和紫绀,应及时更换内套管。

● 套管脱出:原因为外套管固定系带过松、患者强烈咳嗽将其喷出,出现呼吸困难。护士应迅速将消毒钳插入切口撑开气管,然后请医生将消毒好的套管重新放置。

四、评分标准

经口气管插管评分标准

项目	考核内容	分值	评分标准	扣分	得分
仪表	仪表端庄,衣帽整齐,服装整洁,挂牌上岗	10	一项不符合要求扣 1 分		
准备	洗手、戴口罩,用物准备齐全	10	缺一项扣 1 分		

（续表）

项目	考核内容	分值	评分标准	扣分	得分
评估	评估患者病情及合作程度	10	未评估扣1分		
操作程序	携物品至床旁，核对后向患者解释，说明目的	5	未查对及解释扣1分		
	(1) 摆放体位，患者取仰卧位 (2) 开放气道清除口腔内假牙及异物，头部充分后仰，使口、咽、喉三点成一直线	10	缺一项或一项不符合要求扣1分		
	(3) 暴露声门左手持喉镜，右手将患者上、下齿分开，将喉镜叶片沿口腔右颊侧置入，将舌体推向左侧，即可见到悬雍垂。再继续深入，即可见到会厌，把喉镜向上提起，并挑起会厌充分暴露声门 (4) 直视下插入气管导管右手持气管导管，对准声门，插入3～5 cm。如有管芯，立即拔出，向导管气囊内注入空气5～7 ml	20	操作方法不正确，缺一项或一项不符合要求各扣1分		
	(5) 确定导管是否在气管内，连接简易呼吸器，挤压呼吸皮囊，并双肺听诊有呼吸音 (6) 确定导管在气管后，退出喉镜，放入牙垫，用胶布将气管导管与牙垫固	10	一项不符合要求扣1分		
	整理用物及病床单元，记录	5	缺一项扣1分		
评价	动作熟练、轻稳、爱护体贴患者	10	一项不符合要求扣1分		
提问	气管插管注意事项有哪些	10	漏一条扣1分		
时间	全程2 min		每超过30 s扣1分		
总分		100			

第四节　胸腔引流管护理

一、准备

仪表：仪表端庄、服装整洁、佩戴胸卡、洗手，戴口罩。

物品：注射盘、注射器、穿刺针、血管钳、药液、消毒液、棉签、治疗巾、无菌手套、洞巾、1%～2%普鲁卡因、引流瓶。

环境：清洁、舒适。

患者：坐位或半卧位。

二、操作步骤

(1) 携用物至床旁，核对后向患者解释。

（2）体位：患者多取卧位。

（3）穿刺部位：选择叩诊实音、呼吸音消失的部位作为穿刺点，一般常选腋后线与肩胛下角线之间第7～9肋间；或采用超声波检查所定之点。

（4）穿刺部位常规消毒，术者戴无菌手套，铺洞巾，用1%～2%普鲁卡因麻醉。

（5）检查穿刺针是否通畅，与穿刺针连结的乳胶管先用血管钳夹住。

（6）术者左手固定穿刺点皮肤，右手持穿刺针沿肋骨上缘缓慢刺入至阻力突然消失，将注射器接上，松开血管钳，抽吸胸液，助手协助用血管钳固定穿刺针，并配合松开乳胶管。

（7）消毒引流管连接口连接，并与负压引流筒或水封瓶连接，观察引流是否通畅。

（8）将引流瓶放于安全处，保持引流瓶低于胸腔60～100 cm。

（9）整理用物，观察患者的反应。

三、思考题

（1）胸腔引流管护理的目的是什么？

① 排出胸腔积液及气体，促进胸膜闭合，预防内感染。

② 重建负压，促进肺复张。

③ 平衡压力，预防纵隔移位及肺受压缩。

（2）胸腔引流管护理的要点有哪些？

① 通常在手术室安置闭式引流管，但在某些紧急情况下，可在床旁进行，一般在第7或第8肋间腋中线放置，必要时于第2肋间再放置一条，前者排液，后者排气，然后把胸腔引流管与水封瓶紧密连接，水封瓶置于床边地上。

② 准确、妥善安装闭式引流及吸引装置，保证胸腔引流管与水封瓶之间的引流系统完全密闭，避免外界空气进入胸腔内。

● 使用前检查各个接头，拧紧引流瓶口上的橡皮盖。任何接头不紧，均可造成空气进入胸腔内。

● 水封瓶的长管应置于液面下2～3 cm，并保持直立位。置入过浅或在水面上均会造成气胸；过长会增加气体和胸腔积液排出的阻力，造成引流不畅。

● 胸壁伤口，即引流管周围，要用油纱布包盖严密。

● 引流管应用大别针固定于床旁，但要留出一定的长度，避免活动时脱出，如脱出至皮下，会有渗出或皮下气肿，若完全脱出，会造成开放性气胸，应及时处理。

● 更换水封瓶内的液体时，应首先用两把止血钳双重夹住引流管后，才能拧开瓶盖更换。如不慎将水封瓶打破，应立即用手将引流管对折捏住，随即用两把止血钳夹住后再进行更换。

● 空气进入胸腔的处理：a. 鼓励患者咳嗽，深呼吸，以排出进入胸膜腔内的气体；b. 引流管脱出时，可发生大量液气胸，甚至心搏停止。因此应立即用油纱布压迫于胸壁原导管插入处，使其密闭，并充分给氧，监测生命体征，同时及时汇报医生重新插管。

③ 保持引流管通畅。

● 闭式引流主要靠重力引流，水封瓶应置于患者胸部水平下60～100 cm处，太短会影响引流，过长易扭曲且增大死腔，影响通气。

● 注意观察水柱波动情况。正常情况下水柱随呼吸上下波动，幅度为4～6 cm，表示引流管通畅。如水柱无波动,应检查引流管有无血块堵塞、扭曲、受压等现象,并经常挤压引流管,以维持通畅。

④ 严密观察引流液的性质和量。开胸术后一般在 24 h 内引流液从鲜红色逐渐转为暗红色,液量约 500 ml 左右,以后渐变为血清色。如引流液一直为鲜红色,且每小时液量超过 100 ml,并有脉搏的变化,说明胸腔有活动性出血,应立即报告医生。因此应及时准确记录引流量。

⑤ 严格无菌操作,预防感染。一切操作均应坚持无菌原则,以免把细菌带进胸膜腔。水封瓶内一般要装生理盐水 500 ml,并每日更换 1 次,避免瓶内液体逆流。任何情况下水封瓶均不宜高于患者胸部。

⑥ 拔管。术后 1～3 天,水封瓶水柱波动幅度变小,查体及 X 线检查证实肺完全复张,8 h 内引流液小于 50 ml,无气体排出,患者无呼吸困难,即可拔管。拔管后,要观察患者有无呼吸困难、气胸或皮下气肿,并检查引流口密盖情况,如有漏气或继续渗液,要及时封闭引流口,于次日更换敷料。

四、评分标准

胸腔引流评分标准

项目	考核内容	分值	评分标准	扣分	得分
仪表	仪表端庄,衣帽整齐,服装整洁	10	衣帽不整齐扣 1 分,服装不洁扣 2 分		
准备	洗手、戴口罩、物品齐全	10	一项不符合要求扣 1 分		
评估	了解患者病情、生命体征及胸腔引流情况	10	未评估患者病情扣 1 分		
操作程序	备齐用物,查对患者,解释说明目的,取得合作	5	未查对、未解释各扣 1 分		
	用两把止血钳双重夹闭引流管	10	一项不符合要求扣 1 分		
	消毒引流管连接口,并与负压引流筒或水封瓶连接,观察引流是否通畅	20	缺一项或一项不符合要求扣 1 分		
	将引流瓶放于安全处,保持引流瓶低于胸腔 60～100 cm	10	缺一项或一项不符合要求扣 1 分		
	整理用物,洗手,记录	5	一项不符合要求扣 1 分		
评价	动作熟练、轻稳、爱护体贴患者	10	一项不符合要求扣 1 分		
提问	胸腔引流的目的及护理要点有哪些	10	缺一条扣 1 分		
时间	全程 5 min		每超过 30 s 扣 1 分		
总分		100			

(钟 美)

第五节　胃肠减压术护理

一、准备

1. 目的

（1）利用胃管及负压吸引装置，抽出胃肠内气体和胃内容物，降低压力，解除腹胀减轻患者痛苦。

（2）借助胃肠压力的减低，可以改善胃肠壁的血液循环，促进消化道功能的恢复。

（3）胃肠及腹部较大手术者，可以减少术中的困难，增加手术的安全性，并有利于手术后吻合口的愈合。

（4）可抽取胃液作胃液分析以协助诊断。

（5）为食物中毒者洗胃。

（6）对不能由口进食者，经胃管进行鼻饲。

2. 用物

一次性胃肠减压包（内有手套、治疗巾、弯盘、胃管、棉签、液体石蜡棉球、50 ml 注射器、纱布、胶布、镊子、别针）、减压器、延长管、弯盘 2 个、剪子、棉签、小药杯、听诊器、治疗卡。

二、操作方法

着装、洗手、戴口罩。

（1）评估：评估患者的意识，配合程度。

（2）备齐用物携至患者床旁，查对床号、姓名，向患者解释置胃管的必要性，告诉患者配合的方法，以取得合作。协助患者取仰卧位或半坐卧位，打开胃肠减压管包，戴手套，铺治疗巾，弯盘置嘴角边。

（3）用棉棒清洁鼻孔，检查胃管是否通畅，置管前应检查胃管是否通畅，减压装置是否有效，各管道衔接是否正确，滑润胃管前端，测量插管长度插入，左手持纱布托住胃管，右手持镊子夹住胃管前端沿一侧鼻孔缓缓插入，到咽喉部时，嘱患者作吞咽动作，随吞咽将胃管送入。若患者出现恶心，应暂停片刻，嘱其作深呼吸，随后迅速将胃管插入。如发现胃管盘在口中或患者出现呛咳、呼吸困难等情况，应立即拔出，待休息片刻后重插。插入一定长度后（成人插入深度为 45～55 cm），接注射器抽吸，有胃液抽出，说明已在胃内，在插管中注意动作要轻稳，以免损伤食道黏膜。

（4）撕胶布固定胃管于鼻翼及用别针固定在枕边，连接负压管，观察患者引流液性状、颜色。

（5）整理用物及病床单元，记录。

三、护理要点

（1）保持胃臂通畅，防止胃内容物和血块阻塞。留置胃管期间（胃穿孔例外），应每隔 4 h 用生理盐水 30 ml 冲洗胃管 1 次。如发现引流瓶（袋）内空虚或胃液量少，应检查是否有下列原因：

① 阻塞。胃管细、接头口小，均易被黏稠的胃内容物及食物残渣、血块等阻塞，因此应选择粗细适当及大口径接头，定时冲洗胃管，必要时更换胃管及接头。

② 胃管置入的长度。胃管置入过长易在胃内扭转、盘曲；过浅胃管尖端尚未达到胃窦部，虽然开始有胃液流出，但由于过浅，无法继续引出胃内容物，因此应调节胃管置入的长度。

③ 当负压过大时，胃管侧孔被黏膜堵住，故应该调整负压，使其不超过 50 mmHg(6.67 kPa)，并将胃管拔出少许，加以旋转，避免胃管附于黏膜上造成引流不畅。

④ 负压过小或漏气时，吸不出胃液，应检查负压情况，调整各部接头及装置或者更换负压引流瓶(袋)。

(2) 严密观察引流液的性质、颜色、量并准确记录。一般胃手术后 24 h 内，胃液多呈暗红色，如有鲜红色胃液吸出，说明术后有出血，应及时汇报医生，同时做好紧急处理。

(3) 准确记录 24 h 胃管引流液量。胃肠减压患者因丢失大量的体液导致水电解质紊乱与酸碱失衡，因此应准确记录胃液引流量为补液提供依据。

(4) 胃肠减压期间禁止进饮食，必须经口服药时，应将片剂研成粉状湿化注入胃管内，注后夹管 1 h，以免将药物吸出，影响疗效。

(5) 鼻饲患者每次鼻饲量不超过 200 ml，间隔时间不少于 2 h。每次鼻饲前后均用注射器先回抽，见有胃液抽出，即注入少量温开水以冲净胃管，避免食物沉积在管腔中变质，造成胃肠炎和堵塞管腔。

(6) 注意口腔护理。由于胃管对咽喉部长期摩擦和刺激，会导致咽喉部的炎症和溃疡。故凡留置胃管的患者，每天必须做口腔护理 2 次，并给予雾化吸入，以减轻咽喉部的炎症和溃疡。

(7) 一般胃肠手术患者通常在术后 48～72 h 肠蠕动逐渐恢复。如肠鸣音恢复，有肛门排气便可拔管。若手术大，如胃癌患者行食道、空肠吻合术，虽有上述指征，但仍须带管试饮后，无水从吻合口漏出方可拔管。拔管时应充分吸引，然后将引流装置与胃管分离，捏住胃管，稍稍转动，让患者屏气，迅速轻柔拔出，放入弯盘内，随后用松节油涂去固定胃管的胶布痕迹。

四、评分标准

胃肠减压术评分标准

项目	考核内容	分值	评分标准	扣分	得分
仪表	仪表端庄，衣帽整齐，服装整洁，挂牌上岗	10	一项不符合要求扣 1 分		
准备	洗手、戴口罩，用物准备齐全	10	缺一项扣 1 分		
评估	评估患者病情及合作程度	10	未评估扣 1 分		
操作程序	携物品至床旁，核对后向患者解释，说明目的	5	未查对及解释扣 1 分		
	协助患者取仰卧位或半坐卧位，打开胃肠减压管包，戴手套，铺治疗巾，弯盘置嘴角边	10	缺一项或一项不符合要求扣 1 分		

（续表）

项目	考核内容	分值	评分标准	扣分	得分
操作程序	用棉棒清洁鼻孔,检查胃管是否通畅,滑润胃管前端,测量插管长度插入 45～55 cm,检查胃管是否在胃内,接注射器抽吸有胃液抽出即可	20	未用棉棒清洁鼻孔及检查胃管,未滑润胃管前端或测量插管长度各扣 2 分		
	撕胶布固定胃管于鼻翼及用别针固定在枕边,连接负压管,观察患者引流液性状、颜色	10	一项不符合要求扣 1 分		
	整理用物及病床单元,记录	5	缺一项扣 1 分		
评价	动作熟练、轻稳、爱护体贴患者	10	一项不符合要求扣 1 分		
提问	胃肠减压护理有哪些要点	10	缺一条扣 1 分		
时间	全程 10 min		每超过 1 min 扣 1 分		
总分		100			

第六节 双气囊三腔管压迫止血护理

一、准备

目的:抢救门脉高压引起的食管下端、胃底静脉曲张破裂出血及对诊断尚未清楚的上消化道大出血患者,有助于鉴别出血的来源。

护士:仪表端庄、服装整洁、佩戴胸卡洗手、戴口罩。

用物:治疗盘内置治疗碗(内放双气囊三腔管 1 根)、血管钳 2 把、弯盘 1 个、活夹 1 个、50 ml 注射器 1 付、滑润油 1 瓶、棉签、胶布等。

环境:安静、清洁。

二、置管方法

(1) 携物品至床旁,核对后向患者解释,患者因消化道大出血而精神紧张,因此置管前应耐心向患者说明置管的目的和配合方法,取得充分合作。

(2) 认真检查双气囊三腔管的质量,如气囊是否漏气、粘连、弹性、管腔是否通畅,并注气测气囊的容气量和气压。

(3) 协助患者取舒适体位(一般取仰卧位,若有呕血,嘱患者头偏向一侧)。

(4) 清洁鼻腔,颌下垫一次性卫生垫。

(5) 将三腔管前端及气囊涂以液体石蜡油,用注射器抽尽气囊内的气体,然后将管经鼻腔徐徐插入,至咽喉部嘱患者做吞咽动作,插入深度约 60～65 cm 时,用注射器抽吸胃减压管,有胃液抽出表示管端已入胃。

(6) 先用注射器向胃气囊注气 150～200 ml,夹住管口,轻轻外拉三腔管,遇有阻力时表示胃气囊已压向胃底贲门部。再用注射器向食管囊注气 100～120 ml,夹住管口,然后用 0.5 kg 重力牵引压迫。

(7) 协助患者取舒适体位。

(8) 整理用物。

(9) 观察患者术后反应,有无呕血并及时记录。

三、护理要点

(1) 使用前必须仔细检查管和囊的质量,保证管腔通畅,气囊完好。橡胶老化或气囊充盈后囊壁不均匀者不宜使用。

(2) 插管动作要轻柔,尽量减少和避免曲张静脉破裂致大出血。置管前,管端涂以较多的石蜡油,最好先吞食石蜡油 20 ml,以减少摩擦,顺利插入。

(3) 为避免气囊压迫食管、胃底引起黏膜糜烂、坏死,要注意以下几点:

① 食管气囊应每 12 h 放气 1 次,同时将管子向胃内送入少许,使胃底部也减压,一般 20～30 min,然后重新充气牵引。

② 放置时间一般为 24～72 h,大多能止血。不可将管拔除过早,否则易复发出血;也不可放置过久,易造成黏膜糜烂坏死,尤其是胃底压迫时间更不宜过长。拔管前,放气观察 24 h,确无出血才能拔管,若继续出血,可适当延长时间,但不得超过 10 天。

(4) 胃气囊充气不足或牵引过大,会出现双囊向外滑脱,压迫咽喉,出现呼吸困难甚至窒息。因此要严密观察患者呼吸、脉搏的变化,如有上述情况,应立即放气处理。

(5) 在气囊压迫期间要禁饮食,以防呛咳,并经常吸尽咽喉部的分泌物,以防呕吐物返流致吸入性肺炎。

(6) 注意保持胃减压管通畅,防止胃内容物、血块等阻塞管腔,并观察吸出物的颜色和量,以了解止血效果。

(7) 拔管前 20～30 min 给患者口服石蜡油 30 ml,使食管、胃壁与气囊滑润分离易于拔除。先排空食管气囊,后排空胃气囊,将三腔管内送 5 cm,随后缓慢拉出,以防气囊粘紧黏膜,造成黏膜撕脱出血。

四、评分标准

三腔管压迫止血术评分标准

项目	考核内容	分值	评分标准	扣分	得分
仪表	仪表端庄,衣帽整齐,服装整洁,挂牌上岗	10	一项不符合要求扣 1 分		
准备	洗手、戴口罩,用物准备齐全	10	缺一项扣 1 分		
评估	评估患者病情、意识状态,有无情绪紧张,合作程度	10	未评估扣 1 分		
操作程序	携物品至床旁,核对后向患者解释,说明目的	5	未查对及解释扣 1 分		
	协助患者取舒适体位,清洁鼻腔,抽尽气囊内空气,用硅油润滑三腔管前端及气囊外部	10	缺一项或一项不符合要求扣 1 分		

（续表）

项目	考核内容	分值	评分标准	扣分	得分
操作程序	插管至 50～65 cm 处,确定达胃腔暂做固定,向胃囊注 200～400 ml,压力 50～60 mmHg,用血管钳夹住胃囊外口,必要时食道囊注气 100～150 ml,压力 35～45 mmHg,轻轻向外牵拉三腔管,直至感有弹性阻力,用宽胶布紧贴鼻根部固定	20	操作方法不正确,缺一项或一项不符合要求各扣 1 分		
	协助医生洗胃,并记录洗胃液的量、颜色	10	一项不符合要求扣 1 分		
	整理用物,观察患者术后反应,有无呕血并及时记录	5	缺一项扣 1 分		
评价	动作熟练、轻稳,爱护体贴患者	10	一项不符合要求扣 1 分		
提问	三腔管压迫止血护理包括哪些要点	10	缺一条扣 1 分		
时间	全程 10 min		每超过 1 min 扣 1 分		
总分		100			

（高颜颜）

第七节　T 型引流管护理

一、准备

仪表:仪表端庄,衣帽整齐,服装整洁,洗手、戴口罩。

物品准备:治疗碗、纱布 2 块、镊子、止血钳、弯盘、引流袋、碘伏、棉签、治疗巾、手套、量杯。

二、操作步骤

（1）备齐用物,查对患者,协助患者摆好体位,解释说明目的,取得合作。

（2）暴露"T"管及右腹壁,注意遮挡患者,将固定腹壁外的"T"管连接引流袋,引流袋应低于"T"管引流口平面。

（3）维持有效的引流,引流管勿打折弯曲,观察胆汁颜色、性质。嘱患者保持有效体位,即平卧时引流管应低于腋中线,站立或者活动时不可高于腹部引流口平面,防止引流液逆流。

（4）根据患者情况每天或隔日更换引流袋一次,具体方法是:铺垫巾于所换引流管口处的下方,用止血钳夹住引流管近端,将新引流袋检查后挂于床边,出口处拧紧;一手捏住引流管,一手捏住引流袋自接口处断开,将旧引流袋放于医用垃圾袋中;消毒引流管口周围,将新的引流袋与引流管连接牢固,观察有无引流液引出并妥善固定。

消毒引流口周围,将新引流袋及引流管连接,观察引流液。

（5）"T"管拔除后,局部伤口以凡士林纱布堵塞 1～2 日自行封闭。观察伤口渗出情况,体温变化、皮肤巩膜黄染、呕吐、腹痛、腹胀等情况。

（6）整理用物,洗手,记录。

三、思考题

（1）T 型引流管护理的目的是什么?

① 凡施行胆总管切开探查术者,均需安放 T 型管,可支撑胆道及因手术创伤而造成的水肿、炎症,并防止胆汁外漏。

② 疾病后期作胆道造影,了解病情。

③ 冲洗胆道,药物灌注。

④ 经其瘘管行胆道镜取石。

（2）T 型引流管护理的要点有哪些?

① 将 T 型管在严格无菌操作下与引流袋接好,固定于床边。

② 妥善固定,严防脱出。因一旦 T 型管脱出,必须再次手术放置,防胆汁渗入腹腔,形成胆汁性腹膜炎,给患者带来痛苦和危害。可将 T 型管用别针固定于床单上,以减少牵拉,下床活动时嘱患者保护好,勿将其拉脱。

③ 观察胆汁颜色、性状:胆总管切开 T 型管引流后,正常情况是炎症控制,下端通畅,色泽由血性转为深黄,清晰而无沉渣。如有感染、出血,则引流物变红色,有沉渣、絮状物及泥沙样结石,可将胆汁每周送常规检查 2 次,必要时做细菌培养。

④ 注意胆汁引流量的变化:开始自 T 型管引流胆汁每日约有 300～500 ml,随着壶腹部逐渐通畅,流出的胆汁日渐减少,通常不超过 200 ml。如引流液骤减或停止,患者发热及右上腹疼痛,应检查腹外段是否有压迫及扭曲或管道堵塞,可用抗生素低压冲洗导管,有时可恢复。如引流液突然增加,应疑为胆总管下端重新阻塞的可能,如经冲洗无效时,可经 T 型管造影检查是否有结石、蛔虫等堵塞,证实后经 T 型管做纤维胆道镜取出残余结石、蛔虫等异物。

⑤ 引流管护理应注意无菌操作,腹壁外引流管周围皮肤每日用酒精擦净分泌物后,并用剪开一缺口的无菌纱布围住引流管包扎,每日更换无菌引流袋。术后 5～7 天内勿加压冲洗引流管,因此时引流管与周围组织及腹壁之间尚未形成粘连,否则导致脓液或胆汁随冲洗液流入腹腔,发生腹腔或膈下感染。

⑥ T 型管拔除:术后 12～14 天,总胆管下端渐恢复通畅,可做拔管准备,其指征为:

● 胆汁量逐渐减少,颜色呈透明、金黄色,无沉渣及絮状物,镜检无脓球及虫卵等。

● 黄疸消失,无腹痛、腹胀和发烧等现象。

● 经 T 型管行胆道造影,显示通畅。造影后开放 T 型管引流 2 天,使造影剂流出,以防药物吸收出现发热等不良反应。

● 拔管前,先将引流管夹闭观察 2～3 天,无症状后即可拔管。如有恶心、呕吐、右上腹胀痛,伴有发热等情况,则仍需继续引流。

⑦ T 型管拔除后,局部伤口以凡士林油纱布填塞,1～2 天内可能会漏胆汁,须及时更换敷料,保持伤口周围皮肤清洁干燥,通常伤口在一周内自行愈合。

⑧ 长期留置 T 型管的护理:

● 如 T 型管需放置 3 个月以上者,则每月至少 2 次用抗生素盐水冲洗 T 型管并作胆汁培养及药敏试验。

● 每 3～6 个月进行一次胆管造影,以了解引流管胆总管及壶腹部的通畅情况。

● 长期留置 T 型管的拔除,应对肝功能及胆道系统进行全面的检查,如确定胆管疾病消除,肝功能正常时,可拔除 T 型管。

四、评分标准

T 型管引流评分标准

项目	考核内容	分值	评分标准	扣分	得分
仪表	仪表端庄,衣帽整齐,服装整洁,挂牌上岗	10	衣帽不整齐扣 1 分,服装不洁扣 2 分		
准备	洗手、戴口罩、物品齐全	10	一项不符合要求扣 1 分		
评估	了解患者病情、生命体征及"T"引流情况	10	未评估患者病情扣 1 分		
操作程序	备齐用物查对,协助患者摆好体位,解释说明目的,取得合作	5	未查对、未解释各扣 1 分		
	暴露"T"管及右腹壁,将固定腹壁外的"T"管连接引流袋,引流袋应低于"T"管引流	10	一项不符合要求扣 1 分		
	维持有效引流,引流管勿打折弯曲,观察胆汁颜色、性质。根据患者情况每天或隔日更换引流袋一次,消毒引流口周围,将新引流袋及引流管连接,观察引流液	20	缺一项或一项不符合要求扣 1 分		
	"T"管拔除后,局部伤口以凡士林纱布堵塞 1～2 日自行封闭	10	缺一项或一项不符合要求扣 1 分		
	整理用物,洗手,记录	5	一项不符合要求扣 1 分		
评价	动作熟练、轻稳、爱护体贴患者	10	一项不符合要求扣 1 分		
提问	"T"管引流的目的及护理要点有哪些	10	缺一条扣 1 分		
时间	全程 5 min		每超过 30 s 扣 1 分		
总分		100			

第八节　导尿管留置术

一、准备

仪表:着装整洁、佩戴胸牌、洗手、戴口罩。

用物:治疗车上放治疗盘,盘内放导尿包(内有:治疗碗、弯盘、血管钳 2 把、洞巾、纱布 2 块、尿管 2 根、小药杯、石蜡油棉球瓶、尿培养瓶)、无菌持物钳、无菌手套一副、0.1%新洁尔灭棉球缸、无菌治疗碗(内盛 0.1%新洁尔灭棉球 8～10 个、血管钳、纱布等并用无菌纱布覆盖)、弯盘、油布、治疗巾(或一次性检查垫)、一次性手套一只、便盆,另备屏风,必要时备浴巾或毛毯。

环境:关闭门窗,适当调节室温,拉窗帘或用屏风遮挡患者。

二、操作方法

(1) 导尿管留置术:指在导尿后,将导尿管保留在膀胱内以引流尿液的方法。导尿管插入同女性、男性患者导尿术。

(2) 胶布固定法:以便用胶布固定导尿管。导尿后脱下手套,移去洞巾,用胶布固定导尿管。

① 女性:用宽 4 cm、长 12 cm 的胶布,将完整的上 1/3 部分贴于阴阜上,将下 2/3 部分剪成三条,中间一条螺旋贴于导尿管上,其余两条分别交叉贴在对侧大阴唇和大腿根部。

② 男性:准备单翼蝶形胶布 2 块,粘贴于阴茎两侧,再用细长胶布作半环形固定蝶形胶布,开口处向上。在距离尿道 1 cm 处用胶布将折叠的鼹条蝶形胶布环形固定于导尿管上。

(3) 气囊固定法:使用双腔气囊导尿管时,插入导尿管后,见尿再插入 5~7 cm,再根据导尿管上注明的气囊容积,向气囊内注入 0.9% 无菌氯化钠注射液 5~10 ml,轻拉导尿管有阻力感,可证实导尿管已经固定。

(4) 固定后,将导尿管末端与无菌集尿袋相连。将引流管留出足够翻身的长度后,用别针固定在床单上,以防因翻身牵拉不慎将导尿管拉出。

(5) 将集尿袋妥善固定于低于膀胱的高度,开放导尿管引流尿液。

(6) 安置患者,整理床单位,清理用物。

(7) 洗手,记录。

三、思考题

(1) 导尿管留置的目的是什么?

① 直接从膀胱导出无菌尿液做细菌培养,为尿潴留患者放出尿液减轻痛苦。

② 用于抢救危重、休克患者时能准确记录尿量、测量尿比重,以观察病情变化。

③ 盆腔内器官手术前留置导尿管,引流出尿液,以保持膀胱空虚,可避免术中误伤。

④ 某些患泌尿系统疾病的患者,手术后留置导尿管,可便于引流及冲洗,还可减轻手术切口的张力,促进伤口的愈合。

⑤ 对于截瘫、昏迷、会阴部有伤口的患者,留置导尿管可引流尿液,以保持会阴部清洁、干燥,预防压疮,对尿失禁患者还可进行膀胱功能的训练。

(2) 导尿管留置护理的措施有哪些?

① 向患者及家属解释留置导尿术的目的、重要性及护理方法,使其能主动配合护理,预防泌尿系统感染。

② 保持引流通畅引流管应妥善放置,避免受压、扭曲、堵塞等导致引流不畅。

③ 防止逆行感染。

● 保持尿道口清洁:女患者用消毒液棉球擦拭外阴及尿道口,男患者用消毒液棉球擦拭尿道口、阴茎头及包皮,每日 1~2 次。

● 每日定时更换集尿袋,及时排空,并记录尿量。

● 一般导尿管每周更换一次,硅胶导尿管可酌情适当延长更换时间。

● 患者离床活动时,引流管和集尿袋应安置妥当,不可高于耻骨联合,以防尿液逆流。

● 如病情允许,应鼓励患者多饮水,勤更换卧位,通过增加尿量,达到自然冲洗尿道的目的。

④ 注意倾听患者的诉说,并经常观察尿液,每周查一次尿常规。若发现尿液混浊、沉淀或出现结晶,应及时进行膀胱冲洗。

⑤ 训练膀胱功能常采用间歇性夹管方式来阻断引流,使膀胱定时充盈、排空,以促进膀胱功能的恢复。一般每3~4 h开放一次。

四、评分标准

导尿管留置术评分标准

项目	考核内容	分值	评分标准	扣分	得分
仪表	仪表端庄,衣帽整齐,服装整洁,挂牌上岗	10	一项不符合要求扣1分		
准备	洗手戴口罩,用物齐全	10	缺一项扣1分		
评估	向患者作好解释工作,评估患者病情	10	未解释或一项不符合要求扣1分		
操作程序	推车带用物至床旁,查对。同女性、男性患者导尿术	5	未查对或一项不符合要求扣1分		
	胶布固定法:以便用胶布固定导尿管。导尿后脱下手套,移去洞巾,用胶布固定导尿管	10	消毒擦洗不对或消毒棉球反复应用各扣2分		
	气囊固定法:使用双腔气囊导尿管时,向气囊内注入0.9%无菌氯化钠注射液5~10 ml,轻拉导尿管有阻力感,可证实导尿管已经固定	20	气囊固定不正确或一项不符合要求扣1分		
	将引流管留出足够翻身的长度,用别针固定在床单上,再将集尿袋固定于低于膀胱的高度,开放导尿管引流尿液	10	一项不符合要求扣1分		
	整理用物及病床单元,做好记录	5	缺一项扣1分		
评价	动作轻稳,节力,手法正确	10	一项不符合要求扣1分		
提问	导尿管留置的目的及护理措施有哪些	10	漏一条扣1分		
时间	全程10 min		每超过1 min扣1分		
总分		100			

第九节 膀 胱 冲 洗 术

一、准备

护士:仪表端庄、服装整洁、佩戴胸卡。洗手、戴口罩。

用物:全套导尿用物,膀胱冲洗器(包括冲洗瓶、连接橡皮管、丫形管),冲洗液,别针,调节器两个,输液架。

常用冲洗溶液:生理盐水,0.02%呋喃西林溶液,3%硼酸溶液,0.2%洗必泰,0.1%雷夫奴尔溶液,2.5%醋酸。

环境:安静、整洁、保暖。

二、操作步骤

(1) 备齐用物携至患者床旁,核对后向患者解释。

(2) 依导尿术插入导尿管,并按留置导尿管法固定导尿管。

(3) 倒溶液于冲洗瓶内,挂于输液架上(瓶底离床沿 60 cm)。连接冲洗装置各部(丫型管的两个分管,一接引流管,另一接导尿管,主管连接冲洗管),将橡皮管用别针固定于床单上。

(4) 冲洗前,使膀胱排空,然后夹紧引流管,开放冲洗管,使溶液滴入膀胱,滴速一般为 40~60 滴/min。待患者有尿意时(或滴入溶液 200~300 ml 后),夹紧冲洗管,打开引流管,将冲洗液全部引流出来,再夹紧引流管,按需要量,如此反复冲洗。引流时,丫形管须低于耻骨联合,以使引流彻底,每天可冲洗 3~4 次。

三、思考题

膀胱冲洗有哪些注意事项?

① 严格无菌操作,防止医源性感染。

② 寒冷气候,冲洗液应加温至 38~40℃,以防冷刺激膀胱。

③ 冲洗时,注意观察引流液性状,出现鲜血、导管堵塞或患者感到剧痛不适等情况,应立即停止冲洗,报告医生。

④ 调节室温与光线,在室内通风换气后,可酌情关闭门窗,拉好窗帘。

⑤ 处理护理后用具。

四、评分标准

膀胱冲洗术评分标准

项目	考核内容	分值	评分标准	扣分	得分
仪表	仪表端庄,衣帽整齐,服装整洁,挂牌上岗	10	一项不符合要求扣1分		
准备	洗手、戴口罩,用物准备齐全	10	缺一项扣1分		
评估	(1) 评估患者病情、意识状态及合作程度 (2) 了解膀胱充盈情况,尿液引流是否通畅	10	未评估扣1分		
操作程序	备齐用物携至患者床旁,核对后向患者解释	5	未查对及解释扣1分		
	按导尿术插入导尿管,并按留置导尿管法固定。倒溶液于冲洗瓶内,连接冲洗装置各部	10	缺一项或一项不符合要求扣1分		

(续表)

项目	考核内容	分值	评分标准	扣分	得分
操作程序	冲洗前,使膀胱排空,然后夹紧引流管,开放冲洗管,使溶液滴入膀胱,滴速一般为40～60滴/min。待患者有尿意时(或滴入溶液200～300 ml后),夹紧冲洗管,打开引流管,将冲洗液全部引流出来,再夹紧引流管,按需要量,如此反复冲洗,每天可冲洗3～4次	20	缺一项或一项不符合要求扣1分		
	冲洗时,注意观察引流液性状,出现鲜血等,应立即停止冲洗,报告医生	10	缺一项扣1分		
	冲洗后调节室温与光线,在室内通风换气后,关闭门窗,拉好窗帘,整理用物	5	缺一项扣1分		
评价	动作熟练、轻稳、爱护体贴患者	10	一项不符合要求扣1分		
提问	膀胱冲洗有哪些注意事项	10	缺一条扣1分		
时间	全程7 min		每超过30 s扣1分		
总分		100			

第十节　负压引流术

一、准备

护士:仪表端庄、服装整洁、佩戴胸卡,洗手、戴口罩。
物品:治疗车、负压吸引器、治疗巾、别针、止血钳,消毒液,消毒片。
环境:安静、整洁、保暖。
患者:安静休息、体位舒适。

二、操作步骤

(1) 备好用物推车至患者床旁。
(2) 核对,向患者解释操作目的,取得配合。
(3) 关闭门窗,协助患者舒适卧位,暴露引流部位,引流管连接处下方垫治疗巾。
(4) 检查负压引流装置,正确安装负压装置,压紧引流器,夹闭。
(5) 止血钳夹闭近端引流管。
(6) 打开引流管与负压吸引器连接处,安多福消毒引流管口。
(7) 连接引流管与负压吸引器上的引流管,别针固定。
(8) 打开负压吸引器开关,松止血钳。
(9) 妥善安置患者,再次检查连接处与固定情况,标明更换日期。
(10) 整理用物,用量杯准确记量,旧引流器放入黄色垃圾袋,引流液用2 000 mg/L消毒液浸泡 30 min 后倒掉,同法消毒量杯。

(11) 洗手、详细记录引流液量、颜色等。

三、思考题

负压引流有哪些注意事项?

① 保持引流管通畅。首先检查引流管的数量及位置,负压引流管保持负压状态,保持引流管通畅,维持有效的引流,负压太大易引起引流管吸附于组织上,造成软组织损伤、引流不畅而引起切口内积血,增加感染发生率。防止引流管受压、扭曲、堵塞,一般术后 1 h 挤捏一次引流管。当引流管堵塞时可用手挤压胶管或用注射器冲洗,若引流管漏气,及时处理,预防并发症发生。

② 做好引流管的固定。妥善固定引流管,防止其脱落,在搬运和翻身过程中,不应予别针固定,可在床边两侧固定一段绷带再将引流管固定在绷带上,这可增加患者的活动度,固定的高度均要低于引流口 20~30 cm,应向患者及家属说明放置引流管的目的、重要性,强化医疗安全意识,防止高龄患者及麻醉未清醒患者将引流管拔除,若发现引流管脱落及时给予处理。

③ 观察引流液及性质。观察引流液的量、颜色、性质,认真记录并做好交班。引流物为浓稠的血性液体;24 h 后引流液一般在 50 ml 以下,引流物为稀薄的淡红色液体。若引流量过多,颜色鲜红,可能有出血征象;应立即报告医生及时处理。

④ 保持无菌密闭。经常检查引流管各连接处,确定其连接紧密,要防止漏气或脱落造成逆行感染。

四、评分标准

负压引流术评分标准

项目	考核内容	分值	评分标准	扣分	得分
仪表	仪表端庄,衣帽整齐,服装整洁,挂牌上岗	10	一项不符合要求扣1分		
准备	洗手、戴口罩,用物准备齐全	10	缺一项扣1分		
评估	评估患者病情,创口引流状况、引流目的、引流管周围皮肤情况及合作程度	10	未评估扣1分		
操作程序	备好用物推车至患者床旁,核对,向患者解释操作目的,取得配合	5	未查对及解释扣1分		
	关闭门窗,协助患者舒适卧位,正确安装负压装置,夹闭引流器及近端引流管	10	缺一项或一项不符合要求扣1分		
	打开引流管与负压吸引器连接引流管,别针固定	20	缺一项或一项不符合要求扣1分		
	打开负压吸引器开关,松止血钳,再次检查连接处与固定情况,标明更换日期	10	缺一项扣1分		
	整理用物,洗手、详细记录引流液量、颜色等	5	缺一项扣1分		

（续表）

项目	考核内容	分值	评分标准	扣分	得分
评价	动作熟练、轻稳，爱护体贴患者	10	一项不符合要求扣1分		
提问	负压引流有哪些注意事项	10	缺一条扣1分		
时间	全程6 min		每超过30 s扣1分		
总分		100			

（任　晴）

第二十二章

药物应用及护理

药物广泛用于预防、诊断及治疗疾病,而护士是给药的直接执行者。为了保证合理、安全给药,促进患者的健康,护士必须了解患者的用药史和常用药物的药理知识,包括作用、副作用、剂量、用法、配伍禁忌和给药途径,评估患者用药后的疗效;及时记录所给药物及患者的反应,护士还有责任指导护理对象安全用药。

第一节 给药基本原则

一、给药的基本原则

1. 种类

(1) 内服药:有片剂、丸剂、胶囊、溶液、酊剂、合剂。

(2) 注射药:有溶液、油剂、混悬液、结晶及粉剂等。

(3) 外用药:有溶液、酊剂、洗剂、搽剂、粉剂、软膏等。

(4) 其他药剂:粘贴敷片、植入性药片及胰岛素泵等。

2. 药物的领取

病区应备有一定基数的常用药物,由专人负责,根据消耗量填写领药本。定期到医院中心药房领取。贵重药、剧毒药、麻醉药凭医生处方领取。

3. 药物的保管原则

(1) 药柜放置。放在光线明亮处,但不宜阳光直射,并保持整洁。

(2) 药物放置。按内服、外用、注射等分类放置,先领先用,以防失效。剧毒药及麻醉药要加锁保管,用专本登记,列入交班内容。

(3) 药瓶标签。药瓶上应有明显标签。内服药用蓝色边,外用药用红色边,剧毒药用黑色边。药名应用中、英文对照,并标明浓度和剂量,字迹清晰。

(4) 定期检查。药品要定期检查,凡没有标签或标签模糊,药物已过期,有变色、混浊、发霉和沉淀等现象,均不可使用。

(5) 分类保存。根据药物的性质妥为保存。

① 容易氧化和遇光变质的药物,应装在有色密盖瓶中,放阴凉处,如维生素 C、氨茶碱等。针剂放盒内用黑纸遮盖,如盐酸肾上腺素等。

② 容易挥发、潮解或风化的药物,须装瓶,盖紧,如乙醇、过氧乙酸、糖衣片和酵母片等。

③ 容易被热破坏的药物,须放在冰箱内保存,如疫苗、胎盘球蛋白、抗毒血清和青霉素皮试液等。

④ 容易燃烧的药物,应放在远离明火处,以防意外,如乙醚、环氧乙烷和乙醇等。

(6) 患者个人专用的特种药物,应单独存放,并注明床号、姓名。

二、药疗原则

1. 根据医嘱给药

2. 严格执行查对制度

(1)"三查":操作前、操作中、操作后查(查七对内容)。

(2)"七对":对床号、姓名、药名、浓度、剂量、方法、时间。

3. 正确实施给药

(1) 备药:正确掌握给药剂量、浓度和时间,备好的药物应及时使用,避免久置引起药物污染或药效降低等。

(2) 给药:给药前向患者作好解释,以取得合作。护士的态度要真诚和蔼,操作技术熟练,以减轻患者的恐惧、不安与痛苦,指导患者有关药物的知识和自我保护措施。

4. 观察

观察用药后疗效和不良反应。对易引起过敏反应及毒副反应较大的药物更应加强服药前询问和用药后观察,必要时做好记录。

三、给药途径

给药途径有舌下含化、吸入、口服、注射(皮内、皮下、肌内和静脉注射)、直肠给药和外敷等。

四、给药次数和时间

给药次数和间隔时间取决于药物的半衰期,以维持血液中药物的有效浓度。

第二节 口服给药法

口服给药是最常用、最方便又较完全的给药方法。但吸收较慢,不适急救,对意识不清、呕吐不止者也不宜用此法给药。

目的:正确提供药物的剂量和给药时间,用于预防、诊断和治疗疾病。

一、操作前准备

(1) 评估患者:病情、给药目的、意识状态、吞咽能力、自理能力、合作程度。

(2) 用物:服药本、小药卡、药盘、药杯、研钵、药匙、疗巾、水壶内备温开水等。

(3) 环境:治疗室环境整洁。

二、操作方法

1. 取药

洗手,戴口罩,打开药柜,准备用品。根据药物剂型不同,采取不同的取药方法。

(1) 固体药(片、丸、胶囊)用药匙取药。

（2）水剂，应将药水摇匀，左手持量杯，拇指置于所需刻度，举量杯使所需刻度和视线平，右手将药瓶有标签的一面放于掌心，避免污染标签，倒药液至所需刻度处。倒毕，瓶口用湿纱布擦净，放回原处。更换药液品种时，应洗净量杯。

（3）药液不足 1 ml 须用滴管吸取计量，滴管应稍倾斜使计量准确（按 1 ml 为 15 滴计算）。

（4）油剂溶液或按滴计算的药液，可先在杯中加少量冷开水，以免药液附着杯壁，影响服下的剂量。

（5）个人专用药应单独存放，注明床号、姓名、药名、剂量，防止差错。

2. 配药

（1）查对：查对服药本和小药卡。

（2）配药：根据服药本上床号、姓名、药名、浓度（要注意用药起止时间）。先配固体药，放在一个药杯内，然后配水剂，同时用几种药液，应分别放置。

（3）再查对：全部药物配完后，应根据服药本重新查对一次，方可发药。

3. 发药

（1）核对分发：按规定时间，备好温度适宜的开水，携带服药本，送药到患者处，核对床号、姓名，解释服药目的，分发药物。待患者服下后方可离开，特别是麻醉药、抗肿瘤药、催眠药等更应仔细观察。如果患者不在或因故暂不能服药者，应将药物取回保管并交班。

（2）帮助患者服药或鼻饲：危重及其他不能自行服药者应喂服，鼻饲患者须将药研碎、溶解后，从胃管内灌入，再注入少量温开水冲净。

（3）药杯处理：服药后收回药杯，先浸泡消毒，然后冲洗清洁（油类药杯，先用纸擦拭，再用肥皂水、清水洗净），消毒后备用。同时清洁药盘。一次性药杯也应作好相应处理。

三、注意事项

（1）发药前应收集患者有关资料，如因特殊检查或行手术者，暂不发药，并作好交班。

（2）发药时，患者如提出疑问，应虚心听取，重新核对，确认无误后给予解释，再给患者服下。

（3）要按药物性能，掌握服药中的注意事项：

① 对牙齿有腐蚀作用和使牙齿染色的药物，如酸类、铁剂，服用时为避免和牙齿接触，可用饮水管吸入药液，服药后漱口。服用铁剂，禁忌饮茶，因铁剂和茶叶中的鞣酸接触，形成难溶性铁盐，妨碍吸收。

② 止咳糖浆对呼吸道黏膜起保护作用，服后不宜饮水，以免冲淡药物，降低疗效。同时服用多种药物时，则应最后服用止咳糖浆。

③ 磺胺类药和退热药，服后应多饮水。前者由肾脏排出，尿少时易析出结晶，引起肾小管堵塞；后者起发汗降温作用，多饮水可增强药物疗效。

④ 刺激食欲的健胃药应在饭前服，因其刺激味觉感受器，使胃液大量分泌，可以增进食欲。

⑤ 助消化药以及对胃黏膜有刺激性的药物，应在饭后服，有利于食物消化或减少药物对胃壁的刺激。

⑥ 服用强心甙类药物应先测量脉率（心率）及节律，如脉率低于 60 次/min 或节律异常，应停服并报告医生。

⑦ 发药后,随时观察服药效果及不良反应。

四、操作评价

(1) 用药后不适症状减轻或消失,患者无不良反应。

(2) 护士操作时严格查对,正确无误。

(3) 护患沟通有效,患者能准确、安全、乐意配合地服药。

第三节　雾化吸入疗法

雾化吸入疗法是将药液以气雾状喷出,由呼吸道吸入,达到预防和治疗疾病的目的。

一、超声波雾化吸入法

超声波雾化吸入法是应用超声波声能,使药液变成细微的气雾,再由呼吸道吸入。

(一) 目的

(1) 治疗呼吸道感染:消除炎症,减轻咳嗽,稀化痰液。

(2) 改善通气功能:解除支气管痉挛,使气道通畅。

(3) 预防呼吸道感染:常用在胸部手术前后。

(4) 湿化呼吸道:配合人工呼吸器使呼吸道湿化。

(5) 治疗肺癌:应用抗肿瘤药物治疗肺癌。

(二) 操作前准备

1. 评估患者

评估内容包括:病情,治疗目的,意识状态,呼吸状况(有否呼吸困难、咳嗽或咳痰等),心理反应、合作程度。

2. 用物

治疗车上置超声波雾化器一套、药物、冷蒸馏水、水温计。

(1) 超声波雾化器。

结构:①超声波发生器,通电后输出高频电能,雾化器面板上操纵调节器有电源开关、定时开关和雾量调节旋钮;②水槽:盛蒸馏水,水槽下方有一晶体换能器,接受发生器发出的高频电能,将其转化为超声波声能;③雾化罐(杯):盛药液,雾化罐底部是半透明膜,称透声膜,声能可透过此膜与罐内药液作用,产生雾滴喷出;④螺纹管和口含嘴或面罩。

原理:超声波发生器通电后输出高频电能,使水槽底部晶体换能器发生超声波声能,声能透过雾化罐底部的透声膜,作用于罐内的液体,使药液表面的张力和惯性受到破坏,成为微细雾滴喷出,通过导管随患者吸气而进入呼吸道。

特点:雾量大小可以调节;雾滴小而均匀,药液随着深而慢的吸气可被吸到终末支气管及肺泡;固雾化器电子部分产热,能对雾化液轻度加温,使患者吸入温暖、舒适的气雾。

(2) 常用药物及其作用:

① 控制呼吸道感染,消除炎症:常用抗生素类。

② 解除支气管痉挛:常用氨茶碱、舒喘灵等。

③ 稀化痰液,帮助祛痰:常用 α-糜蛋白酶、易咳净等。

④ 减轻呼吸道粘膜水肿:常用地塞米松等。

3. 环境

病室整洁,空气无异味,光线适宜。

(三) 操作步骤

(1) 连接雾化器主件与附件。

(2) 水槽内加冷蒸馏水(水量根据不同类型的超声波雾化器的要求而定),液面高度约 3 cm,要浸没雾化罐底的透声膜。

(3) 雾化罐内放入药液,稀释至 30～50 ml,将罐盖旋紧,把雾化槽放入水槽内水槽盖盖紧。

(4) 备齐用物携至床边,核对,向患者解释,以取得合作。

(5) 接通电源,调整定时开关至所需时间(一般 15～20 min)。开电源开关,指示灯亮,再将雾量调节旋钮旋至所需量(大档雾量为 3 ml/min,中档为 2 ml/min,小档为 1 ml/min,一般用中档),此时药液成雾状喷出。

(6) 将口含嘴放入患者口中,嘱患者紧闭口唇深吸气。

(7) 在使用过程中,如发现水槽内水温超过 60℃,可调换冷蒸馏水,换水时要关闭机器。如发现雾化罐内液体过少,影响正常雾化时,应增加药量,但不必关机,只要从盖上的小孔内注入即可。

(8) 治疗毕,取下口含嘴,先关雾化开关,再关电源开关。擦干患者面部,帮助患者卧于舒适体位。

(9) 整理用物,将水槽内的水倒掉,擦干水槽。将雾化罐、螺纹管浸泡于消毒液内 1 h,再洗净晾干备用。

(四) 注意事项

(1) 使用前,先检查机器各部分有无松动、脱落等异常情况,并注意仪器的保养。

(2) 水槽底部的晶体换能器和雾化管底部的透声膜薄而质脆,不能用力过猛。

(3) 水槽和雾化罐中切忌加温水或热水。

(4) 需连续使用时,应间歇 30 min。

(五) 操作评价

(1) 患者感觉舒适,症状减轻。

(2) 机器性能良好,护士操作正确。

(3) 护患沟通有效,患者乐意接受。

二、氧化雾化吸入法

原理:利用高速氧气气流,使药液形成雾状,随吸气进入呼吸道。

目的:同超声波雾化吸入。

1. 操作前准备

评估患者:病情,治疗目的,意识状态,心理反应,自理能力,合作程度。

用物:雾化吸入器、氧气装置一套(湿化瓶不放水)、注射器、药物。

(1) 雾化吸入器的结构与原理:雾化吸入器为一特制玻璃器,有 A、B、C、D、E 五个管口,在球形器内注入药液,A管口接上氧气,气流自A管口冲向B管口出来,不起喷雾作用,但用手指堵住B管口时,气流即被迫从C管口冲出,此时,D管口附近空气压力突然降低,形成负压,球内药液经D管口被吸出,当上升到D管口时,又被来自C管口的急速气流吹散,形成雾状微粒从E管口喷出。

(2) 常用药液及其作用:同超声波雾化吸入法。

环境:治疗室整洁,氧气筒放置安全位置。

2. 操作步骤

(1) 抽吸药液,用蒸馏水稀释或溶解药物在5 ml以内,注入雾化器。

(2) 能起床者,可在治疗室内进行。不能下床者,则将用物携至床边向患者解释,以取得合作。初次作此治疗,应指导患者使用方法。

(3) 取舒适体位,让患者漱口以清洁口腔。将雾化吸入器的A端接在氧气筒的橡胶管上,调节氧流量达6~10 L/min。

(4) 患者手持雾化器,把喷气管E放入口中,紧闭口唇,吸气时以手指按住B出气口,同时深吸气,呼气时手指移开出气口。如患者感到疲劳,可放松手指,张开口,休息片刻再进行吸入,直到药液喷完为止。一般10~15 min即可将5 ml药液雾化完毕。

(5) 吸入毕,取出雾化器,再关闭氧气开关。

(6) 清理用物,将雾化器浸泡于消毒液中1 h,然后清洗、擦干,归还原处备用。

3. 注意事项

(1) 雾化器内的药液必须浸没弯管(即D管)的底部,否则药液喷不出。

(2) 湿化瓶内勿放水,否则水易入雾化器而使药液被稀释。

(3) 指导患者作深吸气动作,使药液充分达到支气管和肺内。呼气时,须将手指移开,以防药液丢失。

(4) 操作时,严禁接触烟火和易燃品。

4. 操作评价

(1) 患者感觉舒适、安全、症状减轻。

(2) 操作正确,用具性能良好。

(3) 护患沟通有效,患者乐意接受。

第四节　临床皮试液的配制及临床应用

一、青霉素

(1) 皮试液浓度:500 u/ml。

(2) 配制方法:

青霉素 80×10^4 u+生理盐水至4 ml,则稀释液浓度为 20×10^4 u/ml,

取上液0.1 ml+生理盐水至1 ml,则稀释液浓度为 2×10^4 u/ml,

再取上液0.1 ml+生理盐水至1 ml,则稀释液浓度为2 000 u/ml,

再取上液0.25 ml+生理盐水至1 ml,则稀释液浓度为500 u/ml。

（3）注射剂量：0.1 ml 皮内注射，0.1 ml 含药量 50 u。

（习惯记忆一个 4 ml，两个 0.1 ml，一个 0.25 ml）

（4）结果判断：20 min 后看结果。

① 阴性：皮丘无改变，周围皮肤不红肿，无自觉症状。

② 阳性：皮丘隆起，并出现红晕、硬结，直径大于 1 cm 或红晕周围有 1 cm 伪足，痒感，严重时可出过敏性休克。

二、氨苄西林钠

（1）皮试液浓度：300 ug/ml。

（2）配制方法：

氨苄西林钠 1 g＋生理盐水至 3.3 ml，稀释液浓度为 303 mg/ml，

取上液 0.1 ml＋生理盐水至 1 ml，稀释液浓度为 30.3 mg/ml，

再取上液 0.1 ml＋生理盐水至 1 ml，稀释液浓度为 3 003 ug/ml，

再取上液 0.1 ml＋生理盐水至 1 ml，稀释液浓度为 300 ug/ml。

（习惯记忆一个 3.3 ml，三个 0.1 ml）

（3）注射剂量：0.1 ml 皮内注射，0.1 ml 含药量 30 ug。

（4）结果判断：20 min 看结果。

① 阴性：皮丘无改变，周围皮肤不红肿，无自觉症状。

② 阳性：皮丘隆起，并出现红晕、硬结，直径大于 1 cm 或红晕周围有 1 cm 伪足，痒感，严重时可出过敏性休克。

三、磺苄西林钠

（1）皮试液浓度：300 ug/ml。

（2）配制方法：

磺苄西林钠 1 g＋生理盐水至 4 ml，稀释液浓度为 250 mg/ml，

取上液 0.12 ml＋生理盐水至 1 ml，稀释液浓度为 30 mg/ml，

再取上液 0.1 ml＋生理盐水至 1 ml，稀释液浓度为 3 mg/ml，

再取上液 0.1 ml＋生理盐水至 1 ml，稀释液浓度为 0.3 mg/ml

（习惯记忆一个 4 ml，一个 0.12 ml，二个 0.1 ml）

（3）注射剂量：0.1 ml 皮内注射 0.1 ml 含药量 30 ug。

（4）结果判断：20 min 看结果。

① 阴性：皮丘无改变，周围皮肤不红肿，无自觉症状。

② 阳性：皮丘隆起，并出现红晕，硬结直径大于 1 cm 或红晕周围有 1 cm 伪足，痒感，严重时可出过敏性休克。

四、哌拉西林钠

（1）皮试液浓度：0.05 mg/ml。

（2）配制方法：

哌拉西林钠 0.5 g＋生理盐水至 2 ml，则稀释液浓度为 0.25 g/ml，

取上液 0.1 ml+生理盐水至 1 ml,则稀释液浓度为 25 mg/ml,

再取上液 0.1 ml+生理盐水至 1 ml,则稀释液浓度为 2.5 mg/ml,

再取上液 0.1 ml+生理盐水至 1 ml,则稀释液浓度为 0.25 mg/ml,

再取上液 0.2 ml+生理盐水至 1 ml,则稀释液浓度为 0.05 mg/ml。

(习惯记忆一个 2 ml,三个 0.1 ml,一个 0.2 ml)

(3) 注射剂量:0.1 ml 皮内注射 0.1 ml,含药量 5 ug。

(4) 结果判断:20 min 看结果。

① 阴性:皮丘无改变,周围皮肤不红肿,无自觉症状。

② 阳性:皮丘隆起,并出现红晕、硬结,直径大于 1 cm 或红晕周围有 1 cm 伪足,痒感,严重时可出过敏性休克。

五、苯唑西林钠

(1) 皮试液浓度:294 ug/ml。

(2) 配制方法:

苯唑西林钠 0.5 g+生理盐水至 3.4 ml,则稀释液浓度为 147 mg/ml,

取上液 0.2 ml+生理盐水至 1 ml,则稀释液浓度为 29.4 mg/ml,

再取上液 0.1 ml+生理盐水至 1 ml,则稀释液浓度为 2 940 ug/ml,

再取上液 0.1 ml+生理盐水至 1 ml,则稀释液浓度为 294 ug/ml。

(习惯记忆一个 3.4 ml,一个 0.2 ml,二个 0.1 ml)

(3) 注射剂量:0.1 ml 皮内注射 0.1 ml 含药量 29 ug。

(4) 结果判断:20 min 看结果。

① 阴性:皮丘无改变,周围皮肤不红肿,无自觉症状。

② 阳性:皮丘隆起,并出现红晕、硬结,直径大于 1 cm 或红晕周围有 1 cm 伪足,痒感,严重时可出过敏性休克。

六、美洛西林钠(力扬)

(1) 皮试液浓度:294 ug/ml。

(2) 配制方法:

美洛西林钠 0.5 g+生理盐水至 3.4 ml,则稀释液浓度为 147 mg/ml,

取上液 0.2 ml+生理盐水至 1 ml,则稀释液浓度为 29.4 mg/ml,

再取上液 0.1 ml+生理盐水至 1 ml,则稀释液浓度为 2 940 ug/ml,

再取上液 0.1 ml+生理盐水至 1 ml,则稀释液浓度为 294 ug。

(习惯记忆一个 3.4 ml,一个 0.2 ml,二个 0.1 ml)

(3) 注射剂量:0.1 ml 皮内注射 0.1 ml 含药量 29 ug。

(4) 结果判断:20 min 看结果。

① 阴性:皮丘无改变,周围皮肤不红肿,无自觉症状。

② 阳性:皮丘隆起,并出现红晕,硬结直径大于 1 cm 或红晕周围有 1 cm 伪足,痒感,严重时可出过敏性休克。

七、东元安奇(阿莫西林钠)

(1) 皮试液浓度:300 ug/ml。

(2) 配制方法:

东元安奇 0.6 g+生理盐水至 2 ml,则稀释液浓度为 300 mg/ml,

取上液 0.1 ml+生理盐水至 1 ml,则稀释液浓度为 30 mg/ml,

再取上液 0.1 ml+生理盐水至 1 ml,则稀释液浓度为 3 000 ug/ml,

再取上液 0.1 ml+生理盐水至 1 ml,则稀释液浓度为 300 ug/ml,

(习惯记忆一个 2 ml,三个 0.1 ml)

(3) 注射剂量:0.1 ml 皮内注射 0.1 ml 含药量 30 ug。

(4) 结果判断:20 min 看结果。

① 阴性:皮丘无改变,周围皮肤不红肿,无自觉症状。

② 阳性:皮丘隆起,并出现红晕,硬结直径大于 1 cm 或红晕周围有 1 cm 伪足,痒感,严重时可出过敏性休克。

八、舒氨西林

(1) 皮试液浓度:300 ug/ml。

(2) 配制方法:

舒氨西林 0.75 g+生理盐水至 2.5 ml,则稀释液浓度为 300 mg/ml,

取上液 0.1 ml+生理盐水至 1 ml,则稀释液浓度为 30 mg/ml,

再取上液 0.1 ml+生理盐水至 1 ml,则稀释液浓度为 3 000 ug/ml,

再取上液 0.1 ml+生理盐水至 1 ml,则稀释液浓度为 300 ug/ml。

(习惯记忆一个 2.5 ml,三个 0.1 ml)

(3) 注射剂量:0.1 ml 皮内注射 0.1 ml 含药量 30 ug。

(4) 结果判断:20 min 看结果。

① 阴性:皮丘无改变,周围皮肤不红肿,无自觉症状。

② 阳性:皮丘隆起,并出现红晕,硬结直径大于 1 cm 或红晕周围有 1 cm 伪足,痒感,严重时可出过敏性休克。

九、链霉素

(1) 皮试液浓度:1 000 u/ml。

(2) 配制方法:

链霉素 100×10^4 u+生理盐水至 5 ml,则稀释液浓度为 20×10^4 u/ml,

取上液 0.5 ml+生理盐水至 1 ml,则稀释液浓度为 10×10^4 u/ml,

再取上液 0.1 ml+生理盐水至 1 ml,则稀释液浓度为 1×10^4 u/ml,

再取上液 0.1 ml+生理盐水至 1 ml,则稀释液浓度为 1 000 u/ml,

(习惯记忆一个 5 ml,一个 0.5 ml,两个 0.1 ml)

(3) 注射剂量:0.1 ml 皮内注射,0.1 ml 含药量 100 u。

(4) 结果判断:20 min 看结果,但较少见过敏反应。

十、头孢唑林钠(先锋 5 号)

(1) 皮试液浓度:6 mg/ml。

(2) 配制方法:

先锋 5 号 0.5 g＋生理盐水至 5 ml,则稀释液浓度为 0.1 g/ml,

取上液 0.6 ml＋生理盐水至 1 ml,则稀释液浓度为 60 mg/ml,

再取上液 0.1 ml＋生理盐水至 1 ml,则稀释液浓度为 6 mg/ml。

(习惯记忆一个 5 ml,一个 0.6 ml,一个 0.1 ml)

(3) 注射剂量:0.1 ml 皮内注射 0.1 ml 含药量 0.6 mg。

(4) 结果判断:20 min 看结果。

① 阴性:皮丘无改变,周围皮肤不红肿,无自觉症状。

② 阳性:皮丘隆起,并出现红晕,硬结直径大于 1 cm 或红晕周围有 1 cm 伪足,痒感,严重时可出过敏性休克。

十一、头孢曲松钠(菌必治)

(1) 皮试液浓度:60 ug/ml。

(2) 配制方法:

头孢曲松钠 1 g＋生理盐水至 5 ml,稀释液浓度为 200 mg/ml,

取上液 0.1 ml＋生理盐水至 1 ml,稀释液浓度为 20 mg/ml,

再取上液 0.1 ml＋生理盐水至 1 ml,稀释液浓度为 2 mg/ml,

再取上液 0.3 ml＋生理盐水至 1 ml,稀释液浓度为 600 ug/ml,

再取上液 0.1 ml＋生理盐水至 1 ml,稀释液浓度为 60 ug/ml。

(习惯记忆一个 5 ml,三个 0.1 ml,一个 0.3 ml)

(3) 注射剂量:0.1 ml 皮内注射 0.1 ml 含药量 6 ug。

(4) 结果判断:20 min 看结果。

① 阴性:皮丘无改变,周围皮肤不红肿,无自觉症状。

② 阳性:皮丘隆起,并出现红晕,硬结直径大于 1 cm 或红晕周围有 1 cm 伪足,痒感,严重时可出过敏性休克。

十二、头孢哌酮钠(先锋必)

(1) 皮试液浓度:60 ug/ml。

(2) 配制方法:

头孢哌酮钠 1 g＋生理盐水至 5 ml,稀释液浓度为 200 mg/ml,

取上液 0.1 ml＋生理盐水至 1 ml,稀释液浓度为 20 mg/ml,

再取上液 0.1 ml＋生理盐水至 1 ml,稀释液浓度为 2 mg/ml,

再取上液 0.3 ml＋生理盐水至 1 ml,稀释液浓度为 600 ug/ml,

再取上液 0.1 ml＋生理盐水至 1 ml,稀释液浓度为 60 ug/ml。

(习惯记忆一个 5 ml,三个 0.1 ml,一个 0.3 ml)

(3) 注射剂量:0.1 ml 皮内注射 0.1 ml 含药量 6 ug。

（4）结果判断：20 min 看结果。

① 阴性：皮丘无改变，周围皮肤不红肿，无自觉症状。

② 阳性：皮丘隆起，并出现红晕，硬结直径大于 1 cm 或红晕周围有 1 cm 伪足，痒感，严重时可出过敏性休克。

十三、细胞色素 C

（1）皮试液浓度：0.75 mg/ml。

（2）配制方法：

细胞色素 C 2 ml 含 15 mg，则稀释液浓度为 7.5 mg/ml，

取 0.1 ml＋生理盐水至 1 ml 则稀释液浓度为 0.75 mg/ml。

（习惯记忆一个 0.1 ml）

（3）注射剂量：

① 0.1 ml 皮内注射 0.1 ml 含药量 0.075 mg。

② 划痕试验，划痕，取 7.5 mg/ml 皮试液 1 滴，滴于前臂内侧皮肤。

（4）结果判断：20 min 看结果。

阳性反应为局部发红，皮丘直径大于 1 cm，划痕处周围红肿。阳性反应者不能用此药。

十四、门冬酰胺酶(1 万 u/瓶)

（1）皮试液浓度：100 u/ml。

（2）配制方法：

门冬酰胺酶 1×10^4 u＋生理盐水 10 ml，则稀释液 1 000 u/ml，

取 0.1 ml＋生理盐水至 1 ml，则稀释液 100 u/ml。

（习惯记忆一个 10 ml，一个 0.1 ml）

（3）注射剂量：0.1 nd 皮内注射，0.1 ml 含药量 10 u。

（4）结果判断：15 min、30 min、2 h 各看结果 1 次。

① 阴性：皮丘无改变，周围皮肤不红肿，无自觉症状。

② 阳性：皮丘隆起，并出现红晕，硬结直径大于 1 cm 或红晕周围有 1 cm 伪足，痒感，严重时可出过敏性休克。

十五、低分子右旋糖酐

（1）皮试液浓度：6％低分子右旋糖酐液。

（2）配制方法：低分子右旋糖酐原液。

（3）注射剂量：0.1 ml 皮内注射低分子右旋糖酐液。

（4）结果判断：20 min 看结果。

① 阴性：皮丘无改变，周围皮肤不红肿，无自觉症状。

② 阳性：皮丘隆起，并出现红晕，硬结直径大于 1 cm 或红晕周围有 1 cm 伪足，痒感，严重时可出过敏性休克。阳性反应者不能用此药。

十六、普鲁卡因

(1) 皮试液浓度：0.25%普鲁卡因。

(2) 配制方法：

2%普鲁卡因 2 ml 注射液，取 0.1 ml＋注射用水至 4 ml，则稀释液浓度为 0.25%。

(3) 注射剂量：0.25%普鲁卡因 0.1 ml 皮内注射。

(4) 结果判断：20 min 看结果。

① 阴性：皮丘无改变，周围皮肤不红肿，无自觉症状。

② 阳性：皮丘隆起，并出现红晕，硬结直径大于 1 cm 或红晕周围有 1 cm 伪足，痒感，严重时可出过敏性休克。阳性反应者不能用此药。

十七、破伤风抗毒素

(1) 皮试液浓度：150 u/ml。

(2) 配制方法：

破伤风抗毒素 1 500 u/ml，

取 0.1 ml 加生理盐水至 1 ml，则稀释液浓度为 150 u/ml。

(习惯记忆一个 0.1 ml)

(3) 注射剂量：0.1 ral 皮内注射，0.1 ml 含药量 15 u。

(4) 结果判断：20 min 看结果。

① 阴性反应：皮肤无反应。

② 阳性反应：皮丘周围红肿，皮丘直径大于 1 cm(脱敏注射参见说明书)。

十八、维生素 B_1

(1) 皮试液浓度：5 mg/ml。

(2) 配制方法：

维生素 B_1 100 mg/2 ml 即 50 mg/ml，

取上液 0.1 ml＋注射用水至 1 ml，则稀释液浓度为 5 mg/ml。

(习惯记忆一个 0.1 ml)

(3) 注射剂量：0.1 ml 皮内注射。

(4) 结果判断：20 min 看结果，反应判断与青霉素相同，阳性者不能用此药。

十九、碘过敏试验

(1) 皮试液浓度：30%泛影葡胺。

(2) 配制方法：用泛影葡胺造影剂盒中的 1 ml 小安瓿试液。

(3) 注射剂量：

① 左右眼各 1 滴，15 min 看结果。

② 如眼结膜无反应则把余下的试液静脉注射，5~10 min 看结果。

(4) 结果判断：

① 阴性反应——眼结膜无反应。

② 阳性反应——眼结膜充血红肿,面色、呼吸、脉搏、血压有改变为阳性反应。只有阴性者才能做造影,同时要备急救药物。

二十、庆大霉素

(1) 皮试液浓度:0.4 mg/ml。

(2) 配制方法:

庆大霉素 2 ml 含 8×10^4 u(即 80 mg),则稀释液浓度为 40 mg/ml,

取 0.1 ml+生理盐水至 1 ml,则稀释液浓度为 4 mg/ml,

取 0.1 ml+生理盐水至 1 ml,则稀释液浓度为 0.4 mg/ml。

(习惯记忆两个 0.1 ml)

(3) 注射剂量:0.1 ml 皮内注射,0.1 ml 含药量 0.04 mg。

(4) 结果判断:20 min 看结果。

① 阴性反应——皮丘无改变,周围不红肿。

② 阳性反应——局部皮肤隆起,直径大于 1.5 cm,有红肿。

二十一、精制蝮蛇抗栓酶

(1) 皮试液浓度:0.001 u/ml。

(2) 配制方法:

精制蝮蛇抗栓酶 0.25 u+生理盐水 2.5 ml,则稀释液浓度为 1 u/ml,

取 0.1 ml+生理盐水至 1 ml,则稀释液浓度为 0.01 u/ml,

取 0.1 ml+生理盐水至 1 ml,则稀释液浓度为 0.001 u/ml。

(习惯记忆一个 2.5 ml,两个 0.1 ml)

(3) 注射剂量:0.1 ml 皮内注射,0.1 ml 含药量 0.000 1 u。

(4) 结果判断:15 min 看结果。

① 阴性:红晕直径小于 1 cm,无伪足。

② 阳性:红晕直径大于 1 cm 或有红晕浸润或有伪足。

二十二、胸腺素(肽)

(1) 皮试液浓度:0.01 mg/ml。

(2) 配制方法:

胸腺素(肽)4 mg+生理盐水 4 ml,稀释液浓度为 1 mg/1 ml,

取 0.1 ml+生理盐水至 1 ml,稀释液浓度为 0.1 mg/ml,

取 0.1 ml+生理盐水至 1 ml,稀释液浓度为 0.01 mg/ml。

(习惯记忆一个 4 ml,两个 0.1 ml)

(3) 注射剂量:0.1 ml 皮内注射,0.1 ml 含药量 0.001 mg。

(4) 结果判断:30 min 看结果。

阳性:局部丘疹扩大或红晕直径大于 1 cm 或有伪足。

二十三、结核菌素纯蛋白衍生物(PPD)

(1) 皮试液浓度:50 u/ml。

(2) 配制方法:

PPD原液(50 u/ml)。

(3) 注射剂量:0.1 ml前臂掌侧皮内注射0.1 ml含药量(5 u)。

(4) 结果判断:

直径≥5 mm,即为阳性反应。凡48～72 h观察反应,有水泡、坏死、淋巴管炎均属强阳性反应。

第五节 常用药物应用及护理

一、呼吸兴奋药物应用与护理

(一) 概述

本类药物因激动β受体,激动腺苷酸环化酶而平滑肌细胞内cAMP浓度,从而使平滑肌松弛。舒张支气管痉挛。也能抑制肥大细胞释放过敏介质,可预防过敏哮喘的发作。应用时,要严密观察呼吸、心率、心律、血压、脉搏神志的变化及不良反应,以便做好相应的护理。

(二) 常用药物

1. 肾上腺素

又名副肾素。

(1) 作用及用途:肾上腺素受体激动剂。小剂量扩张微小动脉,减少心肌耗氧量,大剂量改善冠状血流,增加心肌供血、供氧。适用于心跳停止、过敏性休克、支气管哮喘的抢救治疗。

(2) 不良反应:头疼、心悸、血压升高、惊厥、面色苍白、多汗、震颤、尿潴留。禁止碱性药物配伍。

(3) 护理要点:

① 禁用于对本品的过敏、高血压、器质性心脏病、冠状动脉病、脑血管意外、闭角性青光眼及分娩患者。

② 皮下注射或肌肉注射时,要更换注射部位,以免引起组织坏死,必须抽回血,以免误入静脉。

③ 不可用于普鲁卡因引起的休克,否则易引起室颤。

④ 注射时密切观察血压和脉搏变化,以免引起血压骤升和心动过速。

⑤ 本药可使血糖升高,与胰岛素合用可降低胰岛素效果。

⑥ 使用肾上腺素可增加心肌和全身耗氧量,必须充分供氧,防止酸中毒的发生。

2. 尼可刹米

别名可拉明。

(1) 作用及用途:直接兴奋延髓呼吸中枢,使呼吸加深加快。适用于中枢性呼吸功能不全、肺心病引起的呼吸功能衰竭、阿片类药物中毒。

(2) 不良反应：多汗、恶心、烧灼感或痒感，皮肤发红，大剂量可引起血压增高、心悸、心律失常、震颤。

(3) 护理要点：

① 禁用于小儿高热而无呼吸衰竭者。

② 密切观察患者有无不良反应。

③ 本品不可与碱性药物配伍，否则会发生沉淀。

3. 山梗菜碱

又名洛贝林。

(1) 作用及用途：刺激主动脉体和颈动脉体化学感受器反射性兴奋呼吸中枢。适用于新生儿窒息、一氧化碳、吸入麻醉剂及其他中枢抑制性药物中毒，肺炎、白喉等传染病引起的呼吸衰竭。

(2) 不良反应：恶心、呕吐、头疼、心悸，大剂量可引起心动过缓。更大剂量可出现心动过速、传动阻滞、呼吸抑制、惊厥。

(3) 护理要点：

① 本品不可与碱性药物配伍。

② 观察有无大汗、心动过速、低血压、惊厥等过量反应，及时调整剂量。

③ 静滴速度要慢。

二、血管活性药物应用与护理

(一) 概述

血管活性药物临床应用时，要严密观察心率、心律、血压、脉搏、颈静脉充盈度、下肢浮肿程度、尿量等变化，记录出入量。如果是监护病房用药，最好使用微量注射泵，以提供每分钟每公斤体重多少微克数的使用剂量，便于准确用药和调整药物剂量，尤其是多巴胺、多巴酚酊胺为正性肌力药，更宜使用微量注射泵，同时要严密观察并记录有关血液动力学改变，如 BP、CVP、PAWP、CO、肺和外周循环阻力改变。

(二) 常用药物

1. 硝酸酯类

本类药物包括硝酸甘油、消心痛和长效硝酸甘油等。

(1) 作用及用途：该类药物主要扩张小静脉，降低心脏前负荷，也可舒张小动脉，减轻心脏后负荷，达到降低心肌耗氧量、缓解冠脉痉挛、增加心肌供氧的作用。主要用于防治各种类型的心绞痛，也可用于治疗急慢性充血性心力衰竭及不伴有低血压的急性心肌梗死患者。

(2) 不良反应：因血管扩张作用常可继发面颈部皮肤发红、搏动性头痛和眼内压增高。有时可引起体位性低血压。剂量过大，由于扩张血管、血压降低，可致反射性心率加快，反而增加心肌耗氧量，加重心绞痛。大剂量还可致高铁血红蛋白血症。连续用药2～3周后可出现耐受性。

(3) 护理要点：

① 嘱患者应随身携带硝酸甘油以便应急服用，同时告诉患者心绞痛发作的规律及注意事项。

② 告诉患者要坐着或躺着含服药品，以免发生体位性低血压。

③ 掌握药物的相互作用,如与钙拮抗剂(心痛定、异搏定等)合用有引起严重低血压的危险,应慎用。与心得安合用有协同作用,可防止用药过量所致的心率加快等。

④ 急性心肌梗塞伴低血压者禁用该类药物,因冠状动脉灌注压过低、冠脉血流量减少,反而加重心肌缺血。

⑤ 青光眼、脑溢血及颅内压增高的患者也忌用此类药物,避免因脑血管扩张和眼内血管扩张而加重病情。

⑥ 连续应用本类药物2～3周可产生耐受性,停药1～2周可恢复药效。故宜采取间歇给药法,从最小有效量开始用药,并嘱患者不可擅自加量,以免引起不良反应。

⑦ 硝酸甘油应保存于密闭容器内置阴凉处,因其性质不稳定,又有挥发性,容易变质失效。如6个月未用完应弃之更换新药。如患者舌下含服时,无麻刺、烧灼或头胀感,说明药已失效,应立即更换。

⑧ 用药期间要劝患者禁止饮酒,以免增加药物副作用,引起低血压。

⑨ 因本类药物作用使血管扩张、血压降低,可能引起患者头晕、无力、虚弱等,让其卧床休息,同时注意缓慢改变体位,以防摔倒。

⑩ 对严重头痛者,可采用物理治疗。如头部冷敷、保持环境安静或给予适量温和止痛药来缓解症状。

⑪ 静脉输液时,严格按医嘱控制药物的单位时间入量,最好应用微量输液泵。输液期间,要持续观察患者的血压、心事及肺毛细血管压,每3～5 min测量一次心率、血压,调整滴速。需停药时要逐渐减量,依据患者的血压调整,以免出现反跳现象。

⑫ 对硝酸甘油十分敏感的患者,很小剂量即可出现明显反应,可减少剂量或给药次数。

2. 硝普钠

(1) 作用及用途:硝普钠直接扩张小动脉,降低外周阻力,也扩张小静脉,使回心血量减少,导致心输出量减少,由于外周阻力下降和心输出量减少,使血压下降。其降压作用迅速、短暂,静滴1 min患者即可出现显著降压作用,停止滴注血压很快回升。该药主要用于高血压危象、高血压脑病、急性心肌梗死并发左心功能不全及慢性心功能不全用常规治疗效果不显著者。

(2) 不良反应:静滴时若患者血压下降过快可出现头痛、恶心、呕吐、出汗、心悸等症状。长期应用或患者肾功能减退时,可造成本品代谢产物硫氰酸盐在血中浓度过高,出现乏力、厌食、恶心、耳鸣、肌痉挛、定向障碍及精神症状等。

(3) 护理要点:

① 本品不能直接静脉推注,可用5％葡萄糖液稀释,但其药液中不宜加入其他药物。

② 配制滴注液时应避光操作,输液系统应以黑纸包盖(因遇光易失效)。

③ 滴注液应新鲜配制,立即使用,配制时间超过4 h的溶液不宜使用。如溶液变成蓝、绿或深红色,应立即停用。

④ 用药期间应严格监测患者的血压,尽量减少其体位变动呕吐、出汗、心悸等症状,减慢滴速或停药,上述症状即可消失。

⑤ 停用本品时应逐渐减量,以免病情反跳。

⑥ 老年患者对本品敏感,应慎用,可以小剂量开始,逐渐增至治疗量。

⑦ 肝肾功能不全的患者慎用本品。持续滴注超过48 h者应测定其血中硫氰酸盐的浓度,

若大于 10 mg/100 ml,应立即停药。

3. 酚妥拉明

(1) 作用及用途:酚妥拉明又名立其丁,具有阻断血管平滑肌上的 α 受体和直接舒张小动脉平滑肌的作用,从而使外周阻力降低,血压下降,改善微循环。由于血压下降反射性引起交感神经兴奋,或由于阻断心脏交感神经末梢突触前膜的 α₂ 受体,使去甲肾上腺素释放增加,从而对心脏起兴奋作用。本品尚有拟胆碱样及组胺样作用,可使胃肠道平滑肌兴奋,胃酸分泌增加。主要用于治疗外周血管痉挛性疾病、急性心肌梗死和顽固性充血性心力衰竭患者。在补足血容量的基础上,可用本品作抗休克的治疗。静滴去甲肾上腺素外渗时可局部浸润注射本品,以防组织坏死。亦可用本品进行嗜铬细胞瘤的诊断和防治手术过程中突发的高血压危象。

(2) 不良反应:常见的不良反应有低血压、心率加快、恶心呕吐、腹痛、腹泻等,严重时可诱发或加重消化性溃疡。

(3) 护理要点:

① 注射给药时嘱患者保持平卧位,注射前后应慢,血压和脉搏,注射过程中注意监测血压、脉搏、心率变化,直至平稳为止。

② 注射后嘱患者平卧 30 min,变更体位时动作要缓慢,以免引起体位性低血压。

③ 用于抗休克时,应先补足血容量再用本品,以防血压下降。

④ 冠心病、胃炎和消化性溃疡的患者慎用。

4. 巯甲丙脯酸

(1) 作用及用途:巯甲丙脯酸又名卡托普利,是合成的新型血管紧张素转换酶抑制剂,具有良好的降压作用。且降压时不减少心、脑、肾等重要脏器的血流量,不伴有反射性心率加快,反而可稍增加肾血流量。临床可用于治疗多种高血压,对高肾素型高血压疗效尤佳,也可用于治疗顽固性充血性心力衰竭。

(2) 不良反应:本品不良反应少,偶见低血压、药疹、味觉障碍、粒细胞缺乏和蛋白尿等。

(3) 护理要点:

① 用药期间应该密切监测患者血压的变化量(6.25 mg/d)开始服药。

② 用药期间嘱患者要经常检验血象和尿液。

③ 注意药物的相互作用,本品加用利尿剂时降压作用增强;与消炎痛合用时可降低其降压效能;与保钾利尿剂合用可致钾蓄积,避免合用。

④ 为提高本品的疗效,嘱患者用药期间进低盐饮食。

⑤ 肾功能不全、自身免疫性疾病的患者慎用本品,粒细胞减少者应禁用。

5. 多巴胺

(1) 作用及用途:多巴胺是合成去甲肾上腺素的前体物。能激动 α、β 受体以及多巴胺受体,兴奋心脏使心肌收缩力增强,心输出量增加。大剂量应用时外周阻力增加,血压升高,本品小剂量时除激动肾血管的多巴胺受体使血管扩张,肾血流量增加外,并可直接抑制肾小管吸收,有排钠利尿作用,大剂量时肾血管壁上的受体兴奋,血管收缩,肾血流减少。临床上主要用于治疗各种休克,如心源性休克、感染性休克和失血性休克等,特别对伴有心收缩力减弱及尿量减少而血容量已补足的休克疗效较好。本品与利尿剂合用,可治疗急性肾功能衰竭。

(2) 不良反应:本品治疗量时不良反应轻,患者偶有恶心、呕吐,若剂量过大或静滴速度过快,患者可出现心动过速、头痛、高血压,甚至诱发心律失常,或由于肾血管收缩而导致肾功能降低。

（3）护理要点：

① 严格控制药物剂量和滴速。滴注时，应从小剂量开始，逐渐增加用量。

② 静脉滴注时，应注意做好穿刺后再将药物加入液体内，输注过程中及输液完毕后应注意观察输液部位的皮肤，如不慎药液外漏，立即给予局部热敷或用受体阻滞剂对抗。

③ 监测血压、心率、心律的变化，开始给药时每 5 min 测 1 次，平稳后每 15 min 监测并注意肢体和末梢循环有无改善。若用药 20 min 后症状仍无好转应通知医生。

④ 注意监测尿量的变化，因大剂量时本品可导致肾血流量减少或肾功能降低。

⑤ 心动过速及嗜铬细胞瘤患者禁用本品。

⑥ 本品避光保存，禁与碱性药物配伍。

6. 多巴酚丁胺

（1）作用及用途：本品选择性地激动心脏 β_1 受体，使心肌收缩力增强，心输出量增加，治疗量时对心率影响不大，故不增加心肌耗氧量。但其剂量过大或滴注速度过快也可引起心率加快。该药主要用于治疗急性心肌梗死、心力衰竭、心源性休克的患者。

（2）不良反应：患者偶有头痛、恶心、心悸、血压升高、心律失常等。

（3）护理要点：

① 用药期间应注意监测患者的心电图及血压变化，有效地控制液体滴速，避免血压明显波动或心率过快。若出现心动过速或血压升高，表明用量过大，应减量或停药。

② 用本品时不宜与碱性药物配伍。

③ 心房纤颤患者禁用此药。

三、抗心律失常药物应用与护理

（一）概述

心律失常分为快速型和缓慢型心律失常两大类。临床上常根据抗心律失常作用的性质，将抗心律失常药分为四大类，其中第一类又分为 A、B、C 三个亚类。Ⅰ类：为钠通道阻滞剂，通过阻滞钠通道，抑制除极时 Na^+ 内流。又分为三个亚类：ⅠA 如奎尼丁、普鲁卡因胺等，可中度阻滞钠通道，降低心肌细胞的自律性，减慢传导速度，延长动作电位时间和有效不应期。ⅠB 如利多卡因、苯妥英钠等，可轻度阻滞钠通道，促进 K^+ 外流，动作电位时间缩短，有效不应期相对延长。ⅠC 如普罗帕酮等，明显阻滞钠通道，降低自律性，减慢传导速度。Ⅱ类：为 β_1 受体阻断药，可阻断心肌 β_1 受体，如普萘洛尔。Ⅲ类：为延长动作电位时程药，可延长动作电位时间和有效不应期，如胺碘酮。Ⅳ类：为钙拮抗剂，阻滞心肌细胞膜上的慢钙通道，如维拉帕米。

（二）常用药物

1. 奎尼丁

（1）作用及用途：奎尼丁是典型的ⅠA类代表药。通过抑制异位起搏点的自律性，减慢心肌传导速度及延长动作电位时间和有效不应期，可消除因冲动形成障碍、折返激动形成等产生的心律失常。为广谱抗心律失常药，临床用于治疗急、慢性室上性和室性快速型心律失常。对心房纤颤及心房扑动应用电复律术者，术前应用本药可提高电复律的成功率及安全性，术后使用可巩固疗效，防止复发。

（2）不良反应：奎尼丁的安全范围小，应用过程中约有 1/3 患者可出现各种不良反应如：

①恶心、呕吐、腹痛、腹泻等胃肠道反应;②血小板减少、白细胞减少、溶血、哮喘等过敏反应;③心血管系统反应较为严重,轻者可见低血压、窦性心动过缓、传导阻滞,严重者可引起窦性停搏或完全性传导阻滞。心房纤颤或心房扑动患者有时可因奎尼丁的抗迷走神经作用而引起窒息性心动过速或心室纤颤,出现神志消失、四肢抽搐、呼吸停止的严重反应,即奎尼丁晕厥反应。

(3) 护理要点:

① 注意观察以上各种不良反应,患者每次服药前应检查心率、心律、血压变化,有条件者每日记录心电图。当出现血压明显降低、心率明显减慢、心衰症状加重,QRS 时限延长 25% 或 Q－T 间期延长 25% 时,应及时报告医生并停止用药。

② 因有胃肠道反应,宜餐中或餐后服用。

③ 用药期间患者应避免快速改变体位,以防发生体位性低血压。

④ 心房纤颤和心房扑动患者应用本药时,应先服地高辛,以防发生奎尼丁晕厥两药合用时应监测地高辛血药浓度,并适当减少地高辛用量。

⑤ 注意药物的相互作用。如碱性药物可促进本药从肾小管的重吸收,提高血药浓度,易促发本病的不良反应;普萘洛尔等药能明显降低肝血流量,减少本药在肝脏的代谢,使其血药浓度升高;本药与扩血管药或降压药同用时,可引起严重的低血压。

⑥ 血压过低、窦性心动过缓、房室传导阻滞者禁用奎尼丁,肝肾功能不良者慎用。

⑦ 若出现奎尼丁晕厥反应,应立即进行人工呼吸、胸外心脏按压、电除颤等抢救措施。

2. 利多卡因

(1) 作用及用途:本品原为局麻药,现为 ID 类抗心律失常的代表药,其基本作用是选择性地作用于浦氏纤维,具有轻度阻滞钠通道和促进钾外流的作用,从而降低心肌自律性,缩短动作电位时程和有效不应期。临床上主要用于室性心律失常,特别适用于严重的室性心律失常的处理,为防治急性心肌梗死时室性心律失常的首选药。

(2) 不良反应:静脉滴注速度过快或肝脏功能不良时,常可出现嗜睡、头痛、视力模糊、感觉异常等,过量时亦可引起血压下降、心率减慢甚至心跳停止。

(3) 护理要点:

① 本品不宜口服给药,因口服经首过效应仅有 1/3 的量进入血液,且口服时易致恶心、呕吐。

② 该药的疗效和毒性反应与血钾浓度有关,因此用药时宜注意监测血钾的水平。

③ 严格掌握剂量,静脉滴注时滴速不宜过快,并注意监测心率、血压的变化,防止过量中毒。

④ 对本品有过敏史者、严重房室传导阻滞者禁用本品,肝肾功能不全、低血压者慎用。

3. 普罗帕酮

(1) 作用及用途:本品又名心律平,为 IC 类抗心律失常药,可降低心肌细胞的自律性,减慢传导,延长有效不应期,是临床常用的广谱抗心律失常药物,主要用于室性早搏、室性心动过速和室上性心动过速,对预激综合征有较好疗效。

(2) 不良反应:常见恶心、呕吐、头痛、头晕、口唇麻木、嗅觉改变等反应房室传导阻滞。

(3) 护理要点:

① 用药过程中密切监护患者的心电图和血压,严格掌握剂量和注射速度,防止过量或中毒。

② 严重心力衰竭、严重心动过缓、房室传导阻滞、明显低血压、支气管哮喘患者禁用本品,

肝肾功能不全、早期妊娠及哺乳期妇女慎用。

4. 普萘洛尔

(1) 作用及用途:本品又名心得安,为Ⅱ类抗心律失常药,属于β受体阻断药。其抗心律失常作用主要通过阻断心脏的β受体,降低窦房结自律性,减慢心率。临床上可用于治疗室上性、阵发性心动过速;对心房纤颤和扑动者,可使心室率减慢,有时可转为窦性节律;对运动和精神因素引起的心动过速,对缺血性心脏病、甲状腺机能亢进及麻醉药、强心甙中毒等引起的心律失常均有一定疗效。

(2) 不良反应:常见的不良反应有恶心、呕吐、轻度腹泻,停药后消失;偶见有皮疹、血小板减少等过敏反应;严重不良反应为急性心力衰竭;也可因支气管平滑肌β受体被阻断而诱发或加重哮喘;长期用药突然停药后可产生反跳现象,使原有症状加重。

(3) 护理要点:

① 严格掌握剂量,密切观察患者心律、血压及心功能情况。

② 注意患者的呼吸,尤其是哮喘患者。

③ 药物宜饭后服用,并避免高脂食物及酒精饮料

④ 用药时注意药物个体差异性,尤其注射给药时

⑤ 应用胰岛素的糖尿病患者,不能同时应用本药。因其加强降血糖作用,血糖降低时出汗和心率加快的症状,造成严重后果。

⑥ 心功能不全、窦性心动过缓、重度房室传导阻滞、支气管哮喘及肝功能不良等患者,应禁用或慎用本品。

5. 乙胺碘呋酮

(1) 作用及用途:本品又名胺碘酮,为Ⅲ类抗心律失常药,通过延长心房肌、心室肌、房室结和浦氏纤维的动作电位时程及有效不应期,减慢心房肌和浦氏纤维的传导速度,达到抗心律失常的作用,是临床上常用的广谱抗心律失常药,主要用于各种室性和室上性心律失常。

(2) 不良反应:有头痛、失眠、周围神经损害等神经系统反应,长期用药可致甲状腺功能紊乱。本药较特殊的反应是形成脂褐质沉积于组织中,沉积在皮下时皮肤呈灰色或蓝色。此外,本品尚可引起肝脏转氨酶升高、肺泡炎和肺纤维化等不良反应。

(3) 护理要点:

① 用药期间应密切观察患者各系统不良反应的发生,心率小于 50 次/min 并伴有头晕等症状时应及时停药。定期复查心电图,发现 Q-T 间期明显延长亦应及时停药。

② 静脉注射本品时宜缓慢,以免引起严重反应。

③ 鉴于本品不良反应发生率高,故不宜将其作为一线抗心律失常药,更不宜长期应用。

④ 对疑有甲状腺功能异常者应慎用或禁用本品。心动过缓、房室传导阻滞和对碘过敏患者忌用本品,孕妇及哺乳期妇女亦应禁用本品。

6. 维拉帕米

(1) 作用及用途:本品又名异搏定,为ⅠC类抗心律失常药,是钙通道阻滞剂,抑制 Ca^{2+} 内流,能明显降低窦房结和房室结的自律性,减慢心率和传导。临床主要用于治疗室上性心动过速、心房扑动、心房颤动等,对室性心律失常疗效较差。

(2) 不良反应:本品不良反应较轻,常见的有口干、胃部不适、便秘、头痛见体位性低血压、房室传导阻滞和短暂的窦性停搏等。

（3）护理要点：

① 用药期间注意监测心率和心电图，如有心率慢或血压低的情况，应暂停给药。

② 静注或静滴时必须控制给药速度，一旦出现严重不良反应，除应停药外，可静注阿托品、钙剂或异丙肾上腺素治疗。

③ 心肾功能差的老年人应慎用或减量使用，支气管哮喘患者慎用，低血压、房室传导阻滞、心力衰竭、心源性休克患者禁用本品。

四、强心甙应用与护理

强心甙是一类选择性加强心肌收缩力，治疗心功能不全的甙类药物。常用的有洋地黄毒甙、地高辛、去乙酰毛花甙丙及毒毛旋花子甙 K。它们具有相似的药理作用和不良反应，只有作用的强、弱、快、慢、持续时间长短和体内过程的不同。

1. 作用及用途

强心甙的基本作用是加强心肌收缩力（正性肌力作用），减慢心率（负性频率作用），减慢传导速度（负性传导作用）。临床上用于各种原因引起的充血性心力衰竭，控制房颤或房扑患者的心室率，终止阵发性室上性心动过速。

2. 不良反应

强心甙治疗安全范围小，一般治疗量即相当于中毒量的 60%，因而不良反应的发生率高，约 20% 的用药者可发生不同程度的不良反应，主要表现为三个方面：

（1）胃肠道反应：较为常见，如厌食、恶心、呕吐、腹痛、腹泻等。

（2）神经反应：可有头痛、头晕、失眠、谵妄等，此外还可见视觉障碍如黄视、绿视、视物模糊等。

（3）心脏反应：是中毒的危险症状，主要表现为各种心律失常，如快速型心律失常、房室传导阻滞、窦性心动过缓，其中室性早搏，是强心甙中毒最常见的早期心脏反应。

3. 护理要点

（1）强心甙口服剂不宜与高纤维食物同服，二者同服会影响药物吸收。

（2）药物对胃黏膜有刺激，以饭后服用为宜，如果每日给药 1 次，多定在早餐后。

（3）静脉注入时，必须用葡萄糖液稀释后缓慢注入，时间不应少于 5 min。

（4）对高血压患者，应注意观察血压的变化，因为此药物可引起暂时性的血压升高。

（5）用药后要经常了解患者心衰症状和体征的改善情况，每次用药前都要测量心率和心律，必要时监测心电图。如果成人心率小于 60 次/min、儿童小于 70 次/min、婴儿小于 90 次/min，且伴有胃肠道反应和神经系统症状时，应立即停止用药并通知医生。

（6）用药期间应定期测定血 K^+、Ca^{2+}、Mg^{2+} 浓度，必要时检测血地高辛、洋地黄毒甙的浓度。同时注意观察患者有无低钾的症状，如嗜睡、厌食、肌肉无力、反射减弱等，鼓励患者进食含钾丰富的食物。

（7）肾功能不全者宜选用洋地黄毒甙，肝功能不良者宜选用地高辛。

（8）按医嘱定量、定时服药，不要随意加用其他药物。

五、利尿剂应用与护理

（一）概述

利尿药是一类作用于肾脏，增加肾脏对 Na^+ 和水排出的药物。临床上按利尿药排 Na^+ 能力的大小,将其分为三类:①强效利尿剂,包括呋喃苯胺酸、利尿酸、丁苯氧酸等;②中效利尿剂,包括噻嗪类及噻喀类衍生物氯噻酮;③弱效利尿剂,包括安体舒通、氨苯喋啶等。

(二)常用药物

1. 呋喃苯胺酸

(1)作用及用途:本药又名速尿、呋塞米,是强效利尿剂,其利尿作用主要是抑制肾小管髓袢升支粗段皮质部和髓质部对 Cl^- 的主动重吸收,随之也抑制了 Na^+ 的被动重吸收,同时亦干扰了尿液的浓缩和稀释过程,而使钠、钾和水的排出量增加。临床上主要用于治疗各类严重水肿,对急性肺水肿和脑水肿有良好的疗效;静注本药可降低肾血管阻力,增加肾血流量,提高肾小球滤过率,使尿量增加,常用于治疗和预防急性肾功能衰竭;此外,本药对钙的重吸收也有抑制作用,因而可用于治疗高血钙,对于某些药物和毒物吸收后引起的急性中毒,本药也有加速毒物排泄的作用。

(2)不良反应:①长期或大剂量使用本药可使水、电解质严重丢失,表现为低血容量、低血钾、低血钠、低氯碱血症,其中以低血钾的损害最严重,可引起肌无力、肠麻痹、心脏损害和肾小管坏死;②短期内大剂量静注该药时可引起耳鸣、耳聋、眩晕等耳毒性反应,为本药最严重的不良反应;③高尿酸血症,本药可抑制尿酸排泄,导致高尿酸血症而诱发痛风;④其他:可引起恶心、呕吐、腹胀、腹痛、腹泻等胃肠道反应,少数患者可发生白细胞减少、血小板减少、溶血性贫血等过敏反应。糖尿病患者用本药可致血糖升高。

(3)护理要点:

① 用药期间严密监测患者的尿量,每日记录液体出入量、测体重、测血压、测腹围。如有血压过低、脉搏过快、皮肤口唇干燥,应注意脱水和虚脱的发生,及时报告医生作出处理。

② 定期查血清电解质,长期用药要补充钾盐,多吃含钾丰富的食物。如患者肌无力、腹胀、心悸、心律失常,应警惕低血钾的发生。

③ 大剂量静脉用药时,严格控制用药速度,若发现异常情况应及时停用。

④ 用药后嘱患者变换体位要慢,以免体位性低血压引起眩晕产生意外。

⑤ 糖尿病患者用本药可致血糖升高,老年患者用本药可发生血栓形成或栓塞,长期用药者可致高尿酸血症而诱发痛风,因此对有上述情况的患者,用药时须慎重,并严密观察其用药后反应。

⑥ 严重肝脏病患者,因血钾低可诱发肝昏迷,故宜慎用,必要时可与保钾利尿剂合用。

⑦ 本药忌与氨基甙类抗生素合用。

2. 氢氯噻嗪

(1)作用及用途:本药又名双氢克尿噻,是中效利尿剂,其利尿作用机制为抑制髓袢升支皮质部对 Cl^- 的主动重吸收和 Na^+ 的被动重吸收,具有中等强度的利尿作用,是目前临床应用较广泛且安全有效的口服利尿剂。本药还有降压作用,通过利尿排钠使血容量减少、血压下降,与其他降压药合用,可增强降压作用。此外,本品还有抗利尿作用,可明显减少尿崩症患者的尿量和烦渴症状。临床上可用于治疗各种原因引起的水肿、高血压及尿崩症。

(2)不良反应:①电解质紊乱,其中低血钾是本药最常见的不良反应,表现为乏力、恶心、呕吐、腹胀、腹泻、眩晕,甚至发生心律失常;②该药干扰尿酸排出,可致高尿酸血症;③长期服用本药可致血糖升高,可诱发或加重糖尿病症状;④长期服用本药还可致尿氮升高,对于肾功能不全者可诱发肾功能衰竭;致血氨升高,对于肝功能损害者可诱发肝昏迷;偶有发生过敏性皮炎、血小板减少、白细胞减少等过敏反应。

（3）护理要点：

① 用药期间定期监测血清电解质，注意有无低血钾症状，与强心甙合用时更要经常监测患者血钾浓度。

② 用药期间鼓动患者多进食含钾食物。

③ 肝肾功能不全者、痛风、糖尿病患者应慎用，若用时应注意监测血尿酸和血糖。

④ 本药与抗高血压药物合用时，有促发心肌梗死的危险，应加强监护。

3. 氨苯蝶啶

（1）用及用途：本品是一类弱效利尿剂，可直接作用于远曲小管和集合管，抑制对 Na^+ 重吸收，减少 K^+ 的分泌，也促进尿酸排出。临床上常与其他排钾利尿药合用治疗各种顽固性水肿；因可促进尿酸排泄，亦可用于痛风患者的利尿。

（2）不良反应：本品不良反应较少，偶见嗜睡、恶心、呕吐、腹泻和皮疹，长期应用可出现高血钾症。该药还可抑制二氢叶酸还原酶、肝硬化患者服后可发生巨幼红细胞贫血。

（3）护理要点：

① 饭后服药或与食物、牛奶同服，以减轻胃肠道反应。

② 用药期间严密监测血钾浓度，避免进食含钾丰富的食物。

③ 严重肝、肾功能不全及高血钾患者禁用本药。

六、抗凝剂应用与护理

（一）概述

血液凝固是一种复杂的过程。在生理状态下，凝血系统与纤溶系统处于动态平衡，保持血液的流动性。当任何病理变化使上述平衡失调时，即可导致出血或血栓形成，因此，针对血液凝固，除对病因治疗外，还需应用促凝血药或抗凝血药。本节即论述抗凝剂的应用与监护。

（二）常用药物

1. 肝素

（1）作用及用途：肝素是从牛、猪的肺或肠黏膜中提取的一种黏多糖硫酸酯，通过激活抗凝酶Ⅲ、灭活多种凝血因子、阻止血小板的聚集和破坏，对凝血的多个环节都有影响。其抗凝作用强大、迅速，主要用于防治血栓形成和栓塞性疾病，以及各种原因引起的弥散性血管内凝血（DIc）的早期治疗。此外，还可用于心导管检查、体外循环、血液透析等的抗凝。

（2）不良反应：肝素过量时可导致自发性出血，表现为各种黏膜、硬脑膜下血肿、关节积血和伤口出血等。偶有过敏反应如寒战、发热、荨麻疹、哮喘等。长期应用时，少数患者可出现骨质疏松、血小板减少、肾功能减退等症状。

（3）护理要点：

① 为预防肝素过量导致出血，治疗前后定期测定凝血时间，使用时要注意不同的剂型和剂量，给药应精确计算，仔细核对药物剂量。

② 本品口服不吸收。静滴时，要确定针头在血管内方可给药。

③ 在使用肝素的患者床头放置明显标志，注明所用药物。

④ 用药期间要严密观察患者有无异常出血、皮下淤斑、血尿、大便变色等。一旦发现出血可缓慢注射鱼精蛋白解救，用量按最后一次肝素量，1 mg 鱼精蛋白中和 100 u 肝素，若肝素使

用时间超过 30 min,则鱼精蛋白的剂量可减半。

⑤ 应用时,如有过敏反应症状,立即通知医生,及时对症处理。

⑥ 应用肝素后,不能突然停药,应按医嘱逐渐减量,或给予口服抗凝药物过渡暂时性高凝状态而致血栓形成。

⑦ 肝素注射禁与下列药物合用:水杨酸类、右旋糖酐、氨基甙类抗生素、多黏菌素、青霉素、红霉素、四环素类、万古霉素、杜冷丁、异丙嗪等。

⑧ 有出血倾向,患血友病、紫癜、脑出血、严重消化性溃疡及对本晶过敏的患者禁用本品。肝肾功能不良、孕妇、产后妇女慎用。

2. 华法林

(1) 作用及用途:华法林为口服抗凝药,其结构与维生素 K 相似。在肝脏中能竞争性拮抗维生素 K 的作用。从而抑制凝血因子Ⅱ、Ⅶ、Ⅸ、Ⅹ的合成,发挥抗凝血作用。与肝素相比,具有维生素 K 有效、作用缓慢持久的优点,主要用于防治血栓栓塞性疾病以及心脏瓣膜置换术后的抗凝治疗。

(2) 不良反应:过量可引起自发性出血、麻疹、脱发、恶心、呕吐、粒细胞缺乏等。

(3) 护理要点:

① 应用本品前详细询问用药史,用药期间定期测定凝血酶原时间,据此调整用药剂量。

② 用药期间注意有无异常出血征象,一旦发现应及时报告医生处理,立即停药,给予大量维生素 K 对抗或输血。

③ 如患者用药过程中出现过敏反应,应给予对症治疗,反应较重者立即停药。

④ 对充血性心力衰竭、肝肾功能不良、糖尿病、维生素 K 缺乏、过敏性疾病等患者要且应单独使用静脉通道注射肝素。

(刘桂荣)

第二十三章

精神科护理技术

第一节　精神科特殊症状的护理

一、兴奋躁动患者的护理

兴奋躁动是精神科临床的常见的一组症状,表现为言语增多,躁动不安,攻击行为和伤人损物等,对此类患者重点护理特别注意以下几点:

(1) 良好的服务态度,对患者态度要亲切和蔼耐心,细心禁止训斥、恐吓、轻浮和耍弄患者。不要与患者争执,用正面教育和鼓励代替批评和强制方法。

(2) 病室环境:病室床位不可过于拥挤,严重兴奋躁动者应住单房,室内设备力求简单。

(3) 饮食护理:此类患者体力消耗大,要保证患者摄取足够的营养和水分。防止暴饮暴食,必要时协助喂食或鼻饲。

(4) 督促协助患者料理好个人卫生,定期为患者洗澡更衣,保持皮肤清洁干燥,预防感染。按时督促大小便。

(5) 严密观察,重点护理,必要时专人护理。接触患者时要立于患者侧面,不要面对或背向患者,工作人员进入单房间时不可锁门。

(6) 注意患者安全,防止外伤:患者兴奋躁动易造成外伤,必要时给予适当保护。

(7) 开展工娱疗活动:组织轻度兴奋躁动患者参加适当的体力劳动或文体活动,使其精力得到适当的发挥,建立规律的生活制度。

(8) 注意患者衣着卫生:根据天气变化及时给患者增减衣服,注意衣着整齐,并防止撕破衣服或裸体。

(9) 给患者治疗或护理时,应由他人协助,以防意外。并及时清点用物,防止遗留在患者处。

二、拒食患者的护理

(1) 护理人员应有高度的责任心,周密细致地观察,了解患者拒食的原因,有针对性地进行处理。

(2) 对有被害妄想的患者,怕饭中有毒不敢进食者,可安排集体进食,饭菜分好后任其自选,或别人先尝后再吃,以消除顾虑。

(3) 对违拗患者或以拒食来威胁他人者,不宜勉强进食。可将饭菜置于一旁,任其自动取用,从侧面观察进食情况。

（4）因饮食习惯或宗教信仰而拒食者应尽量予以合理照顾,但对过分挑剔者应予说服教育,不可过于迁就。

（5）明显抑郁的患者,应耐心督促进食,切勿操之过急。

（6）过分躁动的患者应单独进食,必要时可喂食。

（7）对因罪恶妄想而不能进食者,可将饭菜搅拌一起再督促鼓励其进食。

（8）因躯体疾患而不能进食者,根据情况给予营养丰富流质或半流质饮食,必要时按医嘱给予输液。

（9）拒食两餐以上者,应采用鼻饲,以保证患者的营养。

（10）定时做好口腔护理,保持口腔清洁。

三、走失患者的护理

（1）患者入院后应全面了解病情及思想动态,发现有走失企图者采取相应的措施,做到预防为主。

（2）外出或工娱疗时,应重点看护,随时观察其动向。患者外出时须有工作人员陪伴。

（3）病房门窗应设有防护栏,并注意随时检修,确保完好。毕病房钥匙应妥善保管,勿被患者窃取,发现遗失立即查找,并报告护士长。

（4）积极开展工娱疗活动,丰富患者的休养生活,减少思念亲人和寂寞感,使患者安心住院。

（5）对有走失企图的患者应积极做好心理辅导,并详细了解家庭和其他相关的地址,以便走失后查找。

（6）牢记患者的姓名及外貌特征,一旦走失立即报告护士长,组织人员寻找。

（7）患者返院后,要热情劝说其安心疗养,不能训斥或惩罚患者。应严格检查危险物品,并将走失情况做详细记录,防止再一次走失。

四、自伤、自杀患者的护理

（1）详细了解病情,掌握患者的思想动态,发现自杀先兆,如写遗书、收集危险物品等,应提高警惕,严密观察,并针对性做好心理护理和相应的防范措施。

（2）对新入院患者及家属探视返院时,要严格检查,不得留用危险物品,凡患者使用危险物品时应有专人看护,防止发生自伤事件。

（3）将患者安置在易观察的房间内,以便随时发现患者的动向,并可发动恢复期患者协助观察。

（4）严格交接班制度:患者数,病房内危险物品及剧毒药品等,应严格交班,数目不符及时查找。有自杀企图的患者要始终在工作人员监护下活动,时刻注意防止自伤、自杀行为的发生。夜间睡觉和午睡时均不要让患者蒙头,以便观察病情。

（5）严防走失,勿使患者在楼梯阳台等危险处停留。

（6）办公室、治疗室、饭厅、值班室、杂物室及辅助用房,要随时关闭门窗。洗澡时有专人负责照顾,服药时认真仔细检查,保证服下,以防储藏药物。

（7）保护患者要适当,并应经常观察,以防患者自行解开或让其他患者解开自伤、自杀或把保护带作为自身的工具。

（8）病室的电线不应暴露在外面，电灯开关应集中在护士办公室，以防患者触电。

（9）严格限制非工作人员进入病房。工作人员不得佩戴可用以造成伤害的饰物，衣袋里不应放锐器，以防患者窃取。

（10）患者不留长指甲，不用长的活动裤带，女患者使用月经带应为妥善保管。

（11）注意观察由抗精神病药物治疗引起的严重药物反应。

（12）以破损的玻璃、瓷器及断针等应拼凑齐全后拿出病房，如有部分遗失要及时查找。

（13）适当开展工娱治疗，丰富患者休养生活，分散自杀念头，增强治疗信心，激发其对生活的兴趣。

（14）病房内随时准备好急救药品及器械，一旦发生患者自杀情况，工作人员应迅速果断地抢救，并应保持镇静，同时尽快通知有关医生和领导，注意维持好病房秩序，尽量避免在患者中造成不良影响。

第二节　精神科意外事件的处理

一、常见自杀方式及处理

1. 自缢

（1）一旦发现患者自缢，立即将其抱起上托，迅速剪断缢绳，注意不要坠地摔伤患者。

（2）将患者仰卧，头向后倾斜，以保持呼吸道通畅，即刻行人工呼吸，若呼吸心跳都停止，给予胸外心脏按压及口对口的人工呼吸交替进行，切勿中断。

（3）同时要立即通知有关医生，并准备好急救药品和器械，以配合医生抢救。

2. 割伤或碰伤

立即察看伤口，并为患者止血。如轻度或中度出血，可采用加压包扎止血；如为四肢大血管出血，可用止血带，松紧度以肢体远端触不到动脉搏动为佳，但时间不超过 30 min，如需结扎止血者应先放松 3～5 min（用局部加压代替），然后再结扎止血，并从速通知医生，以采取相应的急救处理措施。

3. 触电

（1）发现患者触电，立即切断电源或用手边的绝缘器具挑开电源，以阻断电流通过。

（2）若呼吸或心跳停止者，立即给人工呼吸或胸外心脏按压，如呼吸心跳均停止者，应给予人工呼吸及胸外心脏按压交替进行，经胸外心脏按压一分钟心跳未恢复者，用肾上腺素 1 mg做心内注射，人工呼吸至少持续 4 h 或直至自主呼吸恢复。

（3）正确处理局部伤口。如肌肉广泛性坏死，应及早将坏死组织彻底切除或截肢，同时注射破伤风抗毒素或抗生素。

4. 溺水

（1）保持呼吸道通畅，立即清除口鼻腔淤泥及呕吐物以保持呼吸道通畅。

（2）倒水处理：救护人一腿跪在地上，另一腿屈曲，将患者腹部放于膝盖上，使其头下垂，按压腹部，也可以利用地面斜坡，将患者头放于下坡处，使其排出肺和胃中积水。

（3）人工呼吸，胸部心脏按压同时进行，并注射急救药物。

（4）密切观察生命体征变化，及时采取急救措施，并注意保暖。

5. 服毒

患者一次服药过量或吞服毒药，应立即洗胃，输液，并将洗出胃内容物送验，确定毒物性质，便于针对性的抢救，根据病情给予吸氧保暖等，如吞服腐蚀性药物禁止洗胃，可服牛奶或鸡蛋清，以保护损伤的黏膜。

二、预防噎食及其紧急处理方法

食物团块完全堵塞声门或气管引起的窒息，俗称"噎食"，是老年人猝死的常见原因之一，近年来屡有报道。美国每年约有 4 000 多人因噎食猝死，占猝死病因第六位。其中至少有三分之一的噎食患者被误诊为"餐馆冠心病"而延误了抢救时机。而我国精神患者噎食时有发生。阻塞气管的食物常见的有肉类、地瓜、汤圆、包子、豆子、花生、瓜子、纽扣等。

1. 噎食常见发生的原因

（1）咀嚼功能不良，大块食物尤其是肉类，不容易被嚼碎。

（2）患食管病者较多，加上进餐时情绪激动，容易引起食管痉挛。

（3）患者暴饮暴食，咽反射迟钝，容易造成吞咽动作不协调而噎食。

2. 噎食的发生往往具有的特征

（1）进食时突然不能说话，并出现窒息的痛苦表情。

（2）患者通常用手按住颈部或胸前，并用手指口腔。

（3）如为部分气道阻塞，可出现剧烈的咳嗽，咳嗽间歇有哮鸣音。

老年人预防噎食，除了及时治疗各种诱因疾病之外，还应注意做到"四宜"：食物宜软、进食宜慢、饮酒宜少、心宜平静。有 80% 的人噎食发生在家中，病情急重。抢救噎食能否成功，关键在于是否及时识别诊断，有否分秒必争地进行就地抢救。如抢救得当，可使 80% 的患者脱离危险。

美国学者海姆里斯发明了一种简便易行、人人都能掌握的急救法。其具体操作方法是：意识尚清醒的患者可采用立位或坐位，抢救者站在患者背后，双臂环抱患者，一手握拳，使拇指掌关节突出点顶住患者腹部正中线脐上部位，另一只手的手掌压在拳头上，连续快速向内、向上推压冲击 6～10 次（注意不要伤其肋骨）。昏迷倒地的患者采用仰卧位，抢救者骑跨在患者髋部，按上法推压冲击脐上部位。这样冲击上腹部，等于突然增大了腹内压力，可以抬高膈肌，使气道瞬间压力迅速加大，肺内空气被迫排出，使阻塞气管的食物（或其他异物）上移并被驱出。这一急救法又被称为"余气冲击法"。如果无效，隔几秒钟后，可重复操作一次，造成人为的咳嗽，将堵塞的食物团块冲出气道。

海氏法还可以用来自救。如果发生食物阻塞气管时，旁边无人，或即使有人，患者往往已不能说话呼救，患者必须迅速利用两三分钟左右神志尚清醒的时间自救。此时可自己取立位姿势，下巴抬起，使气管变直，然后使腹部上端（剑突下，俗称心窝部）靠在一张椅子的背部顶端或桌子的边缘，或阳台栏杆转角，突然对胸腔上方猛力施加压力，也会取得同样的效果，使气管食物被冲出。

（朱丽华）

第三节　电抽搐治疗的护理

一、适应证

(1) 严重抑郁状态,明显自责自罪,有强烈自伤、自杀行为者。

(2) 极度兴奋躁动,冲动伤人者。

(3) 拒食、违拗和紧张性木僵患者。

(4) 精神药物治疗难以控制的精神病患者或对药物治疗不能耐受者。

二、禁忌证

(1) 中枢神经系统疾患　颅内占位性病变,脑血管疾病、癫痫、颅脑损伤等。

(2) 严重躯体合并症:如肝肾功能损害,心血管系统疾患及呼吸系统疾病。

(3) 全身感染性疾患或体温在 37.5℃ 以上者。

(4) 严重的骨关节病、严重消化道溃疡、血液病。

(5) 青光眼、视网膜剥离患者。

(6) 明显营养不良者、身体极度虚弱者;60 岁以上老人及 12 岁以下儿童。

(7) 内分泌系统疾病:糖尿病、甲亢。

(8) 孕妇、产后 1 个月以内者。

三、护理

(一) 治疗前的护理

1. 准备工作

(1) 布置抢救室环境及治疗后的观察床,做好各项消毒隔离工作。

(2) 配合医生检查电休克治疗机的性能,使其处于最佳完好状态。

(3) 备妥氧气、急救药品与急救器械。

2. 患者的准备

(1) 向患者家属详细说明有关治疗方式、程序、疗效和可能出现的合并症,并填写知情同意书。

(2) 向患者作好解释,给予安慰,解除紧张、恐惧情绪,尽量取得患者的合作。

(3) 认真全面进行体格检查,完善必要的辅助检查,如心电图、脑电图、胸部 X 线、血常规、生化全项。

(4) 一般在治疗前须停服抗精神病药 1 次,12 h 内不用安定类药物和抗癫痫药物,此期间严密观察病情变化,确保患者安全。

(5) 治疗前 6 h 禁食、禁水。若急需治疗时,也应在饭后 2～3 h 胃排空时为宜,以免治疗中出现呕吐引起窒息或吸入性肺炎。

(6) 测量生命体征并记录,若有异常及时通知医生。

(7) 遵医嘱于治疗前 15 min 皮下注射阿托品 1 mg,皮下或肌肉注射洛贝林 6 mg。

(8) 治疗前嘱患者排空大小便,为患者取下义齿、发夹、眼镜,解开颈胸部的纽扣和裤带等。

（二）治疗中的护理

本治疗由两名医生和四名护士执行。其中一名上级医生负责指挥，一名下级医生负责操作；四名护士分别负责保护患者肢体两侧的肩、肘、髋、膝关节及足跟，防止患者抽搐时引起骨折、关节脱臼、足跟碰伤。

（1）让患者仰卧于治疗床上，四肢自然伸直，除去枕头，两肩胛区后相当于第4～8胸椎之间（即腰椎部、膝关节和踝关节处）放置沙枕；另外在患者颈下垫一小沙枕，以固定头部，防止抽搐时颈椎过度后屈。

（2）将牙垫放置于患者上、下臼齿间，请患者咬紧；以右手掌用干毛巾紧托患者的下颌，避免抽搐发作时下颌脱臼、牙齿损伤及唇舌咬伤。

（3）将导电糊涂在电极上，置于患者头顶、颞部或双颞部，保证电极位置正确、接触良好。

（4）电量调节，原则以能引起痉挛发作的最小剂量为准，通电时间0.2～0.4 s为宜，电流应为80～120 V。

（5）助手轻按患者的肩胛、肘及髋关节处，以保护肢体，不要强行按压，防止骨折。

（6）一切准备就绪，由治疗医师将电极紧贴患者双侧颞部或额颞部，通知开机通电，此时应集中注意观察患者、保护患者。

（7）痉挛发作时，为防止肢体过大幅度抽动造成骨折或脱臼，保护各关节时不宜用力过度，以免肌腱撕裂。痉挛停止后，将患者身体同时转向一侧使唾液外溢，抽搐停止20～30 s后，若未见自主呼吸，需立即做辅助人工呼吸，直到自主呼吸恢复后送回观察床。

（三）治疗后的护理

（1）让患者平卧于观察床上，头转向一侧，由专人护理，保持呼吸道通畅，密切观察患者的呼吸、面色、意识等情况。

（2）若有躁动不安，可暂予保护性约束，防止跌伤和意外。注意保暖，防止着凉。

（3）在患者未完全苏醒之前，勿使其下床活动，以防跌倒摔伤。患者下床后注意观察患者的肢体活动情况，牙齿有无松动，口、唇、舌有无外伤，肢体关节有无脱臼，如有问题应及时报告医生并做处理。

（4）患者完全苏醒后，可给予饮食与服药，若患者入睡，不可唤醒急促进食，以免发生噎食。若患者出现恶心、呕吐，应取侧卧位，可崭不进食，严重者应给予对症处理。

（5）个别患者苏醒后可有记忆力减退、定向障碍，有时会找不到自己的床位等，要帮助患者料理个人生活，防止发生意外。

四、并发症的观察及处理

电休克疗法的副作用的发生与很多因素有关，如个体差异、电极的位置、通电时间、电量、通电次数等，常见的有以下并发症：

（1）患者头痛、恶心、呕吐、焦虑、可逆性的记忆力减退、遗忘，这些症状无须处理。

（2）骨折与关节脱位：是由于肌肉的突然剧烈收缩所致。骨折、关节脱位是最常见的并发症，骨折部位多发生在第4～8胸椎，多为压缩性骨折；其次是长骨部位，如肱骨、股骨的骨折。关节脱位多发生在下颌关节，发生后立即对症处理。

（3）窒息、呼吸暂停现象：一般因舌后坠所致；患者在治疗期间，一定注意观察患者的呼吸，如发生呼吸暂停现象，应立即疏通呼吸道，给予人工呼吸，并采取抢救措施。

第四节 无抽搐电休克治疗的护理

无抽搐电休克治疗（MECT），又称为改良电痉挛治疗、无痉挛电痉挛治疗，是在通电治疗前，先注射适量的肌肉松弛剂，然后利用一定量的电流刺激大脑，引起患者意识丧失，从而达到无抽搐发作而治疗精神病的一种方法。

一、适应证

(1) 严重抑郁状态、明显自责自罪、有强烈自伤、自杀行为者。

(2) 极度兴奋躁动，冲动伤人者。

(3) 拒食、违拗和紧张性木僵患者。

(4) 幻觉（幻听）妄想严重的精神疾病。

(5) 精神药物治疗难以控制的精神病患者或对药物治疗不能耐受者。

(6) 对年老体弱，骨折，骨质疏松和伴有躯体疾病的患者慎用。

二、禁忌证

(1) 中枢神经系统疾患：颅内占位性病变，脑血管疾病、癫痫、颅脑损伤等。

(2) 严重躯体合并症：如肝肾功能损害，心血管系统疾患及呼吸系统疾病。

(3) 孕妇、产后1个月以内者。

三、护理

在专门治疗室进行治疗，应备齐各种急救药品与器械。治疗前做好家属和患者心理护理和宣传工作，解释治疗的目的、方法、疗程、效果，取得其配合，做好治疗前后的护理。

(1) 治疗前8h禁食、禁水，治疗前半小时测体温、脉搏、呼吸、血压，应排空大、小便。

(2) 治疗前协助患者清洗头发，以免油垢影响通电效果。换宽松舒适衣服，取下活动假牙、发夹和佩戴的金属物品。

(3) 治疗结束后应将患者安置在安静的室内，取仰卧位，头下垫软枕，头侧向一边，保暖，专人看护，密切观察治疗后反应，防止坠床和摔伤，严密观察生命体征及意识变化，及时擦干口鼻分泌物，防止误吸引起窒息。

(4) 患者清醒后，供给水与流质食物，在看护下进食，以免发生意外。如有记忆力丧失，可给予提醒，并告知记忆力是可以恢复的。如患者出现头晕、头痛、恶心、呕吐等，一般不需处理，如症状较重可对症处理。

四、并发症处理

(1) 呼吸暂停：应立即疏通呼吸道，给予人工呼吸，胸外心脏按压等抢救措施。

(2) 血压过低：对症处理，平卧头低位，保暖，专人看护，密切观察患者病情变化，必要时给升压药。

（李庆莉）

第二十四章

急诊抢救技术

为了保障患者及人民群众的身体健康和生命安全，本着早发现、早救治、早报告、早隔离的原则，对常见急诊急救患者，特制定应急抢救预案。

一、突发事件抢救技术

(一) 临床表现

(1) 急性创伤、重大传染病暴发流行、群体性不明原因疾病、急性食物、药物中毒、急性职业性中毒等。

(2) 预检登记：按部位、性质、循环、呼吸、意识等方面分清病情，并采用病历编号。

(3) 正确分诊：询问病史，如受伤时间、部位、体位及伤后神志，有无呕吐、排便等。根据病情可分为危重患者、一般患者。

(4) 通知相关科室及人员：及时通知医务部、行政总值班、抢救小组的医生和护士，启动突发事件抢救预案。

(二) 急救措施

1. 急救原则

先重后轻，先急后缓，本着抢救、诊断、治疗、护理一体化原则。

2. 具体措施

(1) 控制大出血，积极抗休克治疗，保证呼吸道通畅及有效的呼吸支持，对心跳呼吸骤停者行心肺复苏术，紧急手术，加强监护。

(2) 对于传染病及原因不明的疾病，应查明原因，进行隔离，对因或对症处理。

(3) 对药物、食物和职业性中毒，应紧急救治，检测分析，对症处理。

(三) 护理要点

(1) 详细记录病情变化、抢救措施和药物应用，检查结果。

(2) 分流转道，留观、住院等，均有护士 24 h 值班，严密观察病情变化。

(3) 配合有关人员调查取样。

(4) 坚持疫情上报制度，按要求向市局及相关单位报告。

二、颅脑损伤抢救技术

(一) 颅脑损伤的分类

1. 按病变部位分类

(1) 头皮损伤：分为头皮裂伤、头皮下血肿和头皮撕脱伤等。

(2) 颅脑损伤：分为颅顶部骨折和颅底部骨折。

(3) 脑损伤：分为脑震荡、颅内血肿、挫裂伤和脑干损伤等。

2. 按伤情分类

(1) 轻度颅脑损伤:为单纯性脑震荡,原发性昏迷时间小于 30 min,有轻度头疼、眩晕、恶心、呕吐,神经系统及生命体征无明显改变。

(2) 中度颅脑损伤:有明显的颅骨骨折及轻度的脑挫裂伤,原发性昏迷时间小于 12 h,神经系统及生命体征均有轻度改变。

(3) 重度颅脑损伤:表现为广泛性粉碎性颅骨骨折和重度脑挫裂伤,有急性颅内血肿、脑干损伤及脑疝者,昏迷时间常大于 12 h,神经系统及生命体征均有明显改变。

(4) 特重度颅脑损伤:常在伤后 3 h 之内有去大脑强直状态及脑疝的表现,预后极差。出现明显的脑干功能衰竭,呈现持续性昏迷。

(二) 临床表现

(1) 脑震荡:表现为脑细胞在分子水平上,暂时性功能障碍。意识丧失时间常小于 30 min,醒后有头昏、反应迟钝、嗜睡、近记忆遗忘等。

(2) 脑挫裂伤:属于器质改变的损伤,昏迷时间较长,常伴有剧烈的头疼、呕吐和蛛网膜下腔出血。下丘脑损伤可出现 39℃ 以上的高热,亦称为"中枢性高热"。

(3) 颅内血肿:可分为硬脑膜外血肿、硬脑膜下血肿、脑内血肿、脑室内血肿、混合性血肿、多发性血肿等。

(三) 急救措施

(1) 吸氧,保持呼吸道通畅,必要时气管切开,进行机械通气。

(2) 建立有效的静脉通道,给予 10%GS500 ml,静脉滴注。

(3) 控制出血,给予止血药。

(4) 预防感染,给以足量的抗生素。

(5) 控制脑水肿

① 脱水剂如甘露醇、速尿等。

② 给以肾上腺皮质激素。

③ 低温疗法,给以冬眠灵或物理降温。

控制癫痫发作,应用苯妥英钠。

开颅清除血肿:剃头、配血、导尿、皮试等术前准备工作。

(四) 护理要点

(1) 保持呼吸道通畅,对使用呼吸机的患者做好呼吸机管理、气道护理。

(2) 立即开放静脉通道,并注意输液速度和输液量。

(3) 严密观察病情变化,做好 24 h 内 15～30 min 测血压、呼吸、脉搏一次,观察神志、瞳孔及颅内压变化。

(4) 对耳鼻流血或脑脊液耳鼻漏者,应保持局部清洁通畅,切勿堵塞或冲洗。

三、胸部损伤抢救技术

1. 胸部损伤分类

胸部损伤多由于暴力挤压、冲撞、跌倒、坠落、钝器打击、锐器伤或枪弹伤伤及胸部所致。一般根据是否穿破壁层胸膜造成胸膜腔与外界相通而分为闭合性损伤和开放性损伤。

2. 临床表现

（1）肋骨骨折：胸部压痛，骨摩擦音，皮下气肿，多处多段骨折，可见胸壁塌陷、反常呼吸等。

（2）气胸：又分为单纯闭合性气胸、张力性气胸、开放性气胸。主要表现有胸痛、胸闷气促、胸部有伤口，纵隔向健侧移位，呼吸困难，甚至休克，叩诊鼓音，呼吸音消失。

（3）血胸：胸腔大量积血，面色苍白、出冷汗、脉搏细弱、血压下降、气促、叩诊浊音，呼吸音消失。

（4）心脏、大血管损伤：有血胸，血气胸。心包填塞表现：憋喘呼吸困难，紫绀，心前区疼痛等。

3. 急救措施

（1）立即止痛，固定浮动胸壁，纠正呼吸，循环功能障碍。

（2）如患者心跳停止，应立即进行心肺复苏术。

（3）有患者窒息，应消除呼吸道分泌物，并行口对口人工呼吸或机械通气。

（4）出血性休克者，尽快做血交叉配血试验，尽快输血。

（5）有张力性气胸，用粗针头从第 2 前肋间刺入排气减压，连接于水封瓶，吸氧，做好手术准备。

（6）开放性气胸，立即封闭伤口，及早清创缝合伤口，胸穿抽气减压或胸腔闭式引流，高流量吸氧 4～6 L/min，控制感染给以抗生素治疗。

（7）协肋患者做 X 线胸片和心电图检查。

4. 护理要点

（1）严密观察病情变化，如体温、脉搏、呼吸、血压、瞳孔、神志、胸壁运动等。

（2）取半卧位，高流量吸氧，保持呼吸道通畅。

（3）迅速建立静脉通道，选择大血管，及时配血型，交叉配血试验，准备输血。

（4）对放置闭式引流管的患者，做好引流管的护理。

（5）留置导尿管者，记录尿量，尿比重。

（6）对应用呼吸机的病员，做好气道护理。

（7）备好心肺复苏的必要仪器及药物，做好送患者去手术室的准备。

四、腹部损伤抢救技术

1. 腹部损伤分类

腹部损伤可分为开放性损伤和闭合性损伤，开放性损伤又分为单纯腹壁伤和腹部穿透性损伤。

2. 临床表现

（1）单纯腹壁伤，伤口无腹腔内容物脱出，亦无胃肠道内容物外露。患者一般情况可，出血不严重。

（2）腹部穿透性损伤，伤口内有血液或胃肠道内容物外露，有部分内脏脱出，患者一般情况差，严重出血者可出现休克。

（3）闭合性腹部损伤，主要表现为腹痛、休克、恶心、呕吐、腹胀、呕血或便血、血尿、压痛、肌紧张、反跳痛、呼吸浅而促、以胸式呼吸为主、腹部移动性浊音，肠鸣音减弱或消失。

3. 急救措施

(1)治疗原则:迅速全身检查,手术治疗,先实质脏器后空腔脏器,大血管优先处理。

(2)腹部损伤合并危及生命的颅脑或胸部损伤,应首先处理合并伤。

(3)保持呼吸道通畅、吸氧,有气道阻塞、喉部或气管外伤者应即刻处理。

(4)防止休克,输血、输液,必要时可作静脉切开或中心静脉插管,快速输入血浆代用品或平衡液,以补充血容量。

(5)禁食,胃肠减压、留置导尿管。

(6)对开放性腹部损伤并有脏器脱出者,应按无菌原则认真处理,防止腹腔感染。

(7)对闭合性损伤者,未明确诊断前禁用止痛剂,以免掩盖病情。

(8)如出血多者,迅速采取有效的止血措施,如用明胶海棉填塞,也可用无菌止血钳钳夹或缝线结扎等。

4. 护理要点

(1)绝对卧床休息。

(2)做好术前准备、备皮、交叉配血试验,腹腔灌肠等。

(3)迅速建立静脉通道,快速输液、输血。

(4)诊断未明确前禁食水,禁用止痛剂。

(5)保持导尿管、胃肠减压管通畅,并做好各种出入量血记录。

(6)严密观察病情,每 15 min 测血压,脉搏呼吸一次,30 min 检查腹部体征一次,如有异常立即向医生报告,并予以及时处理。

五、电击伤抢救技术

电击伤是电流通过人体引起的损伤,可以是全身性或局部性损伤。

1. 临床表现

(1)全身性表现:轻者头晕、心悸、面色苍白、全身无力、口唇发绀、肌肉酸痛;重者抽搐、昏迷、休克、心跳呼吸停止。

(2)局部表现:局部皮肤呈白色或黄色,严重者局部皮肤炭化、焦化,局部组织坏死。

(3)诊断标准:

① 有电击病史。

② 有上述全身或局部损伤表现。

2. 急救措施

(1)立即用绝缘物切断电源或迅速助伤员脱离致伤源,切不可徒手直接接触伤员或电器,以免救护者继发触电。

(2)伤员心跳呼吸停止,应立即进行心肺复苏术及电除颤。

(3)维持呼吸功能,供给患者氧气,必要时行人工呼吸或给予呼吸兴奋剂,如:山梗菜碱。严重者可行气管插管或气管切开通气。

(4)纠下循环功能障碍,轻者给予口服淡盐水或烧伤饮料;严重者应尽快补液;休克者可用升压药;纠正水电解质紊乱,防止血栓形成,可给予低分子右旋糖酐;预防感染可给予抗生素治疗。

(5)镇静止痛:可口服止痛片或肌肉注射哌替啶,有呼吸功能衰竭者忌用吗啡。

（6）创面的处理：创面宜用无菌敷料覆盖或包扎，免其再受损伤或污染。

3. 护理要点

（1）卧床休息。

（2）观察病情：呼吸、脉搏、血压、神态、出入量及受伤部位皮肤血运，持续心电监护，氧饱和度监测。

（3）建立静脉通道，补充水分及用药。

（4）保持呼吸道通畅，供给患者氧气。

（5）加强营养支持，做好皮肤护理。

（6）预防并发症发生，如内脏损伤，肢体骨折、肺炎等。

六、溺水抢救技术

1. 溺水临床表现

（1）溺水主要表现为：颜面肿胀、口鼻充满污水、污物或外溢血性泡沫、皮肤苍白、四肢厥冷、腹部隆起、抽搐、昏迷、呼吸浅促、脉搏细弱、血压下降，严重者呼吸心跳停止。

（2）诊断标准：

① 有溺水史。

② 有上述临床表现，实验室检查低氧血症、高碳酸血症等。

2. 急救措施

（1）倒水处理：将溺水者伏卧于高坡上，头向下，按压背部迅速把水驱除。

（2）保持呼吸道通畅，清除口鼻内污物，供给充足氧气。

（3）建立静脉通路，保证静脉用药，并纠正水、电解质、酸碱失衡。

（4）预防感染，给予抗生素。

3. 护理要点

（1）给患者以保暖，绝对卧床休息。

（2）保持呼吸道通畅，防止水倒流，舌后坠。

（3）严密观察病情变化，注意血压、呼吸、脉搏、神态、瞳孔的变化。

（4）保持输液通畅，注意输液速度和输液量。

（5）加强营养支持，做好口腔护理和皮肤护理。

（6）防止并发症的发生，如脑水肿、肺水肿、呼吸窘迫综合征、急性肾功能衰竭、酸碱平衡失调、继发感染等。

七、中暑抢救技术

1. 临床表现

依照中暑的程度不同分为先兆中暑、轻度中暑和重度中暑。

（1）先兆中暑：患者表现为乏力、头痛、口渴、大汗、胸闷、体温轻度升高。

（2）轻度中暑：患者表现为头痛、头晕加重、面色潮红、大汗淋漓、体温在38℃以上、脉搏快弱、呼吸气促。

（3）重度中暑：体温在40℃以上、无汗、呼吸急促、血压下降、烦躁、意识模糊、抽搐甚至昏迷。

（4）诊断标准：

① 在高温或烈日暴晒环境中。

② 有不同程度中暑的三种表现。

③ 出现心、肺、脑、肝、肾功能障碍。

2. 急救措施

（1）脱离现场：立即将患者移至阴凉通风处。

（2）物理降温：用酒精擦浴或冰水灌肠。

（3）药物降温：给予氯丙嗪注射或吲哚美栓塞肛。

（4）支持疗法：静补液，纠正酸中毒，电解质紊乱。

（5）控制惊厥、抽搐：给予苯妥英钠、大仑丁等。

3. 护理要点

（1）严密观察患者体温、脉搏、呼吸、血压、神志等生命体征的变化，体温降至 38℃时可停止降温，血压应维持在 12 kPa 以上。

（2）保持呼吸道通畅，供给患者足够的氧气。

（3）给患者补充含盐饮料或静脉补液，防止输液反应的发生。

（4）病室温度应控制在 25℃以下，阴凉空气流通。

八、有机磷农药中毒抢救技术

有机磷中毒主要是有机磷酸酯进入人体内后，迅速与胆碱酯酶结合，形成稳定的磷酰化胆碱酯酶，从而抑制了胆碱酯酶的活性，致使乙酰胆碱大量蓄积，引起中毒。

1. 临床表现

（1）中毒症状和体征：

① 突发症状，身上或口中有大蒜样臭味。

② 三类综合征：毒蕈碱样症状，主要为平滑肌痉挛和腺体分泌增加；烟碱样症状，表现为肌肉震颤、痉挛、肌肉麻痹；中枢神经系统症状，头痛、头晕、中枢神经系统功能障碍。

③ 典型体征：瞳孔缩小，肌肉震颤或痉挛，血压升高，流涎、多汗、口吐白沫，急性肺水肿。

（2）实验室检查：

① 轻度中毒：血胆碱酯酶活性降到 70%～50%。

② 中度中毒：血胆碱酯酶活性降至 50%～30%。

③ 重度中毒：血胆碱酯酶活性降至 30%以下。

2. 急救措施

（1）清除毒物：

① 立即撤离有毒环境，脱去污染衣物，对沾有毒物的皮肤，彻底冲洗。

② 口服中毒者，清醒者给予催吐。

③ 洗胃，用清水或 2%碳酸氢钠（敌百虫除外）一般为 20 000 ml 或洗至无色无味止。洗胃后用 50%硫酸镁 40～50 ml 导泻。

（2）特效解毒剂：

① 阿托品应用原则：早期、足量、反复给药。

② 胆碱酯酶复活剂，主要为解磷定、氯磷定的应用。

3. 护理要点

(1) 密切观察体温、脉搏、呼吸、血压、生命体征及神志、瞳孔的变化,体温过高者要采取降温措施。

(2) 保持呼吸道通畅,平卧、头偏向一侧。

(3) 建立静脉通道,准备好抢救用药。

(4) 做好饮食护理,洗胃或催吐后,禁食 1 天。

(5) 注意躁动患者的安全保护,防止外伤和坠床。

(6) 及时准确做好各项记录。

九、巴比妥类中毒抢救技术

巴比妥类为应用较普遍的安眠药,如果用药量过大可引起中毒。根据中毒程度不同,可分为轻度、中度和重度中毒。

1. 临床表现

(1) 轻度中毒:嗜睡或深睡,反应迟钝,言语不清,可以叫醒。

(2) 中度中毒:沉睡或进入昏迷状态,强刺激能唤醒,但不能言语,即刻又沉睡。

(3) 重度中毒:深昏迷,呼吸、循环衰竭。严重者发生休克,瞳孔缩小,各种反射消失。

2. 急救措施

(1) 立即排毒:

① 清醒患者给予催吐。

② 洗胃:用 1∶5 000 高锰酸钾溶液或清水洗胃,洗胃后用 50%硫酸镁 50 ml 胃管注入导泻。

(2) 特效解毒剂:

① 美解眠 50～150 ml 静脉推注。

② 对证处理:平卧、保暖、吸氧。

3. 护理要点

(1) 密切观察病情,注意呼吸、血压、体温、脉搏的变化,准确记录病情变化。

(2) 准确记录出入量,防止酸碱及水、电解质失衡。

(3) 躁动患者要防止坠床和外伤。

(4) 保持呼吸道通畅,防止吸入性肺炎和窒息并发症的发生。

十、一氧化碳中毒抢救技术

CO 经呼吸道吸入后,通过肺泡壁进入血液与 Hb 结合,形成碳氧血红蛋白(HbCO),失去携氧能力,因而组织缺氧。由于中枢神经系统对缺氧最敏感,故首先受累。根据缺氧的严重程度不同可分为轻度中毒、中度中毒和重度中毒。

1. 临床表现

(1) 轻度中毒:血液中 HbCO 含量在 10%～20%。患者有头痛、头晕、耳鸣、眼花、恶心、呕吐、心悸、无力等症状。

(2) 中度中毒:血液中 HbCO 含量 30%～40%。患者表现为头痛加重、面色潮红、口唇樱桃红色、脉快、多汗、烦躁。

（3）重度中毒：血液中 HbCO 含量在 50％以上。出现昏迷、痉挛、呼吸困难以至呼吸麻痹。

（4）诊断标准：

① 有高浓度 CO 接能史。

② 有中枢神经系统损害症状体征。

③ 血液中 HbCO 浓度测定结果超标。

2．急救措施

（1）脱离中毒现场，立即打开门窗通风，并迅速将患者移至空气新鲜处。

（2）纠下缺氧、吸氧、有条件者进行高压给氧。

（3）改善脑组织代谢，早期给予能量合剂或胞二磷胆碱静脉滴注。

（4）保持呼吸道通畅，给予呼吸兴奋剂，必要时气管插管，气管切开，人工机械通气。

（5）控制脑水肿，给予甘露醇静推。

（6）降温疗法，物理降温或冬眠疗法。

3．护理要点

（1）立即将患者移至通风处，脱离中毒环境。

（2）高流量给氧，4～6 L/min。

（3）建立静脉通道，准备抢救用药。

（4）严密观察病情，注意体温、脉搏、呼吸、血压、神志、尿量、肤色的变化。

（5）做好饮食护理，皮肤护理防止褥疮。

（6）预防并发症，防止吸入性肺炎，脑水肿，电解质紊乱等并发症的发生。

十一、心跳骤停抢救技术

心跳骤停是指心脏突然停止跳动，有效泵血功能消失，引起全身严重缺氧、缺血，若不及时抢救，可导致死亡，若能及时采取措施，则有可能恢复心跳。

1．心跳骤停的分类

根据心脏活动情况可分为三种类型。

（1）心室颤动：心室肌发生极不规则的快速而又不协调的颤动。

（2）缓慢而无效的心室自主节律：指心肌仍有生物电活动，心脏已丧失排血功能。此种情况亦称为"心电机械分离"。

（3）心脏或心室停顿：心房、心室肌完全失去电活动能力。

2．心跳骤停临床表现

（1）心音消失。

（2）脉搏扪不到，血压测不到。

（3）意识突然丧失或伴有短阵抽搐。

（4）呼吸断续，后停止，多发生在心脏停搏 30 s 内。

（5）瞳孔散大。

（6）面色苍白兼有青紫。

3．急救措施

（1）畅通呼吸道：清除口、鼻分泌物，解开衣领、腰带，然后按下列方法开放气道：

　① 仰面抬颈法。

　② 仰面举颏法。

　③ 托下颌法。

（2）对口人工呼吸：吹气频率，成人 14～16 次/min，儿童 18～20 次/min，婴儿 30～40 次/min。必要时气管插管、呼吸机应用辅助呼吸。

（3）人工循环：

　① 心前区捶击，距离胸壁 20～25 cm 高度，捶击 1～2 次。

　② 胸外心脏按压，部位为胸骨中、下 1/3 交界处，下压深度 3～4 cm，频率 80～100 次/min。

　③ 电除颤，首次电击 200 W·S，最大不超过 360 W·S。

（4）药物治疗：静脉给药，气管滴入及心内注射用药。

（5）脑复苏：主要针对四个方面：降低脑细胞代谢率，加强氧和能量供给，促进脑循环再通及纠正可能引起继发性脑损害的全身和颅内病理因素。

　① 维持血压。

　② 低温疗法。

　③ 脱水剂及激素的应用。

　④ 高压氧的应用。

4. 护理要点

（1）卧床休息，取平卧位。

（2）严密观察生命体征、意识、瞳孔、有否发绀、血氧饱和度，血气分析，做好抢救记录。

（3）保持呼吸道通畅，做好气管插管，呼吸机应用的护理。

（4）留置导尿管，准确记录 24 h 出入量。

（5）用药时，注意药物药理作用、不良反应及药物配伍禁忌。

十二、大咯血抢救技术

大咯血指声门以下的呼吸道和肺组织出血，经口咯出。

大咯血为 24 h 咯血量超过 400 ml，或一次咯血量大于 200 ml，或 48 h 内咯血量超过 600 ml。

1. 临床表现

患者表现为痰中带血或血痰，快速出血时，口咯鲜血，并出现血压下降，脉搏细弱，严重者出现失血性休克，甚至咯血窒息。

诊断标准：①有咯血病史；②患者表现为咯血、咳嗽、咽部发痒，随后血从口中咯出；③辅助检查，胸部 X 线检查、痰液化验、纤维支气管镜检查，肺动脉造影等。

2. 急救措施

（1）止血药物应用：垂体后叶素、肾上腺皮质激素、鱼精蛋白及蛇凝血素酶的应用。

（2）支气管镜止血，支气管动脉栓堵术，手术治疗。

（3）镇静、止咳、地西泮、可待因。

（4）抗休克治疗，输液、输血、升压、扩充血容量。

（5）抗感染，应用抗生素。

（6）咯血窒息者抢救，保持呼吸道通畅，吸氧，人工机械通气或给予呼吸兴奋剂。

3. 护理要点

(1) 绝对卧床休息,头偏向一侧。

(2) 保持呼吸道通畅,鼓励患者将气管内的血块咳出。

(3) 严密观察病情,注意咯血量、咯血次数、体温、脉搏、呼吸、血压、神志的变化。

(4) 大咯血时应禁食。

(5) 预防失血性休克,肺部感染,阻塞性肺不张,窒息等并发症的发生。

十三、窒息抢救技术

1. 临床表现

窒息早期可表现为胸闷,呼吸急促,继而出现极度呼吸困难,喉头哮鸣音,发绀,以吸气性呼吸困难为主,继之意识丧失,大小便失禁,甚至昏迷。根据所致窒息的原因不同,可分为机械性窒息、中毒性窒息、电击性窒息、缺氧性窒息、新生儿窒息等。

2. 急救措施

(1) 清除呼吸道异物,维持呼吸道通畅,必要时环甲膜穿刺,气管插管,气管切开通气。

(2) 纠正缺氧,高浓度供氧 4~6 L/min,以纠正缺氧。

(3) 心肺脑复苏,心跳、呼吸停止,行心肺脑复苏术。

(4) 病因治疗,查明窒息病因,对因治疗。

3. 护理要点

(1) 尽快去除病因,维持呼吸道通畅。

(2) 密切观察体温、脉搏、呼吸、血压、神态的变化,若发现胸闷、烦躁、发绀等应立即进行抢救。

(3) 操持静脉通道畅通,并根据病情调整输液速度和输液量。

(4) 做好气管切开或气管插管的护理。

(5) 预防肺不张、肺水肿、肺部感染、急性呼吸衰竭等并发症的发生。

十四、上消化道出血抢救技术

上消化道出血是指屈氏韧带以上的消化道出血,包括食道、胃、十二指肠或胰胆疾病以及胃、空肠吻合术后的空肠病变所致的出血。

1. 临床表现

上消化道出血的临床表现取决出血病变的性质、部位、出血速度及出血量,出血前有无心、肝、肾病变等,主要表现为呕血与黑便、失血性周围循环衰竭、氮质血症、发热。

2. 急救措施

(1) 止血:

① 药物应用,口服止血粉,垂体后叶素静脉滴注。

② 三腔管压迫止血,适应用食管、胃底静脉曲张破裂出血。

③ 内窥镜直视下止血。

(2) 补充血容量:给予 0.9%氯化钠溶液,右旋糖酐,输血,代血浆。

(3) 预防感染:应用抗生素。

(4) 手术治疗。

3．护理要点

（1）休息与体位：轻者卧床休息，重者绝对卧床休息，平卧、抬高下肢。

（2）保持呼吸道通畅，吸氧，必要时呼吸机辅助呼吸。

（3）动态观察血压，脉搏变化，观察呕血，黑便的量，性质、次数，可估计出血量。

（4）做好心理护理，尽快消除一切血迹，安慰患者，加强巡视，不要远离患者，让患者有安全感。

十五、脑出血抢救技术

1．临床表现

脑出血或称脑溢血，是指非外伤性脑实质内出血。表现为突然头痛、头晕、恶心、呕吐、偏瘫、失语、意识不清、大小便失禁，可有颈部抵抗感和脑膜刺激征。根据出血部位不同，又分为壳核出血、丘脑出血、脑叶出血、桥脑出血和小脑出血。

2．急救措施

（1）降低颅内压和控制脑水肿：给予 20％甘露醇 250 ml 每 6～8 h 一次，也可用速尿 20～40 mg 加入 50％GS40～60 ml 静脉注射。

（2）降血压：降低过高的血压，一般血压维持在 20～21.3/12～13.3 kPa 为宜。

（3）防治消化道出血：可选用雷尼替丁 200 mg 静脉滴注。

（4）保持呼吸道通畅，及时清除呼吸道分泌物。

（5）建立静脉通道，供给 ATP、辅酶- A、胞二磷胆碱，促进脑细胞代谢，维持营养、水电解质，酸碱平衡。

（6）手术治疗。

3．护理要点

（1）急性期，就地抢救，不宜搬动患者，以免加重出血。

（2）卧床休息，头部抬高 30°。

（3）保持呼吸道通畅，随时清除口腔分泌物或呕吐物，适当吸氧。

（4）躁动不安者可选用地西泮、苯巴妥类药物，禁用吗啡、哌替啶。

（5）降温：物理降温或采用冰帽、冰袋。

（6）昏迷患者头偏向一侧，定期翻身拍背，预防褥疮及坠积性肺炎。

（7）留置导尿管时，严格无菌操作，防止尿路感染。

（8）严密观察病情：注意患者意识、瞳孔、血压、呼吸、体温、脉搏、生命体征变化，做好血气分析心电监护。

十六、癫痫持续状态抢救技术

癫痫持续状态是指反复发作的神经元持续异常放电所致的脑功能失常为特征，主要表现为惊厥。

1．临床表现

癫痫惊厥即全身抽搐，又划分为两个分期。

（1）强直期：所有骨骼呈现持续收缩，眼球上翻，喉部痉挛，心率增快，血压升高，腺体分泌增多，呼吸中断或不规则，皮肤苍白或青紫，瞳孔扩大，对光反射消失，角膜反射消失，大小便失禁，可出现病理反射。

（2）阵挛期：震颤幅度大而延及全身，一般为间歇性阵挛，每次痉挛过后都有短促的肌张力松弛。

2. 急救措施

（1）保持呼吸道通畅：清除口腔分泌物，吸氧，必要时气管插管。

（2）控制抽搐：

① 药物应用：地西泮、苯妥英钠、苯巴比妥钠、异巴比妥钠静脉或肌肉注射。

② 保留灌肠。

③ 人工冬眠疗法。

（3）防治脑水肿：给予 20％甘露醇、地塞米松静推或快速滴注。

（4）病因治疗：低血糖、低血钙等代谢紊乱的治疗应针对病因。

3. 护理要点

（1）立即平卧，头侧向一边，或侧卧，解开衣领及腰带，畅通呼吸道。

（2）将缠有纱布的压舌板塞于患者上下臼齿之间，防止咬伤舌头、颊部。

（3）抽搐时，不可强压肢体，以防骨折。

（4）密切观察用药后呼吸、血压、脉搏、神态、瞳孔变化。

（5）保持环境安静，避免刺激性诱因。

十七、休克抢救技术

休克是因出血、严重创伤、感染、过敏、心脏疾患等原因引起循环功能不全，组织和器官氧合和血液灌流不足，微循环淤滞，普遍性细胞缺氧而使重要器官受损，出现一系列全身反应病理综合征。

1. 休克分类

（1）按病因分类：

① 失血性休克。

② 心源性休克。

③ 细菌性休克。

④ 过敏性休克。

⑤ 神经元性休克。

⑥ 内分泌性休克。

⑦ 血流阻塞性休克。

（2）按病理生理学分类：

① 高动力型休克，又称高排低阴型休克或暖休克。

② 低动力型休克，又称低排高阴型休克或冷休克。

2. 临床表现

休克根据病程可分为低血容量性休克代偿期和低血容量性休克失代偿期。

（1）低血容量性休克代偿期表现为：精神紧张、烦躁不安、眩晕、口干、皮肤及面色苍白、手足湿冷、呼吸浅快、脉细、乏力、尿量减少、血压无明显变化。

（2）低血容量性休克失代偿期表现为：表情淡漠、意识不清、口唇及肢端发绀、心音变弱、少尿或无尿、血压下降或测不到、严重者可发生 DIC。

3．急救措施

（1）补液扩容：低分子右旋糖酐的应用。

（2）纠正酸碱平衡紊乱：常用药物为5％碳酸氢钠100～200 ml静脉滴入。

（3）血管活性药应用：一般选去甲肾上腺素、阿拉明、多巴胺。

（4）保持呼吸道通畅，必要时可行气管切开和气道湿化。

（5）预防急性肾功能衰竭：补足血容量后，应用利尿剂。如白蛋白、速尿、利水酸等。

（6）防治弥散性血管内凝血：应用肝素，使用过量可用鱼精蛋白中和。

（7）抗生素的应用：适当应用抗生素，预防局部和全身感染。

4．护理要点

（1）严重休克患者应安置在ICU监护室救治，保持通风良好，空气新鲜。

（2）注意给患者保暖，适当加盖棉被、毛毯、高热者应采取物理降温。

（3）保持安静，防止外伤，加备床档，防止患者坠床，如果极度躁动，可用安定镇静剂。

（4）严密监测血压、体温、呼吸、脉搏、神志等生命体征的动态变化。

（5）在血容量补足基础上，尽早采用血管活性药，改善微循环。

（6）建立静脉通道，主张安置深静脉导管，确保液体顺利输注。

十八、高热抢救技术

由于致热源作用于体温调节中枢，或体温调节中枢功能障碍等原因导致体温超过39℃，称为高热。

1．临床表现

常见的热型有四种：

（1）稽留热：体温持续在39～40℃，达数日或数周，24 h波动范围不超过1.0℃，常见于急性传染病，如伤寒。

（2）弛张热：体温在39℃以上，但波动幅度大，24 h体温差在1℃以上，最低体温仍高于正常水平。常见败血症。

（3）间歇热：高热与正常体温交替有规律反复出现，间歇数小时、1天、数天不等，常见疟疾。

（4）不规则热：体温在24 h中变化不规则，持续时间不定。常见于流行性感冒。

2．急救措施

（1）治疗原则：诊断不明确时，不能随意用退热剂、抗生素等，以免延误诊断。

（2）病因或对症治疗：

① 控制惊厥、抽搐，给予地西泮、苯巴比妥钠。

② 控制脑水肿，应用甘露醇和地塞米松。

③ 补充水分和营养，维持水电解质、酸碱平衡。

（3）物理降温：用30％～50％酒精擦浴，头部放置冰袋，或用冰水灌肠等降温。

（4）药物降温：应用水杨酸制剂，冬眠疗法等。

3．护理要点

（1）做好心理护理，以缓解患者紧张情绪。

（2）严格观察体温变化，高热者给予物理降温。

（3）保持营养和水分摄入，不能进食者给予鼻饲，保持每日水分的供应。

（4）注意个人卫生,加强皮肤、口腔护理。

（5）做好安全护理,适当加床档,防止患者坠床。

（6）卧床休息,因高热时新陈代谢增快。

十九、昏迷抢救技术

昏迷是大脑皮层和皮下网状结构发生高度抑制,引起脑功能严重障碍的病理状态。其主要特征为意识障碍,对外界刺激不起反应,随意运动消失,出现病理反射活动。

1. 临床表现

昏迷根据严重程度不同,分为浅昏迷、中昏迷、深昏迷。

（1）浅昏迷:随意运动丧失,对外界语言、强光等刺激无反应,但对强烈刺激有反应,生理反射如吞咽、咳嗽、瞳孔对光反射、角膜反射存在。呼吸、脉搏、血压无明显改变。

（2）中昏迷:对周围事物及各种刺激均无反应,对强烈刺激的防御反射和生理反射均减弱,呼吸、脉搏、血压有轻度改变。

（3）深昏迷:全身肌肉松弛,对任何外界刺激均无反应,各种反射宝剑消失,呼吸、脉搏、血压有不同程度改变。

出现下列情况提示预后不良:①有急性循环衰竭征象,脉搏细弱,紫绀进行性加重,四肢厥冷,皮肤黏湿;②昏迷过程中出现血压下降,面色苍白,尿少甚至无尿;③目测患者颜面呈黄褐色,两耳厥冷,眼窝凹陷;④呃逆;⑤出现陈施氏呼吸;⑥并发肺水肿,进行性贫血。

2. 急救措施

（1）迅速查明原因。

① 检查原则:边检查边治疗观察。

② 体格检查:如生命体征,生理及病理反射检查。

③ 化验检查:血尿常规、电解质、肝、肾功能、血糖、胆固醇酯、排泄物检查等。

④ 辅检:CT 胸、心电图、脑电图检查。

（2）维持呼吸道通畅:清除呼吸道分泌物,吸氧。

（3）建立静脉通道:维持水、电解质、酸碱平衡。

（4）控制抽搐:给予苯妥英钠、地西泮等。

（5）控制脑水肿:给予脱水剂、利尿剂,如甘露醇、速尿;头部放置冰袋降温。

（6）控制感染:应用抗生素。

（7）控制消化道出血:给予抗酸剂、组胺受体拮抗剂。

（8）呼吸心跳停止:行心肺复苏术,人工呼吸,胸外心脏按压术。

3. 护理要点

（1）密切观察病情变化,观察意识、瞳孔、体温、脉搏、呼吸、血压,注意昏迷程度的变化。

（2）呼吸道通畅,患者取仰卧位,头偏向一侧,吸氧流量 2 L/min 为宜,呼吸衰竭时采用呼吸机机械辅助呼吸。

（3）防治感染:

① 重视口腔护理,每日 2 次;

② 防止坠积性肺炎,定时翻身,拍背排痰;

③ 预防褥疮,被动肢体活动,定时翻身,骨骼隆起处,垫气圈或海棉垫;

④ 留导尿管者,防止泌尿系统感染。

(4) 准确记录 24 h 出入量,及时抽血送验。

二十、急腹症抢救技术

急腹症是指能够引起急性腹痛的腹腔内急性病变。

1. 临床表现

(1) 症状:

① 腹痛,多为持续性钝痛或胀痛,阵发性绞痛,有持续性腹痛伴阵发性加重,也有放射痛。

② 胃肠道反应:恶心、呕吐、腹泻或便秘。

③ 发热。

④ 感染中毒征。

(2) 体征:腹部局部隆起,腹肌紧张,压痛、反跳痛、腹部包块,肠鸣音亢进或减弱、消失等。

2. 急救措施

(1) 非手术治疗:

① 体位:半卧位或斜坡位可使腹肌松弛,合并休克者需采用头低足高位。

② 控制饮食与胃肠减压。

③ 纠正水、电解质紊乱和酸碱失衡。

④ 应用抗生素。

⑤ 镇静止痛。

⑥ 补充营养和水分。

(2) 手术台治疗:

手术治疗的指征:

(1) 腹腔内病变严重。

(2) 患者全身情况差,腹腔积液多,肠麻痹严重或中毒症状明显,尤其是伴有休克者。

(3) 下列情况之一者,及早剖腹探查:①疑有腹腔内出血不止;②疑有肠绞窄或腹腔脏器穿孔伴有严重腹膜炎;③经过积极治疗,疼痛无缓解,反而有恶化者。

3. 护理要点

(1) 安定患者情绪,因患者心理上造成较大的恐慌。

(2) 密切观察病情,定时测体温、脉搏、呼吸、血压、神志、面色、循环,腹痛情况。

(3) 遵循"五禁四抗"原则:禁食水,禁热敷,禁灌肠或禁用泻药,禁用止痛剂,禁止活动,抗感染,抗休克,抗水电解质紊乱和酸碱失衡。

(4) 补液,输液治疗是急腹症治疗重要措施之一。

(5) 放置胃管及导尿管。

(6) 送验,视病情抽取血标本送验。

(7) 为手术者做好术前准备,备皮,术前用药,过敏试验。

(8) 术后护理:

① 观察生命体征。

② 观察术后出血。

③ 了解肠中蠕动,恢复情况。

④ 输液,维持水电解质平衡。

⑤ 引流监护,保持引流通畅。

⑥ 镇静止痛。

⑦ 饮食护理,术后 24 h 胃肠蠕动未恢复者,一律禁食,术后 2～3 天,肛门排气后,可少量流质或半流质。

⑧ 预防感染,协助患者翻身,并拍背,鼓励咳嗽、排痰。加强口腔护理,保持皮肤清洁,保持被褥平整、舒适,防止褥疮发生。

总之,加强对急腹症患者一般护理和术后护理,是保持急腹症患者治疗完善,减少并发症,促进患者康复的重要环节,应予高度重视。

(李露美)

第二十五章

急救监护技术

第一节 心肺脑复苏术

心肺脑复苏(cardio—pulmonary—cerebral resuscitation，CPCR)是抢救心脏呼吸骤停及保护恢复大脑功能的复苏技术，主要用于复苏后能维持较好的心、肺、脑功能及较长时间生存的患者。CPCR 包括心、肺、脑复苏 3 个主要环节。完整的 CPCR 包括基础生命支持(basic life support，BLS)、进一步生命支持(advanced life support，ALS)和延续生命支持(prolonged life support，PLS)三部分。

具体步骤分别为 A(airway)开放气道或保持气道通畅，B(breathe，breathing)人工呼吸，C(circulate，circulation)胸外心脏按压，D(drugs，definite)药物或病因治疗，E(electro-cardiagram)心电监护，F(fibrillation treatment)室颤治疗，G(gauge)评估，H(human mentation)脑复苏，I(intensive care)重症监护。

一、基础生命支持

基础生命支持(BLS)又称初步生命急救或现场急救，是复苏的关键。

1. 判断意识，开放气道(A)

(1) 轻拍并呼叫患者，无反应者，用手指掐人中穴、合谷穴约 5 s，如仍无反应可判为意识丧失。

(2) 开放气道以保障呼吸道通畅，是进行人工呼吸的首要步骤。将患者仰卧，松解衣领及裤带，掏出口中污物及呕吐物，取下假牙，然后按以下方法开放气道。

① 仰头抬颈法：患者平卧，一手放于患者颈后将颈部上抬，另一手置于患者前额，以小鱼际侧下按前额，使患者头后仰，颈部抬起。此种手法禁用于头颈部外伤者。

② 仰而抬颏：患者平卧，一手置于患者前额，手掌用力向后压以使其头后仰，另一手指放在靠近颏部的下颌骨的下方，将颏部向前抬起，使患者牙齿几乎闭合。

③ 托下颌法：患者平卧，用两手同时将左右下颌骨托起，一面使其头后仰，一面将下颌骨前移。对有头颈部外伤者，不应抬颈，以避免进一步损伤脊髓。

2. 判断呼吸，人工呼吸(B)

(1) 在畅通气道后，可以明确判断呼吸是否存在。术者用耳贴近患者的口鼻，采取看、听和感觉的方法来判断。

看：看患者胸部或上腹部有无起伏(呼吸运动)。

听：听患者口、鼻有无呼吸的气流声。

感觉:用面颊感觉有无气流的吹拂感。

(2) 人工呼吸:现场急救主要采用以救护者呼出气为气流的口对口、口对鼻人工呼吸。口对口人工呼吸是一种快速有效的向肺部供氧措施。正确的方法是在气道通畅情况下,术者用放在患者额部手的拇指和示指(食指)将鼻孔闭紧,防止吹入的气体从鼻孔漏出,深吸气后紧贴患者口唇,口对口吹气。

(3) 注意事项:①吹入的气体量和速度要适当,每次吹入 800~1 200 ml,每次吹气时间为 1.5~2 s,速度应当在 12 次/min 左右;②单人心肺复苏(cPR)时,每按压胸部 15 次后,吹气 2 次,即 15:2;③双人 cPR 时,每按压胸部 5 次以后,吹气 1 次,即 5:1;④吹气速度和压力均不宜过大,以防咽部气体压力超过食管开放压力而造成胃扩张;⑤通气良好的标志是有胸部的扩张和听到呼气的声音。

口对口人工呼吸是一种临时急救措施,因为吸入氧的百分比只有 17%,对于需要长时间心肺复苏者,远远达不到足够动脉血氧含量的标准。因此,在徒手心肺复苏的同时应积极给予面罩给氧或气管插管以获得足够的氧气供应。另外,气管插管还可提供一条给药途径,尤其是在静脉通路未建立时尤为重要。

3. 判断有无脉搏,建立人工循环(c)

(1) 触摸颈动脉搏动准确,右手示指及中指并拢,沿着患者的气管纵向滑行至喉结处,在旁开 2~3 cm 处停顿触摸搏动。

(2) 胸外按压:按压部位,胸骨中 1/3 与下 1/3 交界处。快速选定按压部位,用右手示指和中指确定患者近侧肋弓下缘,然后以肋弓下缘上移至两侧肋弓交点处的胸骨下切迹,将示指及中指两横指放在胸骨下切迹上方,左手的掌根部紧贴示指上方放置,再将右手掌根放于另一手背上,两手手指交叉抬起,使手指脱离胸壁。

(3) 注意事项:①术者需双臂绷直,双肩在患者胸骨正上方,垂直向下用力按压。按压时利用上半身体重和肩、臂肌肉力量,频率 80~100 次/min;②按压应平稳、有节律地进行,不能间断,按压下陷深度以 3.5~5 cm 为宜;③患者头部应适当放低以避免按压时呕吐物反流至气管,也可防止因头部高于心脏水平而影响脑血流;④按压时,密切观察病情,判断效果,有效的指标是按压时可触及颈动脉搏动及肱动脉收缩压不小于 8.0 kPa(60 mmHg),有知觉反射、呻吟或出现自主呼吸;⑤防止并发症的发生,如肋骨骨折、肝破裂、血气胸等。

二、进一步生命支持

主要在 BLS 基础上应用辅助设备及特殊技术建立和维持有效的通气和血液循环,改善并保持心肺功能及治疗原发疾病等。

1. 给氧

纠正缺氧是复苏中最重要的环节之一。应尽快给氧,早期以高浓度为宜,以后可以根据血气分析逐步将吸氧浓度降低至 40%~60% 为宜。

2. 开放气道

(1) 口咽通气管和鼻咽通气管:可以使舌根离开咽后壁,解除气道梗阻。

(2) 气管插管:有条件时,应尽早作气管插管,因其能保持呼吸道通畅。

(3) 环甲膜穿刺:遇有插管困难而严重窒息的患者,可先行环甲膜穿刺,接"T"形管给氧,以缓解严重缺氧情况,为进一步抢救赢得时机。

（4）气管造口术：为了保持较长期的呼吸道通畅，便于清除气道分泌物，减少呼吸道无效死腔。

3. 药物治疗（D）

（1）用药目的：①增加心肌血液灌注量、脑血流量；②减轻酸中毒，使其他血管活性药物更能发挥效应；③提高室颤阈值或心肌张力，为除颤创造条件。

（2）给药途径：①静脉内给药，为首选给药途径，以上腔静脉系统给药为宜；②气管滴入法，亦可快速有效地吸收，因气管插管比开放静脉快。早期可将必要的药物适当稀释至 10 ml 左右，从气管导管内用力推注，并施以正压通气，以便药物弥散到两侧支气管。其吸收速度与静脉给药相似，而维持作用时间是静脉给药的 2~5 倍。但药物可被分泌物稀释或因局部黏膜血循环量不足而影响吸收，故需用的剂量较大。因而此法作为给药的第二种选择；③心内注射给药，因其有许多缺点，如在用药时需中断 CPR，还可引发气胸、血胸、心肌或冠状动脉撕裂、心包积液等并发症，故目前临床上应用较少。

4. 心电监护（E）

心电监护可及时发现和识别心律失常，判断药物治疗的效果；可及时发现和识别电解质的变化；可及时发现心肌缺血或心肌梗死的动态变化；可观察心脏临时或永久起搏器感知功能，以免发生意外。

5. 除颤（F）

心室纤颤约占全部心脏骤停的 2/3，一旦明确为室颤，应尽快进行电除颤，它是室颤最有效的治疗方法。除颤的迟早是患者能否存活的关键，目前强调除颤越早越好，故应争取在 2 min 内进行，1 次除颤未成，应当创造条件重复除颤。

（1）心前区捶击法：心前区捶击只能刺激有反应的心脏，对心室停搏无效，在无除颤器时可随时进行。方法为右手松握空心拳，用小鱼际在距胸骨 20~30 cm 高度处用力适当捶击胸骨中、下 1/3 交界处 1 或 2 次，力量中等。

（2）电击除颤法：用一定能量的电流使全部或绝大部分心肌细胞在瞬间内同时发生除极化，并均匀一致地进行复极，然后窦房结或房室结发放冲动，从而恢复有规律的、协调一致的收缩。

三、延续生命支持

重点是脑保护、脑复苏及复苏后疾病的防治。

1. 评估生命体征及病因治疗（G）

严密监测心、肺、肝、肾、消化等器官及凝血功能，一旦发现异常立即采取有针对性的治疗措施。

2. 特异性脑复苏措施（H）

中枢神经细胞功能的恢复尽管受许多因素的影响但是最主要的是脑循环状态和脑温两个因素。因此防治脑水肿、降低颅内压，是脑复苏的重要措施之一。

（1）低温疗法：低温可降低脑代谢，减少脑缺氧，减慢缺氧时 ATP 的消耗和乳酸血症的发展，有利于保护脑细胞，减轻缺血性脑损害，也可降低大脑脑脊液张力，减轻脑容积，有利于改善脑水肿。

① 方法：头部置于冰帽内，但要对耳、眼做好防护工作，同时还可在颈部、腋下、腹股沟等

大血管部位放置冰袋。有条件者可以使用耐冰毯或冰床。

② 注意点:降温时间要"早",在循环停止后最初 5 min,在心脏按压同时即可行脑部降温。降温速度要"快",1～1.5 h 内降至所需温度。降温深度要"够",头部要求 28℃,肛温 30～32℃。降温持续时间要"长",持续至中枢神经系统皮质功能开始恢复,即以听觉恢复为止。

(2) 脑复苏药物的应用:冬眠药物、脱水剂、激素、促进脑细胞代谢药物、巴比妥类等药物,可以减轻脑水肿,降低颅内压,对脑组织有良好的保护作用。

3. 重症监护(I)

患者复苏成功后病情尚未稳定,需继续严密监测,及时处理和护理。其主要是复苏后期的医疗和护理,包括:心电监护、血液动力学监护、呼吸系统监护、中枢神经系统监护、肾功能监护,密切观察患者的症状和体征,防止和治疗继发感染。

第二节　气道通路的建立

一、环甲膜穿刺术的护理

环甲膜穿刺是一种紧急气道开放方法,是呼吸复苏急救措施之一,不能作为确定性处理,但能为进一步的救治工作赢得时间。

1. 适应证和禁忌证

(1) 各种异物、声门水肿所致喉梗阻。

(2) 喉外伤所致呼吸困难者。

(3) 下呼吸道分泌物引起气道梗阻,不能经口插管吸引者。

(4) 有紧急气管插管或气管切开指征,但无条件立即执行者。

(5) 3 岁以下的小儿不宜作环甲膜切开者。

2. 主要器械与用物

16 号抽血粗针头、T 形管、氧气及氧气连接管。

3. 操作方法

(1) 体位:患者仰卧,肩下垫枕,头向后仰。

(2) 穿刺部位:甲状软骨与环状软骨之间的凹陷处。

(3) 穿刺方法:手示指触摸穿刺部位,拇指及中指将两侧皮肤绷紧,另一手将环甲膜穿刺针垂直刺入,通过阻力进入气管,取出针芯有气液冲出,表明穿刺成功。病情危急时,可不做局麻。

(4) 固定针头后连接供氧管道,若气道内有分泌物可负压吸引。

4. 注意事项

(1) 穿刺时要正确定位,垂直进针,防止出血或皮下气肿。

(2) 必须回抽有空气,确定针尖在喉腔内才能注射药物。

(3) 做好气管切开或气管插管的准备。

二、气管插管术的护理

气管插管是指将特制的气管导管,经口腔或鼻腔插入气管内,借以保持呼吸道通畅,以利于清除呼吸道分泌物,保证有效的通气,为有效给氧、人工正压呼吸及气管内给药等提供条件,是抢救危重患者和施行全身麻醉过程中建立人工气道的重要方法之一。

(一) 适应证

(1) 各种呼吸功能不全而导致严重低氧血症或高碳酸血症,需较长时间进行人工加压给氧或辅助呼吸而暂不考虑进行气管切开者。

(2) 呼吸、心搏骤停而进行心肺脑复苏者。

(3) 昏迷或神志不清而有胃内容物反流,随时有误吸危险者。

(4) 呼吸道内分泌物不能自行咳出需气管内吸引者。

(5) 需建立人工气道而行全身气管内麻醉的各种手术患者。

(6) 颌面部、颈部等部位大手术,呼吸道难以保持通畅者。

(7) 婴幼儿气管切开前需行气管插管定位者。

(8) 新生儿窒息复苏者等。

(二) 禁忌证

(1) 喉头水肿、急性喉炎、喉头黏膜下血肿。

(2) 咽喉部烧伤、肿瘤或异物残留者。

(3) 主动脉瘤压迫气管者。

(4) 下呼吸道分泌物潴留所致呼吸困难,难以经插管清除者,应考虑气管切开。

(5) 颈椎骨折或脱位者。

(三) 术前准备

1. 器械准备

气管导管应根据患者的年龄、性别、身材选择不同型号的气管导管。经口插管时成年男性一般用 F36～40 号导管,女性用 F32～36 号;经鼻腔插管相对小 2～3 号,并备相同大小号的导管各一副。插管前应仔细检查气囊是否漏气,检查咽喉镜电池是否充足、灯泡是否明亮;此外还需备有开口器、插管钳、导管芯、牙垫,注射器、吸引器、吸痰管、听诊器及简易呼吸器等,平时各物品应常备在一个气管插管专用箱中,并专人定期检查备用物品是否处于备用状态。

2. 患者准备

先清除患者口,鼻内分泌物,血液或胃内容物。取下义齿,检查有无牙齿松动并给予适当固定。对清醒患者,应首先给予解释插管的必要性,以消除患者心理上的负担并取得合作,同时进行局部麻醉以防咽反射亢进,必要时可考虑适当应用镇静剂或肌松剂。插管前给予患者吸纯氧以纠正缺氧状态。

(四) 插管方法

1. 经口明视插管术

该插管方法为最常用的方法:

(1) 患者体位:仰卧位,头向后仰,使口、咽和气管基本保持在一条轴线上,可在患者的肩背部垫一枕头,使头尽量后仰以利于喉头的充分暴露。

(2) 操作者位置:应站在患者的头顶侧。

(3) 操作过程:操作者先用一手的拇指和示指适当使患者张开嘴。若患者昏迷或牙关紧闭而难于手法张口,可应用开口器。导管插入气管的同时,拔除导管管芯,用牙垫置于导管边,移去咽喉镜,即刻检查导管是否已进入气管(利用观察挤压胸廓时是否有气体呼出或给气管导管吹气时听呼吸音是否存在来判断)。若已进入气管内,固定导管和牙垫;用吸痰管清除呼吸道内分泌物,导管气囊充气后,将导管与其他通气设相连接即可。

2. 经鼻明视插管术

对需较长时间留置气管导管者或口腔插管难以耐受者,可使用该方法,但所用气管导管较细而可增加气道阻力,同时也不利于呼吸道分泌物的清除,此为其缺点。患者体位及操作者位置同经口插管。

3. 经鼻盲探插管术

该插管方法适应于开口困难或咽喉镜难以全部进入口腔者。

(五) 注意事项

(1) 应按置管的目的和患者的不同选择插管方法,若需较长时间置管可选经鼻插管,而手术麻醉一般选经口插管。

(2) 对鼻插管者,应先检查鼻腔是否有鼻中隔歪曲异常等,选择通气良好侧鼻孔。

(3) 操作喉镜时,不应以门牙为支持点,以防门牙脱落。

(4) 对颈短、喉结过高、体胖而难以暴露声门者,可借助手按压喉结、肩垫高以便清楚暴露声门。

(5) 插管时,喉头声门应充分暴露,动作要轻柔、准确而迅速,以防损伤组织,尽量减少患者的缺氧时间以免发生心肺骤停,或迷走反射亢进等并发症而产生不良后果。

(6) 插管后应检查两肺呼吸音是否对称,以确保导管位置正确,防止过深或过浅。导管插入深度一般为鼻尖至耳垂外加 4~5 cm(小儿 2~3 cm),然后适当固定,以防引起单侧通气或滑脱。

(7) 口插管留置时间一般不超过 72 h,鼻插管不超过 1 周。

(8) 拔除气管导管时,应注意发生喉头水肿的可能,须采取必要的防范措施。

(9) 拔管后应观察患者发音情况,必要时给予适当的对症处理。若发现由于杓状关节脱位而导致的发音困难,应及时给予复位。

(六) 护理要点

(1) 气管插管要固定牢固并保持清洁,要随时观察固定情况和导管外露的长度。方法是口腔插管采用交叉固定,鼻插管则以宽胶布先固定于鼻,两条延长细胶布交叉固定管壁。此法既牢固又不易压伤,每日擦洗面部后更换胶布 1 次,防止脱落。

(2) 注意插管后的护理,保持导管通畅,防止扭曲,包括口腔、鼻咽部的护理,及时进行气道的湿化以防止气管内分泌物稠厚结痂而影响通气。吸痰时尽量做到无菌操作以防交叉感染。每次吸痰时间勿超过 15 s 以防加重缺氧,定期进行气囊的充气和放气以防止损伤气管黏膜。

(3) 湿化气道气管插管本身增加了食管的长度和阻力,加之失去鼻黏膜的正常保护,因此除每天补充足够的液体量外,可通过插管滴注适量的 0.9%氯化钠溶液,刺激患者咳嗽,防止黏稠的分泌物结痂。每次吸痰前滴注气道 5~10 ml,每日供给 0.9%氯化钠溶液 200~400 ml。

(4) 保持口、鼻腔清洁。气管插管后,由于患者禁食,口腔失去咀嚼运动,口干、异味加重;

同时口腔插管者要用牙垫填塞固定而不利口腔清洁。对此,应用过氧化氢液加 0.9%氯化钠溶液冲洗,去除口腔异味,减少溃疡面发生。还应用温水棉签擦洗鼻腔,湿润鼻黏膜,保持清洁,石蜡油涂于口唇或鼻腔保护黏膜。

三、气管切开术的护理

通过气管切开造口确保有效通气,同时建立人工气道,具有有效地减少呼吸道无效死腔及气道阻力,有利于气道内分泌物的清除及气道护理,患者容易耐受且不妨碍其进食,易于外周固定等优点。但此方法毕竟是一个有创的方法,操作不当可导致一定的合并症,如术后感染、拔管后气管狭窄等,临床上应给予重视。

（一）适应证

（1）各种原因造成的上呼吸道梗阻而导致呼吸困难者。

（2）各种原因造成的下呼吸道阻塞而导致呼吸困难者。

（3）需长时间进行机械通气治疗者。

（4）预防性气管切开,对某些额面部手术,为了便于麻醉管理和防止误吸,可做预防性气管切开。

（二）禁忌证

严重出血性疾病及下呼吸道占位而导致的呼吸道梗阻。

（三）器械准备

气管切开包(内含弯盘、药杯、手术刀、组织钳、止血钳、剪刀、拉钩、缝针、治疗巾等)、吸引器、吸痰管、气管套管、照明灯、无菌手套、局麻药、呼吸机等。

（四）手术方法

（1）体位:患者仰卧,肩背部垫一枕头,将患者头后仰并固定于正中位,使下颌、喉结、胸骨切迹在同一直线上,使气管尽量暴露。对呼吸困难者,不必强求体位,以不加重呼吸困难为原则。

（2）切口:应选择在以胸骨上窝为顶、胸锁乳突肌前缘为边的安全三角区内,不得高于第二气管软骨环或低于第五气管软骨环,一般以第三、第四气管软骨环为中心,可采用纵切口或横切口。

（3）手术步骤:①常规手术野皮肤消毒铺巾后,用局麻药对手术切口进行局部浸润麻醉,昏迷者可免;②分层切开皮肤、皮下组织,仔细止血,用拉钩将胸骨舌骨肌及胸骨甲状肌向两侧拉开,显露气管前壁及甲状腺峡部;③将甲状腺峡部向上游离,显露第三、四、五气管软骨环,用注射器从第三、四气管软骨环间刺入,若抽有气体,确定为气管无疑;④用缝针穿过第四气管软骨后,用线轻轻拉起,再用手术刀片弧形切开第四气管软骨环;⑤清除气管内分泌物及血液;⑥撑开气管,随即将气管套管插入,拔除管芯,若原来有气管插管导管应同时拔除;⑦气管套管与其他通气管道相连接,气囊适当充气;⑧缝合皮肤,固定气管套管,松紧以一手指为宜。

（五）注意事项

（1）术前尽量避免使用过量镇静剂以免加重呼吸抑制。

（2）皮肤切口要保持在正中线上,防止损伤颈部两侧血管及甲状腺,进刀时避免用力过度而损伤气管后壁产生气管食管瘘。

（3）打开气管时,所取分泌物应及时送细菌培养。

(4) 应同时切开气管及气管前筋膜，两者不可分离，以免引起纵隔气肿。

(5) 严禁切断或损伤第一软骨和环状软骨以免形成喉狭窄，在环甲膜切开术时更应注意。

(6) 气管套管固定要牢固，术后应经常检查固定带的松紧，一般以固定带和皮肤之间恰能伸进一指为度调节，太松套管容易脱出，太紧则影响血循环。

(7) 术后应仔细做好术后检查：伤口有无出血，导管是否通畅，呼吸运动情况，听诊双肺通气情况及心音、心律是否正常，一切无误后方可离去。

(8) 做好气管切开的护理，防止医源性感染，保持适当的气囊内压，定期进行放气和充气，防止气管黏膜损伤，定期进行气道湿化及清除分泌物，以保持呼吸道湿润和通畅。

(9) 正确掌握拔管的适应证及方法。若患者的气道阻塞或引起呼吸衰竭的病因已去除，可考虑拔除气管套管。先给气囊放气(此时应注意及时清除潴留在气囊上方口咽部或气道内分泌物以防拔管后流入下呼吸道而引起窒息或感染)，拔管前可先试行塞管，若患者经喉呼吸平稳，方可拔管。创口可用油纱布填塞换药，拔管时及拔管后 1~2 d 应常规配备抢救设施，以防不测。

(六) 护理要点

1. 医护人员要严格执行无菌操作

特别强调在接触每个患者前后，在各种技术操作前后，医护人员需认真、有效地洗手，这是预防交叉感染的重要措施之一。

2. 认真做好开放气道的护理

人工气道便于吸痰，减少了解剖死腔和气道阻力，增加了有效通气量，但由于吸入气体未经过鼻咽腔，失去其生理保护作用，增加了肺部感染机会。因此护理中应注意扬长避短。

(1) 定期及时吸痰：常规吸引每小时 1 次，具体视分泌物多少决定吸引时间和次数，每次吸引时应监测 SaO_2 和心律变化。要求边吸引边观察监护仪上心率、心律变化，若出现心率骤然下降或心律不齐，需暂停吸引，待缓解后再重复操作，吸痰动作宜轻、稳、快。对清醒患者必须做好解释工作，以取得患者配合。具体操作：①吸痰管选择，根据气管插管、套管内径选择粗细、长短合适的吸痰管；②吸引器压力，根据患者的情况及痰液黏稠度，正确调节负压，压力为 40.0~53.3 kPa；③吸痰时间，每次操作时间不超过 15 s，时间过长会引起憋气和缺氧；④吸痰方法，操作时左手挟闭吸引管，阻断负压，右手持吸痰管，以慢而轻柔的动作下送吸痰管至深部，放开左手充分吸引，右手保持旋转，左右旋转或向上提拉吸痰管，吸出痰液，切勿上下抽动，一根吸痰管只能用一次气道吸引；⑤吸痰前后可给予患者 1~2 min 高浓度吸氧，应用呼吸机患者可给予 1~2 min 纯氧吸入。

正确规范的吸痰术，有利于保持呼吸道通畅，减少气道阻力；防止分泌物坠积而致肺不张、肺炎；防止分泌物干结脱落而气道阻塞，吸取痰液作细菌培养加药物敏感试验指导临床用药。

(2) 湿化：开放气道破坏了鼻口咽部的正常湿化机制，气体湿化不充分，气道干燥，造成分泌物浓缩，容易发生呼吸道阻塞。24 h 湿化耗水量为 300~500 ml(至少大于 250 ml)。湿化方法：①雾化。用 0.9%氯化钠溶液+适量抗生素+地塞米松+糜蛋白酶配制雾化吸入液，每日 4~6 次，每次 10~20 min 为宜，用面罩方法吸入，患者清醒时嘱其深呼吸，尽量将气雾吸入下气道；患者昏迷时将面罩固定于其口鼻部。②气道滴注。0.9%氯化钠溶液内加入少量抗生素，一种是在吸痰前用注射器(去掉针头)直接自套管内滴注 5~15 ml 液体，软化干痂状脓性分泌物，刺激患者咳嗽，有利吸引；另一种是在不吸痰的情况下用注射器沿导管每次注入 2~3 ml

（每隔 30～60 min 一次）。③空气湿化。未接用呼吸机者，套管口覆盖单层湿纱布，湿化干燥气体，防止灰尘和异物坠入气道。在给患者呼吸道湿化护理后，注意观察吸引的分泌物量色、味和黏度。若湿化不均，则分泌物黏稠，有结痂或黏液块，味臭，甚至脓性，吸引困难，可有突然的呼吸困难、发绀加重。而湿化过度，分泌物稀薄而量多，咳嗽频繁，听诊痰鸣音多，患者烦躁不安，发绀加重，则应不断吸引。

（3）口腔护理：气管切开手术后或插管患者，口腔正常的咀嚼减少或停止，很容易导致口腔黏膜或牙龈感染、溃疡。正确的口腔清洁冲洗每日不少于 2 次，用 0.9％氯化钠溶液或 2.5％碳酸氢钠漱口液等。昏迷患者禁忌漱口。每日清晨口腔护理前采集分泌物标本，进行涂片和细菌培养及药敏检查，指导临床护理及用药。

3. 认真做好气管套管的护理

（1）气囊：气囊充气后长时间压迫气道黏膜易导致局部糜烂、溃疡和坏死。因此气囊应 2～3 h 放气 1 次，时间 5～10 min；每次充气不可过于饱满，以阻止气体漏出即可。

（2）局部伤口护理：皮肤与套管之间的无菌纱布垫 4～6 h 换 1 次，观察有无红肿、异味分泌物，局部保持干燥。

4. 并发症的护理

（1）皮下、纵隔气肿：常因气管与所选择的气管套管不匹配、切口缝合太紧引起一般不需特殊治疗，可存 1 周左右自行吸收。气肿严重者有纵隔压迫症状并影响呼吸循环时应施减压术，将气体放出。

（2）气胸：若手术分离偏向右侧，位置较低，两肋及胸膜顶引起气胸。若双侧胸膜顶均受损伤，形成双侧气胸，患者可立即死亡，对轻度气胸可密切观察，对张力性气胸立即用粗针头作胸腔穿刺抽出空气，或行胸腔闭式引流。

（3）支气管肺部感染：肺部感染是最常见的并发症。人工气道的建立、湿化、雾化吸入、吸痰等各种操作，增加了病原菌的侵入机会，分泌物潴留而阻塞下呼吸道引起肺不张，全身营养状况的减退，局部、全身的免疫防御功能的减弱。

护理：①严格执行无菌操作，掌握规范的吸痰术；②预防吸入性肺炎和胃内容物反流，病情许可时，患者应置于 30°的体位，尤其是鼻饲时头部抬高 30°～45°并至少保持 1 h；③吸净气囊上的滞留物，避免口咽部分泌物进入下呼吸道；④呼吸机的螺纹管路应低于插管连接管，冷凝水收集瓶应置于管道最低位置，随时倾倒，以防倒流；⑤加强口腔护理。

（4）出血：出现于凝血功能障碍患者或手术中损伤甲状腺止血不完善，表现为伤口包扎处不正常渗血、出血。早期出血多由于手术止血不充分引起。大量出血多由于创口感染或肉芽组织增生所致；致命性大出血多数是由于气管套管远端压迫损伤气管前壁及无名动脉比，加之感染致无名动脉糜烂破溃而致大出血。

护理：①手术中应操作仔细，避免损伤周围组织血管，术后伤口用凡士林纱条填塞有助于止血，每天伤口换药。少量出血可用局部压迫法止血；出血多者要重新打开伤口止血，要防止血液流入呼吸道引起窒息。②应用抗凝药物者应在停药后 24 h 再行手术为宜。③预防致命性大出血应注意：气管切开的位置不应过低，不可低于 5～6 环；尽量少分离气管前软组织，避免损伤前壁的血液供应；选择适当的气管套管并检查套管气囊是否正确充气。若发现套管引起刺激性咳嗽或有少量鲜血咯出，应立即换管；对于严重出血可静脉滴注垂体后叶素，有条件可行纤维支气管镜下止血。

(5) 窒息或呼吸骤停：小儿多见。小儿气管较软,术中钝性剥离或误用拉钩将气管压瘪可引起窒息;在长期阻塞性呼吸困难者,呼吸中枢靠高浓度的二氧化碳的刺激来维持呼吸。当气管切开后,突然吸入大量的新鲜空气,血氧增加,二氧化碳突然减少,呼吸中枢没有足够的二氧化碳刺激,因而呼吸表浅以致骤停。可采用人工呼吸,保持气管套管的通畅,给予二氧化碳和氧的混合气体吸入,注射兴奋剂及纠正酸中毒。产生局部缺血、结痂和狭窄;不适当的导管移位,导管的每次细微的移动都会给气管造成微小的创伤,最终致气管狭窄,形成瘢痕。

护理:①掌握正确的气囊充气方法;②患者要有正确的体位,颈部不可过曲、过伸;③当连接、脱离呼吸机时,必须固定好导管;④套管与皮肤夹角应该保持90°。

(6) 气囊疝:气囊压力过高,可以在它所置的位置引起疝,疝能在插管壁和气管壁之间滑动,在导管的顶端产生一个活门,此时患者可出现窒息,护理上主要是注意正确的气囊充气方法。

(7) 气管食管瘘:这是较少见但很严重的并发症。手术操作粗暴损伤食管前壁及气管后壁,或损伤气管后壁,感染后形成瘘管;气管套管位置不合适,套管压迫及摩擦气管后壁,引起局部溃疡及感染;如同气管狭窄一样,可由反复的气管、食道微小损伤引起,瘘管使胃液反流,食物残渣或胃液的被吸入。慢性消耗性疾病及全身营养不良者容易发生。

护理:对疑有气管食管瘘患者可行食管吞碘造影,明确后禁食。轻者可更换短的气管套管,除下鼻饲管,使糜烂处的刺激减少而得以休息,加强营养,待其自愈;重者需手术缝合及肌肉修补术。

四、经皮穿刺气管套管置管术的护理

气管切开,建立一个新的呼吸通道是保证重症患者气道通畅的重要措施之一。但在紧急抢救时有其不便之处。近年来,国内外正在逐步开展一种新的建立方法,即采用经皮穿刺气管套管置管术,具有操作简便、快速、微创等优点。

(一) 适应证

同气管切开术。

(二) 禁忌证

气管切开部位以下占位性病变引起的呼吸道梗阻者。

(三) 用物准备

经皮穿刺气管套管置管术器械包一套,其中包括:①手术刀;②套管针;③10 ml注射器;④导引钢丝;⑤皮下软组织扩张器;⑥扩张钳;⑦气管套管;⑧其他,如无菌手套、无菌手术巾、1%普鲁卡因、0.9%氯化钠溶液等。

(四) 手术方法

1. 体位

患者仰卧,肩背部垫一小枕,头颈后仰,下颌、喉结、胸骨切迹呈一直线。

2. 穿刺点

颈部第1~2或2~3气管软骨环。

3. 操作方法

(1) 常规消毒皮肤,局麻。手术刀横行或纵行切开穿刺点皮肤1.5~2 cm,并钝性分离。

(2) 套管针接注射器在正中穿刺,针头向尾侧倾斜。

(3) 有突破感回抽有气体入注射器,证实套管针已进入气管。

(4) 固定外套管,退出穿刺针。

(5) 插入导引钢丝 10 cm 固定。

(6) 用扩张器穿过导引钢丝尾端,扩张软组织及气管。

(7) 退出扩张器,进一步用扩张钳扩张。

(8) 气管套管穿过导引钢丝,放置气管套管。及时清理气管内分泌物,保证气道通畅。

(9) 气管套管气囊主气。

(五) 注意事项

(1) 严格执行无菌操作及消毒隔离制度。

(2) 术前清除气道分泌物,给以吸氧。

(3) 术前不用过量镇静剂,以免加重呼吸抑制。

(4) 分离应作钝性分离,以免损伤大血管及甲状腺。

第三节　静脉输液通路的建立

静脉输液通路的建立,在临床实际工作中广泛应用,是急诊患者尤其是抢救危重患者的一条重要生命线。常用的经皮静脉通道建立有以下三种途径:①外周静脉穿刺,位于上肢静脉、下肢静脉和颈外静脉;②外周中心静脉导管置管术;③中央静脉穿刺,股静脉、颈内静脉和锁骨下静脉。本节着重介绍后两种途径。

一、外周中心静脉导管置管术及护理

1. 适应证

外周中心静脉导管(PICC)是专门为以下静脉输液治疗所设计:补液、静脉营养、抗生素治疗、化疗、疼痛治疗等。

2. 禁忌证

有局部感染。

3. 操作步骤

(1) 选择合适的静脉评估患者的静脉状况,一般选择重要静脉为最佳穿刺血管。

(2) 测量定位

① 测量时手臂外展呈 90°:应当注意外部的测量不能准确地显示体内静脉的解剖。

② 上腔静脉测量法:从预穿刺点沿静脉走向到右胸锁关节再向下至第三肋间隙。

③ 锁骨下静脉测量法:从预穿刺点沿静脉走向到胸骨切迹,再减去 2 cm。

(3) 建立无菌区。

① 打开 PICC 导管包,戴手套。

② 应用无菌技术,准备肝素帽,抽吸 0.9%氯化钠溶液和肝素盐水。

③ 将第一块治疗巾垫在患者手臂下。

(4) 穿刺点的消毒:①按照无菌原则消毒穿刺点,范围 10 cm×10 cm;②更换手套;③铺孔巾及治疗巾。

(5) 预冲导管,按预计导管长度修剪导管:①用 0.9%氯化钠溶液冲洗导管,润滑亲水性导丝;②剥开导管的保护外套至预计的部位;③撤出导丝至比预计长度短 $0.5\sim1$ cm 处;④在预测刻度处,修剪导管。

(6) 扎上止血带:让助手在上臂扎上止血带,使静脉膨胀。

(7) 去掉保护套:将保护套从穿刺针上去掉。

(8) 施行静脉穿刺:一旦有回血,立即减小穿刺角度,推进导引套管,确保导引套管进入静脉。

(9) 从导引套管内取出穿刺针:①左手示指固定导引套管,避免移位;②中指压在套管尖端所处的血管上,减少血液流出;③让助手松开止血带;④从导引套管中抽出穿刺针。

(10) 置入 PICC:用镊子夹住导管尖端,开始将导管逐渐送入静脉。

(11) 退出导引套管:①置入导管 $10\sim15$ cm 之后,即可退出导引套管;②指压导引套管上端静脉,固定导管;③从静脉内退出导引套管,使其远离穿刺部位。

(12) 劈开并移去导引套管:①劈开导引套管并从置入的导管上剥下;②在移去导引套管时要注意保持导管的位置。

(13) 置入导管:①用力均匀、缓慢地将导管置入静脉。②当导管进到肩部时,让患者头转向穿刺侧(下颌靠肩以防导管误入颈静脉);③完全将导管置到预计深度,并达到皮肤参考线。

(14) 移去导引钢丝:一手固定导管圆盘,一手移去导丝。移去导丝时,要轻柔,缓慢。若导管呈串珠样皱折改变,表明有阻力。禁止暴力抽去导丝,阻力能损坏导管及导丝的完整,如遇阻力或导管呈串珠样皱折,应立即停止抽取导丝,并使导管恢复原状,然后连同导管、导线一起退出 $1\sim2$ cm,再试着抽出导丝。重复这样的过程直到导丝较容易地移去。一旦导丝撤离,再将导管推进到预计的位置。

(15) 抽吸与封管:①连接 0.9%氯化钠溶液注射器,抽吸回血,并注入 0.9%氯化钠溶液,确定是否畅通。②肝素盐水正压封管(肝素液浓度:$50\sim100$ u/ml)。

(16) 清理穿刺点:①移去孔巾;②用乙醇棉签清理穿刺点周围皮肤;③涂以皮肤保护剂,注意不能触及穿刺点。

(17) 固定导管,覆盖无菌敷料:①注意导管的体外部分必须有效地固定,任何的移动都意味着导管尖端位置的改变;②将体外导管放置呈"S"状弯曲,在圆盘上贴一胶带;③在穿刺点上方放置一小块纱布吸收渗血,并注意不要盖住穿刺点;④覆盖一透明薄膜在导管及穿刺部位,但不要超过圆盘装置;⑤用第二条胶带在圆盘远侧交叉固定导管,第三条胶带再固定圆盘;⑥固定外露的延长管使患者感觉舒适。

(18) X 线检查:①X 线拍片确定导管尖端位置;②记录导管型号、置入长度、穿刺过程、固定状况及 X 线检查结果。

4. 注意事项及护理

(1) 体表测量法不能完全符合体内实际的静脉解剖长度,导管过深进入心房会导致心律失常,心脏损坏,心包填塞。

(2) 严格执行无菌操作规范,局部消毒严密,以防感染。

(3) 当穿刺失败的时候不可将导入针重新回插导入销,否则会使套管开裂。

(4) 若遇阻力,不能强行送入导管,应适当后退,再行送入。

(5) 不能剪断导丝,否则导丝尖端会损伤导管及静脉。

(6) 导管材料特性较脆,操作时必须仔细认真,不能用镊子过紧钳夹导管,不能用力撤导丝,阻力太大会损伤导管及导丝,应轻柔渐渐地撤出导丝。硅胶导管不能使用高压注射器,如少于 5 ml 的注射器和机械性的高压注射泵,可能造成导管破损。不能用胶带直接粘贴导管,否则会影响导管的弹性,并使导管不能保持清洁。不能在导管上进行缝合,缝线可能会割断导管。若有必要缝合,使用圆盘上的小孔,没有小孔的圆盘就不能缝合。

二、中心静脉穿刺置管术及护理

(一) 适应证

(1) 严重创伤、休克及急性循环衰竭等危重患者无法作周围静脉穿刺者。

(2) 需接受大量快速补充血容量或输血的患者。

(3) 需长期静脉输注高渗或有刺激性液体及实施全静脉营养者。

(4) 经中心静脉导管安置心脏临时起搏器。

(5) 利用中心静脉导管测定中心静脉压,随时调节输入液体的量和速度。

(6) 需长期多次静脉取血化验及临床研究。

(7) 循环功能不稳定及施行心血管和其他大而复杂手术的患者。

(二) 禁忌证

(1) 锁骨外伤,局部有感染。

(2) 凝血功能障碍。

(3) 兴奋、躁动、极为不合作者。

(三) 操作技术

1. 颈内静脉穿刺插管术

(1) 穿刺径路:①前路,常于胸锁乳突肌的中点前缘入颈内静脉;②中路,胸锁乳突肌的胸骨头、锁骨头与锁骨上缘构成颈动脉三角,在此三角形顶点穿刺;③后路,在胸锁乳突肌的外侧缘中下 1/3 交点,约锁骨上 5 cm 处进针。

(2) 步骤:①患者取仰卧头低位,头后仰并转向对侧,必要时肩部垫高;②常规消毒皮肤、铺巾,局部麻醉;③常取中路进针,边进边回抽,并保持一定的负压,抽到静脉血时,固定穿刺针的位置;④经穿刺针插入导引钢丝,插入至 30 cm 刻度,退出穿刺针;⑤从导引钢丝尾插入扩张管,按一个方向旋转,将扩张管旋入血管后,左手用无菌纱布按压穿刺点并拔除扩张管;⑥将导管顺导引钢丝置入血管中,同时将导引钢丝自导管的尾端拉出,边插导管边退出导引钢丝;⑦将装有 0.9%氯化钠溶液的注射器连接每导管尾端,在抽吸回血后,向管内注入 2~3 ml 0.9%氯化钠溶液,锁定卡板,换上肝素帽;⑧将导管固定片缝针固定在接穿刺点处,用棉球擦干穿刺处及缝合处,透明胶膜固定;⑨连接输液器。

2. 锁骨下静脉穿刺插管术

(1) 穿刺径路:①锁骨下,锁骨中、内 1/3 交界处的锁骨下 1 cm 处为穿刺点;②锁骨上,胸锁乳突肌锁骨头外侧缘的锁骨上约 1 cm 处为穿刺点。

(2) 步骤:①患者肩部垫高,头转向对侧,取头低位;②消毒皮肤、铺巾,穿刺点局部麻醉,穿刺工具同颈内静脉穿刺;③按锁骨下或锁骨上径路穿刺;④其余同颈内静脉插管术。

(四) 注意事项及护理

(1) 选择穿刺途径左侧穿刺易损伤胸导管,且左肺尖与胸膜顶较右侧高,所以,临床上多采用右颈内静脉穿刺。

(2) 定位准确应选用自己最熟练的定位方法,不要直接用粗针反复探试锁骨下静脉。

（3）判断动、静脉通过血的颜色和血管内的压力来判断动、静脉。但在严重缺氧、休克或静脉压力升高、三尖瓣关闭不全的患者，常难以作出准确的判断。

（4）插入导引钢丝"J"导丝的弯曲方向必须与预计的导管走形一致，否则可能会出现导引钢丝打折或导管异位的情况。导管留置的护理导管的重力滴速可达每分钟 80 滴，如发生导管打折、移动、脱出或凝血，可导致滴速明显减慢，应拔除导管。在导管留置期，每日用 2～3 ml 的含肝素（10～100 U/ml）0.9％氯化钠溶液冲洗管道；穿刺点每 2～3 日更换 1 次敷料，如发现局部红肿、导管位置变化、皮下渗液或缝合线松动等情况，应及时作出相应处理。

（五）常见的并发症及护理

1. 气胸

这是较常见的并发症，多发生于经锁骨下的锁骨下静脉穿刺。穿刺后患者如出现呼吸困难、同侧呼吸音减低，就要考虑到有此并发症的可能。应及早拍摄胸片加以证实，以便及时作胸腔抽气减压或闭式引流等处理。

2. 血胸

穿刺过程中若将静脉甚至锁骨下动脉壁撕裂或穿透，同时又将胸膜刺破，血液可经破口流入胸腔，形成血胸。患者可表现为呼吸困难、胸痛和发绀，胸片有助于诊断。一旦出现肺受压症状，应立即拔出导管，并作胸腔穿刺引流。

3. 血肿

由于动、静脉紧邻，操作中可能会误伤动脉。当刺破动脉时，回血鲜红且压力较大，应立即拔出穿刺针，经压迫局部后可不引起明显血肿。

4. 神经损伤

损伤臂丛神经时，患者出现放射到同侧手、臂的触电样感或麻刺感，应立即退出穿刺针或导管。

5. 胸导管损伤

做左侧锁骨下静脉或颈内静脉穿刺插管时有可能损伤胸导管，表现为穿刺点渗出清亮的淋巴液，此时应拔除导管。如发生乳糜胸，应及时放置胸腔引流管。

6. 空气栓塞

中心静脉在吸气时可能形成负压，穿刺过程中、更换输液器及导管和接头脱开时，尤其是头高半卧位的患者，容易发生空气栓塞。患者应取头低位穿刺，插管时不要大幅度呼吸，多可避免空气栓塞发生。同时，输液时注意输液瓶绝对不应输空，更换接头时应先弯折或夹住导管，以防空气进入，发生气栓。

7. 血栓形成和栓塞

主要发生于长期置管和全静脉营养的患者，应注意保证液体持续滴注及定期肝素生理盐水冲洗。

8. 感染

导管留置期间局部护理十分重要，一般每 2～3 日更换 1 次敷料，有渗血或污染时及时更换。如患者出现不能解释的寒战、发热、白细胞数升高、导管穿出皮肤处压痛和红肿等，应立即拔除导管，做导管头端及患者血液的细菌培养，并同时应用抗生素。

9. 大血管和心脏穿孔

为少见的严重并发症。

（1）主要表现：血胸、纵隔血肿和心包填塞。一旦发生，后果严重，心包填塞病死率可高达80％。穿孔原因往往与导管太硬及插入过深有关，尤其当原有心脏病变、腔壁变薄而脆的情况下。留置中心静脉导管的患者若突然出现发绀、面颈部静脉怒张、恶心、胸骨后和上腹疼痛、不安和呼吸困难，进而血压下降、脉压变窄、奇脉、心动过速、心音遥远时，都提示有心包填塞的可能。

（2）应对措施：①立即中止静脉输注；②降低输液容器的高度至低于患者心脏的水平，以利用重力尽可能吸出心包腔或纵隔内积血或液体，然后慢慢地拔出导管；③必要时应考虑做心包穿刺减压。

（3）预防措施：①导管质地不可太硬；②导管顶端插至上腔静脉与右心房交界处即可，不宜过深；③有怀疑时，可经导管注入 2 ml X 线显影剂，以判断导管尖端的位置。

第四节　心　电　监　护

心电监护是指持续或间断地监测心肌电活动指标，反映心电功能，是危重症患者常规监测项目。

一、心电监护的目的

（1）及时发现致命性心律失常这是心电监测的主要目的。通过动态观察心律失常的发展趋势和规律，可预示致命性心律失常的发生。如某些急性器质性心脏病患者出现进行性增加的高危险性室性早搏，随后即可能出现致命性的心律失常。

（2）及时发现心肌损害动态观察 ST 段改变和 Q 波等改变可及时发现患者有无心肌缺血性改变、有无心肌梗死的发生等。

（3）监测电解质紊乱情况危重症患者由于原发疾病或应激反应，会出现神经内分泌的改变，并导致水、电解质及酸碱失衡，进而影响心脏电生理活动，出现心电图的改变，甚至发生心律失常。

（4）指导抗心律失常治疗通过心电监护不仅可及时发现心律失常，还能有效评价各种治疗措施的疗效和不良反应。

（5）术中监护有许多手术，特别是心血管手术的术前、术中、术后及各种特殊检查和治疗过程中，多需要实行心电监护，以及时发现术中可能出现的并发症并迅速采取救治措施。

（6）指导其他可能影响心电活动的治疗　当其他非抗心律失常治疗措施有可能影响到患者的心电活动时，也应进行心电监护以指导治疗。

二、心电监护仪的基本功能与结构

1. 基本功能
（1）显示、记录和打印心电图波形和心率数字。
（2）图像冻结功能。
（3）数小时的心电图趋势显示和记录。
（4）异常心律报警功能。
除上述基本功能外，新型的监护仪还可提供心律失常分析，如室性早搏次数报警和记录、

ST 段分析等。有些心电监护仪还可连续测定呼吸、血压、氧饱和度和体温等方面的监护。

2. 基本结构

(1) 信号输入装置分有线和无线两种。有线信号输入是通过导线直接将贴在患者身上的电极与监护仪连接起来,进行心电信号的传递。此方式的优点是干扰少,信号失真度小,但患者必须卧床。无线信号输入是先将心电信号通过电极引入一小型便携式无线信号发射装置,再通过无线电波将心电信号传到心电监护仪或中心监护站的接收器,通过解码、放大,再还原为心电波。该方式的优点是可观察到患者动态活动时的心电图改变,适合于可起床活动的患者,但容易受到外界电波干扰。

(2) 显示器多为存贮显示器,其特点是可以处理并贮存信息。心电图波形规则滑动,直接观察心电信号,并可根据需要冻结心电图,增强捕获异常心电信号的机会。

(3) 记录器多数监护仪带有记录装置,可进行实时记录和延时记录。实时记录可记录患者即刻的心电图,延时记录可记录实时记录前 5～15 s 的心电图形,有的监护仪还有记忆磁带,通过回放系统了解几个小时前的心电情况。

(4) 报警装置可通过发声、指示灯和屏幕符号指示等报警,最初的心电监护仪报警仅限于心率,近年来随着电脑技术的推广应用,已经能对某些心律失常进行报警,并能自动将心律失常进行分类,将心电波形冻结、贮存和记录。

(5) 其他附属装置包括测定呼吸波、血氧饱和度、血压等指标的装置,因监护仪功能的不同而不同。

当多个危重患者同时需要监护时,为提高工作效率,减轻护理人员工作强度,可将各患者床旁监护仪的信号传输到一台监护仪上,形成中心监护仪。床旁监护仪和中心监护仪共同组成了基本的心电监测系统。

三、心电监护导联

心电监测的实质是动态阅读长时间记录的常规体表心电图。为便于操作,多采用简化的心电图导联来代替标准体表心电图导联,其连接方式不同于常规心电图的 12 导联。监护导联多为 3 个电极,即正电极、负电极和接地电极,且标有不同的颜色加以区分。

(1) 综合 I 导联正极放置于左锁骨中点的下缘,负极放置于右锁骨中点的下缘,接地电极放置于右侧胸大肌的下方。其心电图波形类似于标准 I 导联。此种连接方法优点是电极很少脱落,不影响常规心电图的描记,但 QRS 波振幅较小。

(2) 综合 II 导联正极放置于左腋前线第 4～6 肋间,负极放置于右锁骨中点的下缘,接地电极放置于右侧胸大肌的下方。其心电图波形类似于 V5 导联。此种连接方法的优点是波幅较大,缺点是电极脱落机会较多。

(3) 综合 III 导联　正极放置于左锁骨中线肋弓上缘第 4～6 肋间,负极放置于左锁骨中点的外下方,接地电极放置于右侧胸大肌的下方。其心电图波形类似于标准 III 导联。

(4) 改良监护胸导联(MCL₁)　正极放置于胸骨右缘第 4 肋间,负极放置于左锁骨中点的外下方,接地电极放置于右侧胸大肌的下方或右肩。其优点是 P 波清楚,缺点是电极易脱落。

四、监测操作的基本步骤

(1) 准备好物品　主要包括:①监护系统中心台一部,床边台若干部;②监测导线 3～4

根,电极3~4个;③导电膏或电极胶(已少用);④乙醇棉球等。

(2)解释说明:向患者说明监测的意义,消除患者的顾虑,取得合作。

(3)连接电源:床边监测要先接好地线,再接电源线,然后打开监护仪电源开关。

(4)选好电极安放位置。

(5)清洁皮肤有胸毛者应剃除,再用乙醇棉球清洁皮肤,以尽可能降低皮肤电阻抗,保证心电波形的记录质量。

(6)安放电极将电极粘贴固定于选定的导联位置上,注意有的电极须涂上电极胶或电极膏再行固定。调好心电监测基线灰度及振幅后即可监测。操作过程中要注意患者的保暖,监护时间超过72 h要更换电极位置,以防皮肤过久刺激而发生损伤。

五、造成心电监测伪差的原因

(1)交流电干扰:病房内各类电器可能对心电监测造成干扰,在有电极脱落、导线断裂及导电糊干涸等情况时则更易发生。

(2)肌电干扰:各种肌肉震颤可引起细小而不规则的波动,掺杂在心电图波形内,可被误认为心房颤动。患者精神紧张、输液反应或低温疗法时寒战,也可发生肌肉震颤,影响观察和记录。

(3)线路连接不良:电极与皮肤接触不好及导线连接松动或断裂,可使基线不稳,大幅度漂移,或产生杂波。

(4)电极放置位置不当:正负电极距离太近,或两个电极之一正好放在心肌梗死部位的体表投影区,会导致QRS波振幅减低。

六、使用胸前心电监测电极的注意事项

(1)力求获得清晰的心电波形若存在规则的心房扑动,则应选择P波显示较好的导联QRS波振幅应大于0.5 mV,以触发心率计数。

(2)暴露心前区为了便于除颤时放置电极板,应留出易于暴露的心前区部位。

(3)心电监护不能代替常规心电图检查必须牢记心电监护只是为了监测心率心律的变化,不能用以分析ST段异常或诊断心脏器质性病变,如需更详细地分析心电变化,应及时做12导联心电图以助分析诊断。

第五节 血 氧 监 护

血氧是反映组织的供氧量与耗氧量的重要指标,常用的血氧指标有:氧分压、氧容量、氧饱和度和动静脉氧分压差等。全面监测血氧情况需要进行动静脉血气分析,而近年来无创监测技术也有了长足进步,因其很大程度上减少了采血次数,且具有快速、动态、能连续监测的特点,因而临床应用日渐广泛。本章重点介绍无创血氧监测技术。

一、脉搏血氧饱和度(spO_2)监测

1. 监测原理

(1)氧合血红蛋白(O_2Hb)和还原血红蛋白(Hb)的分子可吸收不同波长的光线 O_2Hb

吸收可见红光,波长为 660 nm,而 Hb 吸收红外线,波长为 940 nm。运用分光光度计比色原理,测定这两种光的吸收情况,即可分别测得 O_2Hb 与 Hb 浓度,从而计算出动脉氧饱和度。

(2) 动脉血管床的搏动使其光吸收作用产生脉冲信号,当一定量的光线射入光经过手指或耳垂时传到分光光度计探头,除动脉血血红蛋白可吸收光外,其他组织(如皮肤、软组织、静脉血和毛细血管血液)也可吸收光,但是动脉血吸收的光强度会随着动脉搏动而有所改变,而其他组织吸收的光强度不随搏动和时间而改变,且保持相对稳定。动脉床搏动性膨胀,使光传导路程增大,因而光吸收作用增强,此时光电感应器测得的光强度较小。利用可测知穿过手指或耳廓的透过光强度,在搏动时与每两次搏动之间测得的光强度比较,其减少的数值就是搏动性动脉血所吸收的光强度。据此,就可计算出在两个波长中的光吸收比率 R,R 值与 SpO_2 呈负相关,在标准曲线上可得出相应的 SpO_2 值。当 R 为 1 时,SpO_2 值大约为 85%。

2. 优点

(1) 能够敏感地反映患者即刻的血液氧合情况。

(2) 可同时计数脉搏。

(3) 能够连续监测,及时诊断低氧血症。

(4) 监测为无创性,患者无痛苦。

(5) 操作简便,开机即可测定。

(6) 适用范围广,可用于多个科患者的监护。便携型脉搏血氧饱和度监测仪还用于院前急救、转院、转科或从手术室回病房途中的监测。

3. 影响因素

(1) 血中碳氧血红蛋白(COHb)含量病理性增高。COHb 在波长 660 nm 时的光吸收作用与氧合血红蛋白相似,而在波长 940 nm 时的光吸收作用很弱,当血液中有较多的 COHb 存在时,波长 660 nm 的入射光吸收增加,透过减少,吸收比率(R 值)增高,SpO_2 测定值假性降低。

动物试验研究表明,碳氧血红蛋白血症时 SpO_2 与血红蛋白含量的关系为:

$$SpO_2 = \frac{O_2Hb + COHb \times 0.9}{总血红蛋白} \times 100\%$$

(2) 血中正铁血红蛋白(Fe_2Hb)含量病理性增高。在波长 660 nm 时 Fe_2Hb 的光吸收作用与还原血红蛋白几乎相等,在波长 940 nm 时 Fe_2Hb 的光吸收作用比其他几种血红蛋白都强因此在两个波长上都引起一个大的光吸收脉冲,使吸收比率(R)的分子分母均增大。随着血中 Fe_2Hb 的含量增高,R 值趋向于 1,SpO_2 趋向于 85%,而且变得与实际的动脉氧饱和度几乎没有关系,而不能反映患者真实的氧合情况。

(3) 静脉内注射染料。动物实验表明,静脉注射亚甲蓝实验、吲哚花青绿等可使 SpO_2 出现假性降低。

(4) 肢端循环不良。休克或其他原因引起肢端血液循环不良时,由于脉搏幅度减小,SpO_2 信号将消失或精确度降低。而且此时 SpO_2 仪对外光源(如室内荧光灯)呈敏感状态,由此可影响 SpO_2 值。

(5) 测定部位表皮增厚(如灰指甲)或痂壳(如严重烧伤后结痂)。局部组织的病变可能会影响光的透过与吸收,并进而影响 SpO_2 读数的准确性。

(6) 静脉搏动。SpO_2 监测仪是以动脉血流搏动的光吸收率为依据,但静脉血流的光吸收也有搏动成分,由此可影响 SpO_2 值,在静脉充血时 SpO_2 读数往往偏低。

(7) 感应器未戴好。如果传感器没有正确放在手指或耳垂上,传感器的光束通过组织就会擦边而过,可产生"半影效应",信号减少,影响 SpO_2 的准确性,并由此可产生误导。婴幼儿因手指(或足趾)短而细,感应器常不易戴稳或够不着光源。如用指夹式感应器,可夹住两个手指(示指和中指或中指和环指),并将末节手指对准光源;如用指套式感应器,可将指套反方向套在拇指上,以使末节拇指对准光源,方能进行监测。

二、经皮氧分压($PtcO_2$)监测

1. 基本原理

$PtcO_2$ 测定是一种监测与动脉化毛细血管平衡后的组织氧张力的无创技术。研究表明:角质层是 O_2 经皮肤扩散的有效屏障。皮肤加热超过 41℃时,角质层由晶状结构转化为杂乱结构,气体通过角质层的扩散速度增加 100～1 000 倍,从而有效地消除角质层的屏障作用。皮肤加热还可使真皮毛细血管襻顶端的氧分压增加。因此,皮肤加热能使 $PtcO_2$ 传感器迅速地反映皮肤组织氧分压。

2. 监测方法

本法是将加热的氧电极直接置于患者胸骨旁 2、3 肋间正常皮肤上来测定氧分压,其优点在于无创性的连续监测组织氧合情况。

3. 临床意义

组织血液灌注量正常时,$PtcO_2$ 与 PaO_2 具有良好相关性。而当机体血流动力学发生改变,组织血液灌注不良时,$PtcO_2$ 的变化与心排血量的变化密切相关,能在心排血量减少的早期即起报警作用。临床和动物实验表明:血流充足时,$PtcO_2$ 随 PaO_2 的趋势而变化;休克时 $PtcO_2$ 下降并随心排血量变化。将 $PtcO_2/PaO_2$ 作为 $PtcO_2$ 指数,可用来估计外周血流是否充足,$PtcO_2$ 指数高说明血流灌注好。

4. 注意事项

(1) 必须注意 $PtcO_2$ 本身的实际意义,它能无创显示组织氧供的倾向,但是并不能精确估计低氧血症、休克或组织缺氧的严重程度。若需要进行更精确的判断,则要借助血气分析、脉搏氧饱和度等手段进行监测。

(2) 必须注意影响 $PtcO_2$ 与 PaO_2 相关性的因素。首先必须考虑不同年龄人群皮肤的特点,新生儿皮肤表面几乎没有什么角化层且皮肤毛细血管较稠密,故 $PtcO_2$ 监测的准确程度优于年龄大者。随着年龄增长,表皮角化层增厚,氧弥散梯度加大,$PtcO_2$ 与 PaO_2 的相关性减小。其他影响因素还包括低血压、低温和某些药物等,故临床应用时须综合分析。

(3) O_2 的适宜温度范围为 43～45℃(早产儿常用 43℃,成人常用 45℃),电极放置部位应无毛、无油,每 2 h 变换一次。

(4) 要经常检查电极有无偏移并加以校正。

(5) 要确保电极和皮肤的正确接触,既要避免压迫电极,又要防止电极脱离。

第六节　血 气 分 析

血液气体分析是许多危重症患者急救过程中的常规监测项目。它不仅可用来监测呼吸系统功能状态、组织氧供情况,而且是监测机体酸碱平衡情况的有效手段。现代血气监测技术正日趋成熟和完备,基本能够满足临床需要。

一、标本的留取

1. 基本步骤

(1) 选择穿刺部位。采集动脉血时多选择体表较容易扣及或较易暴露部位的动脉,如股动脉和桡动脉。而混合静脉血可通过肺动脉导管采集。

(2) 湿润注射器。抽取动脉血气标本之前,必须用肝素稀释液湿润注射器,其目的在于:①防止送检过程中血液凝结;②在注射器管壁形成液体膜,防止大气和血样的气体交换;③填充死腔。一般每毫升血样需要 0.05~0.1 ml 肝素。

(3) 排气。针尖向上排出气体和多余肝素。

(4) 采血。触摸动脉搏动最明显处定位。局部常规消毒,术者左手示食、中指消毒后触摸到动脉搏动处,右手持针,针头斜面向上,逆血流方向与血管成 60°刺入。穿刺后不必抽吸,如确入动脉,血液可自行进入针内。待血量够 2 ml 时拔针。

(5) 封闭注射器。采血后立即退针并将针头斜面刺入橡皮塞内以封闭针头,若注射器内有空气应尽快排出再封闭。

(6) 混匀。将注射器轻轻转动,使血液与肝素充分混匀,以防止凝血。

2. 注意事项

(1) 事先做好解释工作。患者的心理因素会对血气分析的结果产生影响。若患者过于紧张、恐惧,呼吸加速而发生过度通气,会使 $PaCO_2$ 下降;而若患者因怕痛而屏气,则可发生通气不足,$PaCO_2$ 升高。因此在穿刺前应向患者做好解释工作,消除其紧张情绪并教会其如何配合,保持平静呼吸。

(2) 掌握好采血时机。如吸氧患者应在停止吸氧后 30 min 后再采血进行血气分析,以更好地了解患者呼吸功能的实际状况。

(3) 严格遵守操作规程。尤其应注意抗凝和隔绝空气。血液中有凝血块将无法进行检测,而空气进入血标本会使血中的 PO_2 明显上升,PCO_2 显著下降。

(4) 及时送检。有研究表明,血细胞正常的血液在 38℃环境中存放 1 h $PaCO_2$ 会升高 0.665 kPa(5 mmHg),pH 会降低 0.06,因此血标本应及时送检,若暂时不送,应置于 4℃以下冰箱内保存,但一般不宜超过 2 h。

二、常用指标的正常值和临床意义

由血气分析仪器直接测定的参数有 PO_2、PCO_2 和 pH,其他参数则是分析计算产生。

1. 与氧代谢有关的指标

(1) PO_2(氧分压):血液中物理溶解的氧的张力。

① PaO_2(动脉血氧分压):中青年的正常值为 $11.97 \sim 13.30$ kPa($90 \sim 100$ mmHg),低于 10.64 kPa(80 mmHg)为缺氧。可引起 PaO_2 降低的因素有:吸入气体中氧浓度降低、患者通气功能或换气功能障碍。

② PvO_2(静脉血氧分压):正常值范围是 $5.32 \sim 7.98$ kPa($40 \sim 60$ mmHg),可反映组织细胞的摄氧能力,$PvO_2 < 5.32$ kPa(40 mmHg)提示组织摄氧增加,$PvO_2 < 3.99$ kPa(30 mmHg)提示组织缺氧。

(2) PCO_2(二氧化碳分压):是指物理溶解在血浆中的二氧化碳张力。由于 CO_2 分子具有很强的弥散能力,故动脉二氧化碳分压($PaCO_2$)可反映肺泡二氧化碳($PACO_2$)。$PaCO_2$ 的正常值为 5.32 kPa(40 mmHg),低于 4.66 kPa(35 mmHg)为低碳酸血症,提示有过度通气;高于 5.99 kPa(45 mmHg)为高碳酸血症,提示肺泡通气不足。另外由于 $PaCO_2$ 的改变可直接影响 pH 值,因此 $PaCO_2$ 又是反映酸碱平衡的重要指标。

(3) SO_2(氧饱和度):是指血中 HbO_2 占全部 Hb 的百分比值,1 g 血红蛋白最多能与 1.36 ml 的氧结合。动脉血氧饱和度(SaO_2)正常值为 $96\% \sim 100\%$,混合静脉血氧饱和度约 75%。氧饱和度高低可反映氧分压的高低。氧分压与氧饱和度之间的关系,可用氧离曲线来表示。由于血红蛋白的生理特点,氧离曲线呈 S 形,$PO_2 7.98$ kPa(60 mmHg)以下,才会使氧饱和度明显降低,氧含量明显减少,从而引起缺氧。氧离解曲线可受多种因素影响而发生左移或右移。判断该曲线是否发生移动的判断指标是 P_{50},即血氧饱和度达到 50% 时的氧分压数。正常情况下,体温 $37\,^{\circ}C$,pH 7.40,$PCO_2 5.32$ kPa(40 mmHg)时 P_{50} 为 3.50 kPa(26.3 mmHg)。P_{50} 升高提示氧离解曲线右移,氧与 Hb 的结合力降低;反之,P_{50} 降低提示氧离解曲线左移,氧与 Hb 的结合力增加。可导致 P_{50} 增加的常见因素有碱中毒、低碳酸血症、体温降低、2,3 - DPG 减少等;可导致 P_{50} 减少的常见因素则有酸中毒、高碳酸血症、体温升高、2,3 - DPG 增加等。

2. 与酸碱平衡有关的指标

(1) pH:为血液的酸碱度,是[H^+]负对数。参考值 $7.35 \sim 7.45$,pH < 7.35 为酸血症,pH > 7.45 属碱血症。但 pH 仅能反映是否存在酸血症或碱血症,并不能完全排除无酸碱失衡,更不能反映是代谢性还是呼吸性酸碱失衡。

(2) TCO_2(二氧化碳总量):是指血浆中各种形式 CO_2 含量的总和,代表血中 H_2CO_3 和 HCO_3^- 之和。参考值 $3.19 \sim 4.26$ kPa($24 \sim 32$ mmHg),其中 95% 为 HCO_3^- 结合形式,5% 为物理溶解 CO_2,极少量以碳酸、蛋白质氨基甲酸酯的形式存在。体内含量受呼吸和代谢两方面影响,但主要是代谢因素。

(3) AB(实际碳酸氢根):是指血浆中 HCO_3^- 的实际含量,参考值 25 ± 3 mmol/L。AB 受代谢和呼吸两种因数的影响。

(4) SB(标准碳酸氢根):是指取全血在标准状态下[温度 $37\,^{\circ}C$,$HbO_2 100\%$ 饱和,PCO_2 5.32 kPa(40 mmHg)],血中 HCO_3^- 的含量。参考值 25 ± 3 mmol/L。SB 是反映代谢性酸碱失衡的重要指标。临床上常计算 AB 与 SB 的差值来判断酸碱失衡的性质。正常情况下 AB=SB。两者皆低为代谢性酸中毒(未代偿),两者皆高为代谢性碱中毒(未代偿);AB>SB 为呼吸性酸中毒,AB<SB 为呼吸性碱中毒。

(5) BE(剩余碱):是指在标准条件下将 1 L 血液的 pH 值滴定到 7.40 所需要的酸或碱量。参考值为 0,范围是 $-3 \sim +3$ mmol/L。BE 是反映代谢性因素的重要指标,若滴定所需要的是酸,则 BE 为正,称为碱超,提示缓冲碱增加;若滴定所需要的是碱,则 BE 为负,称为碱缺,提示缓冲碱减少。

(6) BB(缓冲碱):是血浆中具有缓冲能力的负离子总和。正常值为 45～55 mmoL/L。BB 增加为代谢性碱中毒或代偿性呼吸性酸中毒;BB 降低提示代谢性酸中毒或代偿性呼吸性碱中毒。

(7) AG(阴离子隙):是指血清中所能测定的阳离子和阴离子总数之差。正常参考值为 12 mmol/L,范围 8～16 mmol/L,是早期发现混合性酸碱中毒的重要指标。例如,当发生高 AG 型代谢性酸中毒合并代谢性碱中毒且两者程度相当时,pH 和 HCO_3^- 的改变均可相互抵消,血气结果正常,此时 AG 是诊断的唯一线索。

三、分析血气报告的基本步骤

血气分析报告单的指标较多,但有的指标意义相近,要抓住主要酌和有代表性的,一般酸碱失衡主要看 pH、$PaCO_2$ 和 BE(或 AB)这三项;缺氧及通气状况主要看 PaO_2 和 $PaCO_2$。一般遵循以下步骤:

(1) 先看 pH,根据 pH 的大小确定有无酸血症或碱血症。若 pH 超出正常范围,提示确已存在酸碱失衡,但 pH 正常也有可能存在酸碱失衡,对此不能忽视。

(2) 根据 $PaCO_2$ 和 BE(或 AB)变化分析酸碱失衡性质。当 $PaCO_2$ 和 BE(或 AB)呈反向变化时,提示为混合型酸碱失衡,如 BE(或 AB)↑,$PaCO_2$↓提示代谢性碱中毒合并呼吸性酸中毒,BE(或 AB)↓,$PaCO_2$↑提示代谢性酸中毒合并呼吸性碱中毒。当 $PaCO_2$ 和 BE(或 AB)呈相同变化时,则可能存在两种情况:一是存在单纯型酸碱失衡,如 BE(或 AB)原发性↑,$PaCO_2$ 继发性↑,为代谢性碱中毒呼吸代偿,但是代偿不可能过度,即原发的失衡变化必定大于代偿变化;二是发生了混合性酸碱失衡,如代谢性碱中毒合并呼吸性酸中毒时,BE(或 AB)和 $PaCO_2$ 可能均升高。这两种情况的鉴别要根据机体代偿的速率、幅度和限度来判断。例如,若从患者临床实际情况已能确认其原发疾病和可能发生的酸碱失衡,而与原发变量相对应的另一变量数值变化超越了代偿限度则可判断为混合酸碱失衡。常用酸碱失衡预计代偿时间、幅度与限度如下表所示。

失衡	代偿公式	代偿时间	代偿限度
代谢性酸中毒 $HCO_2\downarrow PaCO_2\downarrow$	$PaCO_2 = 40 - (24 - HCO_3^-) \times 1.2 \pm 2$	12～24 h	1.33 kPa
代谢性碱中毒 $HCO_3\uparrow PaCO_2\uparrow$	$PaCO_2 = 40 + (24 - HCO_3^-) \times 0.9 \pm 5$	12～24 h	7.32 kPa
呼吸性酸中毒 $PaCO_2\uparrow HCO_3^-\uparrow$	急性 $HCO_3^- = 24 + (PaCO_2 - 40) \times 0.07 \pm 1.5$	数分钟	30 mmol/L
	慢性 $HCO_3^- = 24 + (PaCO_2 - 40) \times 0.4 \pm 3$	3～5 d	45 mmol/L
呼吸性碱中毒 $PaCO_2\downarrow HCO_3^-\downarrow$	急性 $HCO_3^- = 24 - (40 - PaCO_2) \times 0.2 \pm 2.5$	数分钟	18 mmol/L
	慢性 $HCO_3^- = 24 - (40 - PaCO_2) \times 0.5 \pm 2.5$	3～5 d	12～15 mmol/L

(3) 根据阴离子间隙判断酸碱失衡。阴离子间隙(aniongap,AG)与酸碱失衡的关系密切,根据 AG 诊断代谢性酸中毒非常迅速、可靠。血浆中阴阳离子总数相等,但一般情况下仅测定 Na^+、Cl^-、HCO_3^-。$AG = [Na^+] - [Cl^-] - [HCO_3^-]$,即 AG 代表未测定的阴、阳离子差

值的阴离子部分。AG 正常值为 7～16 mmol/L。AG 升高时多数情况属代谢性酸中毒,但必须结合病史和用药情况才能确定诊断,应注意排除引起 AG 增高的其他因素,如脱水、大剂量应用钠盐等。

第七节　血流动力学监测

血流动力学监测的适应证包括各科危重症患者,如创伤、休克、呼吸衰竭和心血管疾病及较大而复杂的手术患者。可分为无创和有创两大类,无创的血流动力学监测,是应用对机体组织器官没有机械损伤的方法,经皮肤或黏膜等途径间接取得有关心血管功能的参数,优点为安全、操作简便、可重复等;但影响因素很多,会使结果的准确性受到影响。有创的血流动力学监测是指经体表插入各种导管或监测探头到心腔和(或)血管腔内,直接监测各项生理参数。目前临床应用较广泛的血流动力学监测方法为应用 Swan-Ganz 导管进行的有创监测。

一、Swan-G8nz 导管的监测原理

在心室舒张终末,主动脉瓣和肺动脉瓣均关闭,二尖瓣开放,此时在肺动脉瓣到主动脉瓣之间形成了一个密闭的液流内腔;若肺血管阻力正常,则 LVEDP(左心室舒张末压)＝PADP(肺动脉舒张压)＝PAWP(肺小动脉压)＝PCWP(肺毛细血管楔压)。因此,LVEDP 可代表左心室前负荷。但临床测量 LVEDP 较为困难,而 PADP 和 PAWP 在一定条件下,近似于LVEDP,故监测 PAWP 可间接判断左心功能。

二、Swan-Ganz 导管的基本结构

导管全长 110 cm,每 10 cm 有一刻度,气囊距导管顶端约 1 mm,可用 0.8～1 ml 的空气或二氧化碳充胀,充胀后的气囊直径约 13 mm,导管尾部经一开关连接 1 ml 的注射器,用以充胀或放瘪气囊。导管顶端有一腔开口,可做肺动脉压力监测,此为双腔心导管。三腔管是在距导管顶端约 30 cm 处,有另一腔开口,可做右心房压力监测。如在距顶部 4 cm 处加一热敏电阻探头,就可做心排血量的测定,此为完整的四腔气囊漂浮导管。

三、插管方法

经肘静脉、股静脉、颈内静脉、锁骨下静脉穿刺置管,导管均可经上或下腔静脉进入右心房、右心室到肺动脉。目前临床多选择颈内静脉或锁骨下静脉。经此静脉插入导管进入血路比较通顺,置入长度几乎是远端静脉置管的一半,污染机会少,便于监测及护理。

1. 术前准备

(1) 环境准备:手术应在清洁、通风后的心导管手术室内或病房内进行。地面以 2%～5% 甲酚(来苏儿)消毒,操作床及单位可用紫外线灯照射 30 min。

(2) 物品准备:无菌 Swan-Ganz 气囊漂浮导管一根。静脉穿刺针、引导钢丝、扩张器、手术刀片、三通板等泡于乙醇中备用。换能器、床边监护仪。碘酒、乙醇、甲紫、棉签,5 ml 空针备用。导管包,内备有手术衣、无菌治疗巾、无菌手套、无菌钳等。

（3）药品准备：利多卡因、普萘洛尔、硝酸甘油、肾上腺素、阿托品、地西泮、地塞米松、氯筒箭毒碱、多巴胺等。2%普鲁卡因 2 支。

肝素液配置：肝素 100 mg/支加入 0.9%氯化钠溶液 1 000 ml 中，相当于 12.51 U/ml。将其中的 500 ml 为一瓶连接静脉输液管，排尽管内空气后备用。

（4）患者准备：平卧位，头偏向一侧，插管部位清洁。测量记录生命体征：血压、心率、呼吸频率、意识状态等，并记录在护理记录单上。

2. 颈内静脉置管方法

术者左手示指与中指触摸到颈动脉表面，并将其推向内侧，使之离开胸锁乳突肌前缘。在其前缘的中点示指与中指之间与额平面呈 30°～45°进针，针头向尾侧指向同侧乳头。待穿刺针进入皮肤抽到静脉血后证明穿刺成功，沿钢丝导管鞘放入引导钢丝后拔出穿刺针，再经导引钢丝送入扩张管和外鞘管，尔后退出引导钢丝及扩张器，再经外套管置入漂浮导管，使导管以小距离快速进入心腔。

在送入导管过程中可利用 X 线机追踪导管位置或进行床边盲目置管，即通过导管在某一心腔内的压力波形来间接判断其位置所在，这需要有一定的基础知识及临床经验。漂浮导管插入 15～20 cm，即可进入右心房，在监护仪上即现右心房内压力波形，再经血流导向经三尖瓣进入右心室，压力突然升高，出现典型的平方根形波形，将气囊充气 1.2～1.5 ml，使其上漂。经肺动脉瓣至肺动脉，监护仪上可以看到舒张压明显升高，有重波切迹。导管继续前行，最后进入肺动脉远端分支嵌入，并出现 PAWP 波形。

四、并发症的防治

1. 心律失常

由于导管尖端接触心肌壁或心瓣膜，可能出现室性早搏、室上性心动过速等，发生率约为 72%。

防治要点：操作中必须有心电图持续监护，插入的导管如遇到阻力时不可强行进入。原有心肌供血不足或心脏疾患的患者，可予术前日含硝酸甘油 5 mg，并给氧吸入治疗。原有心律失常者先予注射利多卡因 50 mg 预防其再发生。患者床边必备急救药物。

2. 气囊破裂

反复使用的导管，因气囊弹性丧失所致。气囊破裂后肺动脉楔压波形丧失，且可能由于再次气囊充气时造成气栓。

防治要点：导管的存放温度应小于 20℃。气囊充气最大量不能超过 1.5 ml，并注意小心缓慢充气。发现气囊破裂应及时拔除。

3. 感染及血栓性静脉炎

由于置管术中无菌操作不严格，反复使用的导管消毒不彻底及导管维护中的污染所致。

防治要点：强调无菌操作，皮肤插管处伤口每日换药 1 次，并保持局部清洁干燥。导管留置时间以最多不超过 72 h 为佳，以防止感染及血栓性静脉炎的发生。

4. 血栓形成

多见于有栓塞史及血液高凝状态的患者。

防治要点：主要采取预防性抗凝治疗，心导管各腔以每小时 1 次的肝素盐水冲洗，并注意心内压力图形改变，保持导管通畅。

5. 肺栓塞

多见于导管插入过深,位于肺小动脉分支内,此外气囊过度膨胀和长时间嵌顿,血管收缩时气囊受压及导管周围血栓形成等也可能成为肺栓塞的原因。

防治要点:充气量应控制在 1.5 ml 以下,间断缓慢充气,必要时摄胸片,检查导管尖端位置及气囊充气的情况。

6. 肺动脉破裂

见于肺动脉高压、血管壁变性的患者,由于导管在肺动脉内反复移动、气囊过度充气所致。

防治要点:应注意气囊内保持适当的充气量并尽量缩短测量 PAWP 的时间。

7. 导管扭曲、打结

因导管质软、易弯曲、插入血管过深时发生。

防治要点:控制导管置入长度,从右心房进入肺动脉一般不应超过 15 cm。发现扭曲应退出。如已打结,可用针丝插入导管内解除打结退出,如不奏效,只好将结拉紧,缓缓拔出。

五、常用指标的测定

从 Swan-Ganz 气囊漂浮导管所获得的直接指标为右心房压力(RAP)、肺动脉压力(PAP)、肺动脉嵌入压力(PCWP)、心排血量(CO)。通过公式计算所获得的间接指标为肺循环阻力(PVR)、体循环阻力(SVR)、每搏功(SW)、左室每搏功(LVSW)、右室每搏功(RVSW)、心脏指数(Cl)。具体方法如下。

(1) 调节零点,使换能器与患者心脏在同一水平,扭转三通,使换能器与大气相通。待监护仪压力数值显示为零时,表示零点调整完毕。

(2) 冲洗各管腔,使换能器与一管腔相通。

(3) 准备心排血量计算机,调至预备工作状态,输入患者血温、体外对照冰水温度。用 10 ml 注射器反复抽吸无菌冰 0.9% 氯化钠溶液 10 ml,使其接通右心房腔导管尾端。

(4) 在 4 s 之内迅速将冰 0.9% 氯化钠溶液推入,同时按心排血量计算机,机器即显示心输出量数值。

(5) 同步记录 PAP、PCWP、BP、HR、RAP。

① PAP:将换能器与通向肺动脉管腔相通测得。

② PCWP:在以上基础上,使导管气囊充气,导管漂入肺毛细血管测得。

③ RAP:将换能器与通向右心房管腔相通测得。

④ BP、HR:常规方法测得。

血流动力学常用指标的正常值如下表所示。

血流动力学指数	公式	正常范围
心排血量(CO)	$CO = SV \times HR$	$4 \sim 8$ L/min
心脏指数(cl)	$Cl = CO/BSA$	$2.8 \sim 4.2$ L/(min·m²)
每搏量(sv)	$SV = CO/HR * 1\,000$	$60 \sim 90$ ml
每搏指数(Sl)	$Sl = SV/BSA$	$40 \sim 60$ ml/(m²·beat)
每搏功(sw)	$SW = (MAP** - PAWP) \times SV \times 0.136$	$85 \sim 119$ g·m

（续表）

血流动力学指数	公式	正常范围
左心室每搏功指数（LVSWl）	LVSWl = 1.36×(MAP－PAWP)/100×Sl	45～60 g·m/m²
右心室每搏初指数（RVSWl）	RVSWl = 1.36×(PAP－CVP)/100×Sl	5～10 g·m/m²
体循环血管阻力（SVR）	SVR(TPR) = MAP－CVP/CO×80	900～1 500 dyn·s/cm²
肺血管阻力（PVR）	PVR = PAP－PAWPCO×80	150～250 dyn·s/cm²

＊ HR：体表面积。

＊＊ MAP：平均动脉压。

第八节　呼吸机参数设置与报警处理

一、呼吸机参数的监测

呼吸机类型不同,需设置的参数也不完全相同,医护人员应熟悉各种类型呼吸机常用参数的设置和调节原则。某些特殊类型呼吸机所具有的特殊参数,只能在不断地应用过程中摸索和积累。

1. 呼吸频率

呼吸频率是呼吸机治疗最常用的参数,掌握好该参数的合理设置,有利于减少呼吸作功,有助于自主呼吸与机械通气机的协调。设置时,首先应观察患者的自主呼吸频率。倘若患者的自主呼吸频率基本正常或明显减弱,甚至已经停止,呼吸频率的设置就非常简单,一般仅需按照正常人的呼吸频率进行设置,如将呼吸频率设置在 1～20 次/min；倘若患者的自主呼吸频率明显增快,则初始的呼吸频率不宜设置过低,否则会发生呼吸机对抗,增加呼吸作功,一般应接近或略低于患者的自主呼吸频率,以后随着自主呼吸频率增快原因逐渐去除,再逐渐将呼吸频率下调至正常或接近正常水平。

在设置呼吸频率时,有时还需分析患者发生呼吸衰竭的病理生理学特点。对有气道阻力增高的阻塞性肺部疾患患者,为进一步降低气道阻力,尤其适合选用慢而深的呼吸频率；而对肺顺应性下降和能进行有效气体交换的肺单位减少者,则宜使用稍快的呼吸频率。

2. 潮气量（Udalvolume, TV）

除少数单纯定压型呼吸机外,大多数呼吸机均需设置 TV。一般状况下均可先按 10 ml/kg 水平设置,以后再根据动脉血气分析指标进行相应调整。如患者有肺大疱、可疑气胸、血压下降等,可将 TV 设置在较低水平,此时为预防通气不足,可适当提高呼吸频率；另外,对自主呼吸频率较快,呼吸机呼吸频率设置较高的患者,TV 水平就应适当降低。

3. MV 与 TV

MV 与 TV 的临床价值基本相同,有的呼吸机只有其中一项,设置 MV 参数时,常以 l/(m²·min) 为单位,一般控制在 3.5～4.5 U(m²·min) 水平。设置 MV 时,一般先确定 TV,间接设置 MV；对于只设 MV 参数的呼吸机,采用的方法是计算 TV 值后,将假 TV 值×呼吸频率,所得的就是需设置的 MV。

4. 吸/呼时间

吸/呼时间是指吸、呼气时间各占呼吸周期中的比例,是重要的机械通气参数。从呼吸生理的角度上分析,吸气时间有助于吸入气(氧气)的分布,但可能会对循环功能带来一些不利的影响;呼气时间主要影响二氧化碳的排出。在选择和设置吸/呼时间时,应考虑上述因素。吸/呼时间设置值的选择主要依据对患者呼吸病理生理学改变特点的分析。呼吸功能基本正常者,多选择 1∶1.5～1∶2;有阻塞性通气功能障碍的患者,可选择 1∶2～1∶2.5;有限制性通气功能障碍的患者,多选择 1∶1～1∶1.5。此外,也可参照缺氧和二氧化碳潴留的程度,兼顾患者的心功能状况或血流动力学改变情况。以缺氧为主的患者,只要循环功能状况允许,可适当延长吸气时间;以二氧化碳潴留为主的患者,则可以适当延长呼气时间。

吸/呼时间设置的方式有很多。最简便的设置方式为直接设置,即将呼吸机的吸/呼旋钮或开关放相应的位置。也可通过调节吸气时间,达到满意的吸/呼时间,此法比较麻烦,需要计算在呼吸频率固定的前提下,预计设置的吸/呼所需要的吸气时间,然后再将吸气时间旋钮调至相应的位置。此外,还可以通过调节流速设定吸/呼时间。

5. 通气压力

机械通气时一般不需要设置通气压力,在呼吸机工作压力正常的前提下完成 TV 的设置就等于设置了合理的通气压力。但多需要设置通气压力的上限或下限水平,以确保通气压力不至于过高产生气压伤或过低造成通气不足。下限以能达到满意的 TV 的最低吸气压力[1.47～1.96 kPa(15～20 cmH$_2$O)]为宜,上限以多不超过 2.45 kPa(25 cmH$_2$O)水平为妥。在某些情况下,肺水肿、ARDS、广泛肺纤维化时,肺的顺应性降低,需要适当提高吸气压力,才能达到满意的潮气量。吸气压力最高可达 5.88 kPa(60 cmH$_2$O),但必须严密观察,防止气压伤。

6. 呼气末正压(PEEP)

初使用呼吸机时,一般不主张立即应用或设置 PEEP,因为有加重心脏负担、减少回心血量及心排血量,易引起肺气压伤等可能,在能不用的情况下,应该尽量避免使用。

7. 吸入氧浓度(FiO$_2$)

FiO$_2$ 设置的原则是能使 PaO$_2$ 维持在 7.98 kPa(60 mmHg)前提下的最低 FiO$_2$ 水平。初用呼吸机治疗时,为迅速纠正低氧血症,可以应用较高浓度的 FiO$_2$(>60%),最高可达 100%。但时间应控制在 30 min 至 1 h。随着低氧血症纠正,再将 FiO$_2$ 逐渐降低至小于 60% 的相对安全的水平。低氧血症未能完全纠正的患者,不能以一味提高 FiO$_2$ 的方式纠正缺氧,应该采用其他方式,如应用 PEEP 等。低氧血症改善明显的患者,应将 FiO$_2$ 设置在 40%～50% 水平为最佳。

二、呼吸机报警的处理

(一) 压力报警

压力报警是呼吸机非常重要的保护装置。呼吸机多有压力传感器持续监测患者气道压力的变化。当实际压力超过或低于预先设置的水平时,呼吸机将以灯光闪烁和蜂鸣声报警提示操作者注意。

1. 高压报警

呼吸机的高压上限一般设定在正常气道的最高压力水平,即 0.49～0.98 kPa(5～

$10\ cm\ H_2O$）。在呼吸机使用过程中因某种原因使患者气道压升高,超过预先设定的高压上限即发生高压报警。致使气道压力升高的常见原因有咳嗽、分泌物堵塞、管道扭曲、呼吸机拮抗以及患者的自主呼吸不协调等。

处理方法:①检查呼吸机管道是否打折、受压,管道内是否积水过多,并作相应处理,若积水已进入患者气道应立即吸痰。②检查患者是否有分泌物阻塞、气道痉挛等情况。对痰液过多者应立即有效吸痰以清理患者气道,分泌物黏稠者可通过雾化吸入或呼吸机湿化器等湿润气道;对于支气管痉挛者则应采取解痉措施。③检查患者的呼吸与呼吸机是否同步,呼吸机送气时患者是否屏住呼吸。有呼吸机拮抗的患者可酌情使用镇静剂、肌肉松弛剂等;而对于因呼吸机潮气量设置过高引起的报警应与医生共同检查,重新设置参数。

2. 低压报警

呼吸机的低压下限一般设定在能保持吸气的最低压力水平。低压报警最可能的因素就是管道脱落和漏气,这是非常危险的情况,若没能及时处理,患者将会因缺氧或通气不足而危及生命。

处理方法:①检查气管导管气囊充气情况,必要时重新充气,如气囊破裂立即更换气管导管;②仔细检查呼吸机管路,更换破裂管道并将各接头接紧;③如患者出现呼吸急促、发绀等缺氧症状,立即使用简易呼吸机进行人工呼吸。

(二) 容量报警

容量监测系统主要为保障患者的通气量或潮气量而设置。当实测的 TV 或 MV 低于或高于预设值,呼吸机就可能报警。该装置对预防因漏气和脱机具有重要意义。

(1) 低容量报警:常见原因主要为患者的气管导管与呼吸机脱开或某处漏气。处理见低压报警。

(2) 高容量报警:其价值不如低容量价值,主要是提醒医护人员注意防止实际 TV 和 MV 高于所设置的水平。处理见高压报警,同时要检查所设置的通气方式、潮气量、呼吸频率等参数是否合适,报告医生及时调整。

(三) 气源报警

呼吸机气源报警有吸入氧浓度 FiO_2 报警和氧气或空气压力不足报警。FiO_2 报警是用于保障 FiO_2 在预先设定的水平。倘若实际 FiO_2 低于或高于所设置的报警水平,FiO_2 报警装置就会被启动,告诫人们实际 FiO_2 水平的增高或降低。FiO_2 一般为高于或低于实际设置的 FiO_2 10%~20%。氧气或空气压力不足时主要通知中心供氧室调整或更换氧气瓶以确保供气压力。

(四) 电源报警

见于停电或电源插头脱落、电闸掉闸。处理主要是立即将呼吸机与患者的人工气道脱开,给予人工通气以确保患者正常的通气功能;电源插头脱落或电闸掉闸时,在人工通气同时重新连接电源或即合电闸。

(五) 低 PEEP 或 CPAP 水平报警

有些呼吸机为保障 PEEP 或 CPAP 的压力能在所要求的水平,配备了低 PEEP 或 CPAP 水平的报警装置。设置此项报警参数时,一般以所应用的 PEEP 或 CPAP 水平为准,即倘若所设置的 PEEP 或 CPAP 水平 $0.98\ kPa$（$10\ cmH_2O$）,报警水平也设置在此水平,一旦低于这个水平时,机器就会报警。

第九节　肾功能监测

一、尿量监测

尿量变化是肾功能改变的最直接的指标,在临床上通常记录每小时尿量或 24 h 尿量。每小时尿量少于 30 ml 提示肾脏血流灌注不足,应补液。24 h 尿量少于 400 ml 称为少尿,提示肾功能有一定程度的损害,而当 24 h 尿量少于 100 ml 称为无尿,是肾功能衰竭的基础诊断依据。

二、肾小球滤过功能监测

肾小球滤过率(glomerularfiltrationrate,GFR)是指单位时间内从双肾滤过血浆的毫升数。临床实际中常用某种物质的血浆清除率来表示 GFR。肾清除率是指肾在单位时间内能将若干毫升的血浆中所含的某种物质全部清除,其结果以 ml/min 表示。用清除率来评价肾小球滤过功能比单纯测某物质从尿中排出的绝对量更好,因为它能更好地反映肾脏的排泄功能,即净化血液的能力。

1. 菊粉清除率测定

菊粉是由果糖构成的一种多糖体,人体内无此物质且不会被人体分解、结合、利用和破坏。菊粉从人体清除的方式是从肾小球滤过而不被肾小管重吸收或排泌,故能准确反映肾小球的滤过功能。测定时患者保持空腹和静卧状态。以下举例说明菊粉测定的具体实施方法。

(1) 早晨 7 时饮 500 ml 温开水,留置导尿管。

(2) 7 时 30 分取 10 ml 尿和 4 ml 静脉血作空白对照,随即静脉输入 150 ml0.9％氯化钠溶液＋5 g 菊粉,15 min 内输完。

(3) 400 ml 温 0.9％氯化钠溶液＋5 g 菊粉静脉滴注,滴速为 4 L/min。

(4) 8 时 30 分将导尿管夹住。

(5) 8 时 50 分取静脉血 4 ml 进行菊粉含量测定,随后放空膀胱测定尿量。

(6) 用 20 ml 温水冲洗膀胱并注入 20 ml 空气,使膀胱内的液体排尽。

(7) 将冲洗液加入尿液标本内,充分混匀后取出 10 ml 尿液进行菊粉含量测定。

(8) 分别于 9 时 10 分和 9 时 30 分重复(5)~(7),并代入以下公式。

公式一:菊粉清除率 ＝ 尿内菊粉清除率×稀释倍数×尿量 / 血浆菊粉的含量

公式二:稀释倍数 ＝ 实际尿量＋冲洗液量 / 实际尿量

正常参考值为 2.0~2.3 ml/s。菊粉清除率虽然精确,但测定时程序繁杂,不适于临床应用,目前多用于实验室研究工作。

2. 尿素清除率测定

血液中的尿素通过肾脏时,经肾小球滤过后进入肾小管,大部分排出体外,小部分经肾小管又重新吸收入血。

测定方法:在同一时间内测定血中尿素含量和 1 h 尿中尿素的排出量,计算出每分钟由肾所排出的尿素相当于多少毫升血液中尿素被完全清除。正常参考值为 40~65 ml/min。

本指标测定方法简便,但尿素代谢特点影响了该指标的价值,如尿素的合成会受到进食蛋白质以及肝脏实质病变等因素的影响,尿素会被肾小管重吸收,且吸收率与利尿剂的使用有关。

3. 内生肌酐清除率测定

一般情况下,内生肌酐绝大部分经肾小球滤过,而肾小管不吸收,亦很少排泄。单位时间内由肾清除的内肌酐相当于多少毫升血浆中的内生肌酐全部清除,称为内生肌酐清除率。

测定方法:患者连续进低蛋白质饮食 3 天,每日蛋白质应少于 40 g 并禁食肉类,避免剧烈运动;于第 4 日晨 8 时将尿液排净并丢弃,然后收集 24 h 尿液,在留尿期间的任意时间内抽取 2~3 ml 血液,加入抗凝剂,摇匀后与尿液同时送检,测定尿和血浆中的内生肌酐浓度,并记录 24 h 尿量,代入以下公式得出 24 h 内生肌酐清除率。

$$24\ h\ 内生肌酐清除率 = 尿肌酐浓度 \times 24\ h\ 尿量\ /\ 血浆肌酐浓度$$

上述公式所得数值必须按体表面积矫正:

$$矫正清除率 = 1.73\ m^2 \times 应得肌酐清除率\ /\ 实际体表面积$$
$$实际面积 = 0.006 \times 身高(cm) + 0.012\ 8 \times 体重(kg) - 0.152$$

在严格控制条件时,尿中肌酐排泄量比较稳定,故可采取简化的 4 h 留尿法:于试验日凌晨 3 时排尿弃去,饮水 400 ml,20 min 后排尿弃去,准确收集 4 h 尿液并取抗凝血,测定尿中和血中肌酐含量,计算出每分钟的尿量并计算清除率。

三、肾小管功能监测

1. 肾浓缩-稀释试验

主要用于监测肾小管的重吸收功能。具体做法:试验过程中正常进食、水,每餐含水量限制 500~600 ml,上午 8 时排尿弃去,8 时至 20 时之间每 2 h 留尿 1 次,共 6 次(为昼尿量),晚 20 时到次晨 8 时收集全部尿量共 7 个标本,分别测定尿量和尿比重。

正常人 24 h 尿量为 1 000~2 000 ml,昼尿量与夜尿量的比值为(3~4):1,12 h 夜尿不应超过 750 ml。尿液的最高比重应在 1.020 以上,最高比重与最低比重之差不应少于 0.009。

2. 尿/血渗透压的测定

试验日前晚 18 时后禁食、水,至次日晨 7 时。次日晨 6 时排尿弃去,7 时再排尿并做渗透压测定。正常人应大于 800 mmol/L,低于此值则为肾浓缩功能不全。

正常成人尿液渗透压为 600~1 000 mmol/L,血渗透压 280~310 mmol/L,尿/血渗透压为 3:1~4:1。功能性肾衰时,尿渗透压大于正常;急性肾衰时,尿渗透压接近血浆渗透压,两者比值小于 1:1。

3. 自由水清除率(free water clearance,CH_2O)的测定

CH_2O 指单位时间内从血浆中清除到尿中不含溶质的水量。正常人排出的均为含有溶质且浓缩的尿,因此 CH_2O 为负值。

目前 CH_2O 是最理想的肾脏浓缩与稀释功能测定指标。CH_2O 的计算公式为:

$$CH_2O = V - UV/P = V - (1 - U/P)$$

其中 V：每小时尿量，U：尿渗透分子浓度，P：血浆渗透分子浓度

CH_2O 正常范围为 $-100 \sim -30$ ml/h。CH_2。越接近 0，肾功能越差。

4．酚红排泄试验

尿中酚红的排出量可作为判断近曲小管排泄功能的指标。试验方法为空腹饮水 $300 \sim 400$ ml，20 min 后排尿弃去，并立即静脉注射 0.6% 的酚红溶液 1 ml，酚红注射后于 15 min、30 min、60 min、120 min 分别收集尿液，并分别计算其百分比。

第十节 中枢神经系统功能监测

一、颅内压监测

1．脑脊液压

通过腰穿蛛网膜下腔置管或颅骨钻孔在侧脑室内置管，与压力传感器连接持续测压。此法的优点为简便、可靠，可以间断释放脑脊液以降低颅内压，但有感染的危险。留管时间一般不能超过 1 周，侧脑室有时置管难度较大。

2．硬脑膜外压

目前比较常用的方法是将压力传感器直接放置在硬膜与颅骨之间，在硬脑膜外连续测定颅内压，经颅骨钻孔后，水平置入压力传感器约 2 cm。硬膜外传感器法保留了硬脑膜的完整性，颅内感染的危险性小；缺点是显示出的颅内压比脑脊液压力略高，监护时间较长者可因硬脑膜受刺激而增厚，使传感器灵敏度下降，影响监测效果。

3．硬脑膜下压

硬膜下放置特制的中空螺栓可测定脑表面液压。颅骨钻孔，打开硬脑膜，拧入中空螺栓至蛛网膜表面，螺栓内注入液体，然后外接压力传感器。此法测压准确，但硬脑膜完整性被破坏，增加了感染的机会，目前已很少应用。

二、脑电图监测

脑电图是应用脑电图记录仪，将脑部产生的自发性生物电流放大 100 倍后，记录获得的图形，通过脑电活动的频率、振幅和波形变化，了解大脑的功能状态。脑电的监测对了解脑功能具有重要意义。

1．电极的安放

床旁监护仪中的脑电监测插件一般只有 3 线或 5 线导联电极与监护仪相连接。电极有针型和纽扣型。针型直接刺入皮内，可在头皮任意处安置，可记录不同部位的脑电活动；纽扣型电极对患者无损伤，但电极只能贴在发际外，或者需要剔除局部头发后安放。一般可将电极置于双侧颞部及额部，无关电极安置在下颌或胸前；也可根据需要将电极安置在记录脑电活动的任意部位，无关电极安置在同侧耳垂处。

2．脑电监测的注意点

（1）安置电极前，应先将局部头皮油脂擦洗干净，使电极与头皮接触紧密。

（2）避免外界电器干扰。监护室内的其他电器如心电图仪、呼吸机等均会发出电磁波并

可能对脑电监护仪造成干扰,因此记录脑电图时应尽可能停止使用其他电器。

（3）颅脑手术后左右脑半球的脑电图波形不对称,应将电极安置在特别需要关注的位置,同时注意防止切口感染。

（4）当床旁监护仪显示异常脑电图波形时,必须用标准 12 导联脑电图机准确测量。

三、脑血流监测

1. 经颅多普勒超声

经颅多普勒超声是将脉冲多普勒技术与低频发射频率相结合,使超声波能够穿透颅骨较薄的部位进入颅内,直接获得脑底血管多普勒信号,进行脑底动脉血流速度的测定。

2. 激光多普勒脑血流监测

氦-氖激光多普勒血流监测仪的测量原理是基于多普勒效应。波长为 $600\sim780$ mm 的氦-氖激光束直接照射大脑皮质,因其波长介于血红蛋白的最大吸收波长及水的最大吸收波长之间,光束照射至流动红细胞将予以不同程度的折射,波长减弱的程度及频率分布与红细胞的数量、流速直接相关,非流性脑组织细胞则直接将光线予以反射而不造成波长衰减。反射光为探头接收,其信号经放大器放大后予以分光光谱分析,判别发生衰减的折射光谱。继而调制成方波,最后以电压信号的方式送至记录仪或显示器。

（赵成香）

第二十六章

医院感染管理

预防和控制医院感染是保障患者安全,提高医疗质量以及维护医务人员职业健康的一项重要工作,依照《医院感染管理办法》和有关国家的法律法规,医院必须加强重点部门及重点部位感染管理,不断提高医务人员对预防和控制医院感染的认识和职业暴露的防护意识,从而减少医院感染的发生。

医院感染又称院内感染或医院获得性感染,是指在医院发生的感染。其感染人群广义上可分为患者、医院工作人员、探视者;狭义一般指患者及医院工作人员而言,特别是近年来高、精、尖医疗设备的广泛运用,医院感染严重威胁着患者的安危,为保障医疗安全,提高医疗服务质量,必须加强医院感染的管理,进一步提高预防与控制能力。

第一节 医院感染概念

一、医院感染的定义

医院感染多数在患者住院期间发病,但潜伏期较长的疾病也有在医院感染,于出院以后发病的,如肺炎、病毒性乙型肝炎等,虽在医院内受到感染,发病往往在出院以后。至于在入院前在家中受到感染或在社会上受到感染处于潜伏期的患者,在入院后发病的,不属于医院感染或院内感染。但在实际工作中,有时院内院外感染不易区分,并且易造成新的医院感染,所以亦属于预防控制之列。

中华人民共和国卫生部 2006 年 9 月 1 日实施的《医院感染管理办法》对医院感染定义为:医院感染(Nosocomial Infection,Hospital Infection 或 Hospital acquired Infection)是指住院患者在医院内获得的感染,包括在住院期间发生的感染和在医院内获得,出院后发生的感染;但不包括入院前已开始或入院时已存在的感染。医院工作人员在医院内获得的感染也属医院感染。

医院感染的定义应从三点理解:①住院患者在住院期间发生的感染;②住院患者在医院内获得,出院后发生的感染;③医院工作人员在医院内获得的感染。

二、医院感染发生的条件

医院感染发生的必要条件是传染源、传播途径和易感人群。缺少其中任何一个环节都不会发生医院内感染。因此,只要阻断或控制住其中某一个环节,也就终止了医院感染的传播。

1. 传染源

传染源是传染病流行的第一个环节。是传染病传播的主要因素,包括以下内容:

(1) 患者自身的正常细菌。

(2) 有临床症状和携带病原体的周围患者。

(3) 来自传染病分泌物和排泄物。

(4) 来自工作人员自身疾病。

(5) 患者家属和探视者。

(6) 来自医院的环境。

(7) 来自未彻底消毒的器械。

(8) 来自血液制品、药物。

(9) 来自工作人员操作不当。

(10) 动物性的传播。

2. 传播途径

传播途径是流行过程的第二个环节。传染源只有通过传播途径才能感染别人(或自身),大多数感染要依赖于外环境中的某些媒介物携带和传播,才有可能经由"适宜"的门户侵入人体的某部位(定植或感染)。其传播途径有:接触传播、空气传播、禽类传播、动物传播、共同媒体传播和生物媒介传播。

(1) 接触传播:是医院感染的主要传播途径,其传播形式有:直接传播、间接传播、飞沫传播。

(2) 空气传播:飞沫核传播、尘埃传播、医源性气溶胶传播。

(3) 共同媒介传播:经水、食物传播、药物及各种制剂传播。

(4) 禽类传播:鸡鸭、鸟类传播。

(5) 动物传播:猪、狗等传播。

(6) 生物媒介传播:蚊虫叮咬。

3. 易感人群

易感人群也称人群易感性,是流行过程的第三个环节。在有传染源和传播途径的情况下,若没有易感的患者,也不会发生医院感染。易感人群包括:

(1) 患有严重影响或损伤机体免疫机能疾病的患者。

(2) 外伤或烧伤的患者。

(3) 接受各种免疫抑制剂治疗的患者。

(4) 老年、婴幼儿及营养不良者。

4. 医院感染的危害性

(1) 增加患者的痛苦,如外科手术造成的感染,使新生儿死亡或伤口感染致残。

(2) 住院日延长,影响了床位周转率,增加了医疗、护理人员工作量。

(3) 增加患者家庭经济负担。

(4) 医院和社会资源浪费。

(5) 造成不良的社会影响。医院感染的流行,必然涉及多名患者,如我国西安交大医学院第一附院新生儿死亡事件,深圳妇儿事件造成多位产妇伤口感染,安徽宿州市立医院眼球事件,无不使所发生的医院威信扫地,同时造成不良社会影响,甚至致医院倒闭。

（6）阻碍了现代医学的发展。重要器官的移植手术，其中失败原因之一是院内感染。

三、医院感染分类

1. 按病原体来源分

按病原体来源可将院内感染分为外源性感染、内源性感染、医源性感染、带入性感染四种。

（1）外源性感染：又称交叉感染，指病原体来自患者体外，即来自其他住院患者、医务人员、陪护家属和医院环境，如诊疗器材和制剂的污染造成的医源性感染。这类感染在经济落后国家占的比例较大，可致医院感染流行或暴发。交叉感染可通过加强消毒、灭菌、隔离措施和宣传教育工作来预防和控制。

（2）内源性感染：又称自身感染，指病原体来自患者自身菌群（皮肤、口咽、泌尿生殖道、肠道）的正常菌丛或外来的已定植菌。在医院中，当人体免疫功能下降、体内生态环境失衡或发生细菌易位时即可发生感染，如做支气管纤维镜检查可将上呼吸道细菌带至下呼吸道引起感染。这类感染呈散发性，从目前而言，内源性感染的预防较困难，主要靠自身免疫力增强。

（3）医源性感染：即指在诊断治疗或预防过程中由于所用器械、用物、材料及场所的消毒不严，或由于制剂不纯而造成的感染。

（4）带入性感染：患者入院时已处于另一种传染病的潜伏期，住院后发病，传给其他患者。如痢疾患者入院前已感染上腮腺炎，入院后发病，致使腮腺炎在医院内传播蔓延开来。

医院内发生的感染与其他人群密集的地方如托儿所、学校、旅馆、饭店、公共场所等发生的感染是不同的，其特点：

（1）易感人群抵抗力低，病死率高。很多住院患者由于所患原发性疾病，或接受某些治疗造成抵抗力下降。还有些人如老年患者和新生儿一般抵抗力自然较低，一旦发生感染很容易传播，则造成严重后果。

（2）医院中病原体来源广泛、外界环境污染也比较严重，因此容易发生交叉感染。

（3）医院中流行的菌株大多为多重耐药性，治疗困难。

2. 按病原体种类分

按病原体种类可将院内感染分为细菌感染、病毒感染、真菌感染、支原体感染、衣原体感染及原虫感染等，其中细菌感染最常见，其次是病毒感染，每一类感染有可根据病原体的具体名称分类，如铜绿假单孢菌感染、金黄色葡萄球菌感染、分枝杆菌感染、柯萨奇病毒感染、爱柯病毒感染等。

医院是患者密集的场所，医院环境最容易被病原微生物污染，从而为疾病的传播提供外部条件，促进医院感染的发生。

第二节　医院感染诊断标准

一、医院感染

医院感染（Nosocomial Infection，Hospital Infection 或 Hospital acquired Infection）是指住院患者在医院内获得的感染，包括在住院期间发生的感染和在医院内获得出院后发生的感染;但不包括入院前已开始或入院时已存在的感染。医院工作人员在医院内获得的感染也属医院感染。

1. 下列情况属于医院感染

(1) 无明确潜伏期的感染,规定入院 48 h 后发生的感染为医院感染;有明确潜伏期的感染,自入院时起超过平均潜伏期后发生的感染为医院感染。

(2) 本次感染直接与上次住院有关。

(3) 在原有感染基础上出现其他部位新的感染(脓毒血症除外),或在原感染已知病原体基础上又分离出新的病原体(排除污染和原来的混合感染)的感染。

(4) 新生儿在分娩过程中和产后获得的感染。

(5) 由于诊疗措施激活的潜在性感染,如疱疹病毒、结核杆菌等的感染。

(6) 医务人员在医院工作期间获得的感染。

2. 下列情况不属于医院感染

(1) 皮肤黏膜开放性伤口只有细菌定植而无炎症表现。

(2) 由于创伤或非生物性因子刺激而产生的炎症表现。

(3) 新生儿经胎盘获得(出生后 48 h 内发病)的感染,如单纯疱疹、弓形体病、水痘等。

(4) 患者原有的慢性感染在医院内急性发作。

医院感染按临床诊断报告,力求做出病原学诊断。

二、呼吸系统

(一) 上呼吸道感染

(1) 临床诊断:发热(≥38.0℃超过 2 天),有鼻咽、鼻旁窦和扁桃炎等上呼吸道急性炎症表现。

(2) 病原学诊断:临床诊断基础上,分泌物涂片或培养可发现有意义的病原微生物。

(3) 注意事项:必须排除普通感冒和非感染性病因(如过敏等)所致的上呼吸道急性炎症。

(二) 下呼吸道感染

1. 临床诊断

符合下述两条之一即可诊断:

(1) 患者出现咳嗽、痰黏稠,肺部出现湿罗音,并有下列情况之一:①发热;②白细胞总数和(或)嗜中性粒细胞比例增高;③X 线显示肺部有炎性浸润性病变。

(2) 慢性气道疾患患者稳定期(慢性支气管炎伴或不伴阻塞性肺气肿、哮喘、支气管扩张症)继发急性感染,并有病原学改变或 X 线胸片显示与入院时比较有明显改变或新病变。

2. 病原学诊断

临床诊断基础上,符合下述六条之一即可诊断:

(1) 经筛选的痰液,连续两次分离到相同病原体。

(2) 痰细菌定量培养分离病原菌数不小于 106 cfu/ml。

(3) 血培养或并发胸腔积液者的胸液分离到病原体。

(4) 经纤维支气管镜或人工气道吸引采集的下呼吸道分泌物病原菌数不小于 105 cfu/ml;经支气管肺泡灌洗(BAL)分离到病原菌数不小于 104 cfu/ml;或经防污染标本刷(PSB)、防污染支气管肺泡灌洗(PBAL)采集的下呼吸道分泌物分离到病原菌,而原有慢性阻塞性肺病包括支气管扩张者病原菌数必须不小于 103 cfu/ml。

（5）痰或下呼吸道采样标本中分离到通常非呼吸道定植的细菌或其他特殊病原体。

（6）免疫血清学、组织病理学的病原学诊断证据。

3. 注意事项

（1）痰液筛选的标准为痰液涂片镜检鳞状上皮细胞小于 10 个/低倍视野和白细胞大于 25 个/低倍视野或鳞状上皮细胞；白细胞不大于 1∶2.5；免疫抑制和粒细胞缺乏患者见到柱状上皮细胞或锥状上皮细胞与白细胞同时存在，白细胞数量可以不严格限定。

（2）应排除非感染性原因如肺栓塞、心力衰竭、肺水肿、肺癌等所致的下呼吸道的胸片的改变。

（3）病变局限于气道者为医院感染气管-支气管炎；出现肺实质炎症（X 线显示）者为医院感染肺炎（包括肺脓肿），报告时需分别标明。

（三）胸膜腔感染

1. 临床诊断

发热，胸痛，胸水外观呈脓性或带臭味、常规检查白细胞计数不小于 $1\,000\times10^6$/L。

2. 病原学诊断

临床诊断基础上，符合下述两条之一即可诊断：

（1）胸水培养分离到病原菌。

（2）胸水普通培养无菌生长，但涂片见到细菌。

3. 注意事项

（1）胸水发现病原菌，则不论胸水性状和常规检查结果如何，均可作出病原学诊断。

（2）应强调胸水的厌氧菌培养。

（3）邻近部位感染自然扩散而来的胸膜腔感染，如并发于肺炎、支气管胸膜瘘、肝脓肿者不列为医院感染；诊断操作促使感染扩散者则属医院感染。若肺炎系医院感染，如其并发脓胸按医院感染肺炎报告，另加注括号标明脓胸。

（4）结核性胸膜炎自然演变成结核性脓胸不属于医院感染。

（5）患者同时有上呼吸道和下呼吸道感染时，仅需报告下呼吸道感染。

三、心血管系统

（一）侵犯心脏瓣膜（包括人工心瓣膜）的心内膜炎

1. 临床诊断

患者至少有下列症状或体征中的两项且无其他明确原因可以解释：发热、新出现心脏杂音或杂音发生变化、栓塞性改变、皮肤异常表现（如淤斑、出血、疼痛性皮下肿块）、充血性心力衰竭、心脏传导异常，并合并有下列情况之一：

（1）外科手术或病理组织学发现心脏赘生物。

（2）超声心动图发现赘生物的证据。

2. 病原学诊断

临床诊断基础上，符合下述三条之一即可诊断：

（1）心脏瓣膜或赘生物培养出病原体。

（2）临床诊断基础上，两次或多次血液培养阳性。

(3) 临床诊断基础上,心脏瓣膜革兰染色发现病原菌。

(二) 心肌炎或心包炎

1. 临床诊断

符合下述两条之一即可诊断:

(1) 患者至少有下列症状或体征中的两项且无其他明确原因可以解释:发热、胸痛、奇脉、心脏扩大,并合并有下列情况之一:①有心肌炎或心包炎的异常心电图改变;②心脏组织病理学检查证据;③影像学发现心包渗出。

(2) 患者至少有下列症状或体征中的两项且无其他明确原因可以解释:发热、胸痛、奇脉或心脏扩大,呼吸暂停,心动过缓,并至少有下列情况之一:①有心肌炎或心包炎的异常心电图改变;②心脏组织病理学检查证据;③影像学发现心包渗出。

2. 病原学诊断

临床诊断基础上,符合下述两条之一即可诊断:

(1) 心包组织培养出病原菌或外科手术 / 针吸取物培养出病原体。

(2) 在临床诊断基础上,血中抗体阳性(如流感嗜血杆菌、肺炎球菌),并排除其他部位感染。

四、血液系统

(一) 血管相关性感染

1. 临床诊断

符合下述三条之一即可诊断:

(1) 静脉穿刺部位有脓液排出,或有弥散性红斑(蜂窝组织炎的表现)。

(2) 沿导管的皮下走行部位出现疼痛性弥散性红斑并除外理化因素所致。

(3) 经血管介入性操作,发热大于 38℃,局部有压痛,无其他原因可解释。

2. 病原学诊断

导管尖端培养和(或)血液培养分离出有意义的病原微生物。

3. 注意事项

(1) 导管管尖培养其接种方法应取导管尖端 5 cm,在血平板表面往返滚动一次,细菌菌数不小于 15 cfu/平板即为阳性。

(2) 从穿刺部位抽血定量培养,细菌菌数不小于 100 cfu/ml,或细菌菌数相当于对侧同时取血培养的 4~10 倍;或对侧同时取血培养出同种细菌。

(二) 败血症

1. 临床诊断

发热大于 38℃或低体温小于 36℃,可伴有寒战,并合并下列情况之一:

(1) 有入侵门户或迁徙病灶。

(2) 有全身中毒症状而无明显感染灶。

(3) 有皮疹或出血点、肝脾肿大、血液中性粒细胞增多伴核左移,且无其他原因可以解释。

(4) 收缩压低于 12 kPa(90 mmHg),或较原收缩压下降超过 5.3 kPa(40 mmHg)。

2. 病原学诊断

临床诊断基础上,符合下述两条之一即可诊断。

(1) 血液培养分离出病原微生物。

（2）血液中检测到病原体的抗原物质。

3. 注意事项

（1）入院时有经血液培养证实的败血症，在入院后血液培养又出现新的非污染菌，或医院败血症过程中又出现新的非污染菌，均属另一次医院感染败血症。

（2）血液培养分离出常见皮肤菌，如类白喉杆菌、肠杆菌、凝固酶阴性葡萄球菌、丙酸杆菌等，需不同时间采血，有两次或多次培养阳性。

（3）血液中发现有病原体抗原物质，如流感嗜血杆菌、肺炎链球菌、乙种溶血性链球菌，必须与症状、体征相符，且与其他感染部位无关。

（4）血管相关败（菌）血症属于此条，导管相关动静脉炎计入心血管感染。

（5）血培养有多种菌生长，在排除污染后可考虑复数菌败血症。

（三）输血相关感染

常见有病毒性肝炎（乙、丙、丁、庚型等）、艾滋病、巨细胞病毒感染、疟疾、弓形体病等。

1. 临床诊断

必须同时符合下述三种情况才可诊断：

（1）从输血至发病，或从输血至血液中出现病原免疫学标志物的时间超过该病原体感染的平均潜伏期。

（2）受血者受血前从未有过该种感染，免疫学标志物阴性。

（3）证实供血员血液存在感染性物质，如：血中查到病原体、免疫学标志物阳性、病原DNA 或 RNA 阳性等。

2. 病原学诊断

临床诊断基础上，符合下述四条之一即可诊断：

（1）血液中找到病原体。

（2）血液特异性病原体抗原检测阳性，或其血清在 IgM 抗体效价达到诊断水平，或双份血清 IgG 呈 4 倍升高。

（3）病理活检证实。

3. 注意事项

（1）患者可有症状、体征，也可仅有免疫学改变。

（2）艾滋病潜伏期长，受血者在受血后 6 个月内可出现 HIV 抗体阳性，后者可作为初步诊断依据，但需进一步进行确证试验。

五、腹部和消化系统

（一）感染性腹泻

1. 临床诊断

符合下述三条之一即可诊断：

（1）急性腹泻，粪便常规镜检白细胞不小于 10 个/高倍视野。

（2）急性腹泻，或伴发热、恶心、呕吐、腹痛等。

（3）急性腹泻每天 3 次以上，连续 2 天，或 1 天水泻 5 次以上。

2. 病原学诊断

临床诊断基础上，符合下述四条之一即可诊断：

（1）粪便或肛拭子标本培养出肠道病原体。

（2）常规镜检或电镜直接检出肠道病原体。

（3）从血液或粪便中检出病原体的抗原或抗体，达到诊断标准。

（4）从组织培养的细胞病理变化（如毒素测定）判定系肠道病原体所致。

3. 注意事项

（1）急性腹泻次数应不小于 3 次/24 h。

（2）应排除慢性腹泻的急性发作及非感染性因素如诊断治疗原因、基础疾病、心理紧张等所致的腹泻。

（二）胃肠道感染

1. 临床诊断

患者出现发热（≥38℃）、恶心、呕吐和（或）腹痛、腹泻，无其他原因可解释。

2. 病原学诊断

临床诊断基础上，符合下述三条之一即可诊断：

（1）从外科手术或内镜取得组织标本或外科引流液培养出病原体。

（2）上述标本革兰染色或氢氧化钾浮载片可见病原体、多核巨细胞。

（3）手术或内镜标本显示感染的组织病理学证据。

（三）抗菌药物相关性腹泻

1. 临床诊断

近期曾应用或正在应用抗生素，出现腹泻，可伴大便性状改变如水样便、血便、黏液脓血便或见斑块条索状伪膜，可合并下列情况之一：

（1）发热不小于38℃。

（2）腹痛或腹部压痛、反跳痛。

（3）周围血白细胞升高。

2. 病原学诊断

临床诊断基础上，符合下述三条之一即可诊断：

（1）大便涂片有菌群失调或培养发现有意义的优势菌群。

（2）如情况许可时作纤维结肠镜检查见肠壁充血、水肿、出血，或见到 2～20 mm 灰黄（白）色斑块伪膜。

（3）细菌毒素测定证实。

3. 注意事项

（1）急性腹泻次数不小于 3 次/24 h。

（2）应排除慢性肠炎急性发作或急性胃肠道感染及非感染性原因所致的腹泻。

（四）病毒性肝炎

1. 临床诊断

有输血或应用血制品史、不洁食物史、肝炎接触史，出现下述症状或体征中的任何两项并有肝功能异常，无其他原因可解释。

（1）发热。

（2）厌食。

（3）恶心、呕吐。

(4) 肝区疼痛。

(5) 黄疸。

2. 病原学诊断

在临床诊断基础上,血清甲、乙、丙、丁、戊、庚等任何一种肝炎病毒活动性标志物阳性。

3. 注意事项

应排除非感染性病因(如:α1-抗胰蛋白酶缺乏、酒精、药物等)和胆道疾病引起的肝炎或损害。

(五) 腹(盆)腔内组织感染

包括胆囊、胆道、肝、脾、胰、腹膜、膈下、盆腔、其他组织或腔隙的急性感染,含持续腹膜透析继发性腹膜炎。

1. 临床诊断

具有下列症状、体征中任何两项,无其他原因可以解释,同时有检验、影像学检查的相应异常发现。

(1) 发热 38℃。

(2) 恶心、呕吐。

(3) 腹痛、腹部压痛或反跳痛或触及包块状物伴触痛。

(4) 黄疸。

2. 病原学诊断

在临床诊断基础上,符合下述两条之一即可诊断:

(1) 经手术切除、引流管、穿刺吸引或内镜获取的标本检出病原体。

(2) 血培养阳性,且与局部感染菌相同或与临床相符。

3. 注意事项

(1) 应排除非生物因子引起的炎症反应及慢性感染的急性发作。

(2) 原发性脏器穿孔所致的感染不计为医院感染。

(六) 腹水感染

1. 临床诊断

腹水原为漏出液,出现下述两条之一即可诊断。

(1) 腹水检查变为渗出液。

(3) 腹水不易消除,出现腹痛、腹部压痛或反跳痛。腹水常规检查白细胞大于 $200 \times 106/$ L,中性粒细胞大于 25%。

2. 病原学诊断

临床诊断基础上,腹水细菌培养阳性。

六、中枢神经系统

(一) 细菌性脑膜炎、脑室炎

1. 临床诊断

符合下述三条之一即可诊断:

(1) 发热、颅高压症状(头痛、呕吐、婴儿前囟张力高、意识障碍)之一、脑膜刺激征(颈抵抗、布、克氏征阳性、角弓反张)之一、脑脊液(CSF)炎性改变。

(2) 发热、颅高压症状、脑膜刺激症及脑脊液白细胞轻至中度升高,或经抗菌药物治疗后症状体征消失,脑脊液恢复正常。

(3) 在应用抗生素过程中,出现发热、不典型颅高压症状体征、脑脊液白细胞轻度增多,并具有下列情况之一:①脑脊液中抗特异性病原体的 IgM 达诊断标准,或 IgG 呈 4 倍升高,或脑脊液涂片找到细菌;②有颅脑侵袭性操作(如颅脑手术、颅内穿刺、颅内植入物)史,或颅脑外伤或腰椎穿刺史;③脑膜附近有感染灶(如头皮切口感染、颅骨骨髓炎等)或有脑脊液漏者;④新生儿血培养阳性。

2. 病原学诊断

临床诊断基础上,符合下述三条之一即可诊断:

(1) 脑脊液中培养出病原菌。

(2) 脑脊液病原微生物免疫学检测阳性。

(3) 脑脊液涂片找到病原菌。

3. 注意事项

(1) 一岁以内婴儿有发热(>38℃)或低体温(<36℃),出现意识障碍、呼吸暂停或抽搐,如无其他原因可解释,应疑有脑膜炎并及时进行相关检查。

(2) 老年人反应性低,可仅有嗜睡、意识活动减退、定向困难表现,应及时进行相关检查。

(3) 细菌性脑膜炎与创伤性脑膜炎、脑瘤脑膜反应的区别要点是脑脊液糖量的降低,C-反应蛋白增高等。

(二) 颅内脓肿(包括脑脓肿、硬膜下和硬膜外脓肿等)。

1. 临床诊断

符合下述两条之一即可诊断:

(1) 发热、颅高压症状之一、颅内占位体征(功能区定位征),并具有以下影像学检查证据之一:①CT 扫描;②脑血管造影;③核磁共振扫描;④核素扫描。

(2) 外科手术证实。

2. 病原学诊断

临床诊断基础上,穿刺脓液或组织活检找到病原体,或细菌培养阳性。

(三) 椎管内感染

包括硬脊膜下脓肿和脊髓内脓肿。

1. 临床诊断

符合下述两条之一即可诊断:

(1) 发热、有神经定位症状和体征或局限性腰背痛和脊柱运动受限,并具有下列情况之一:①棘突及棘突旁有剧烈压痛及叩击痛;②神经根痛;③完全或不完全脊髓压迫征;④检查证实脊髓 CT、椎管内碘油造影、核磁共振、X 线平片、脑脊液蛋白及白细胞增加并奎氏试验有部分或完全性椎管梗阻。

(2) 手术证实。

2. 病原学诊断

手术引流液细菌培养阳性。

3. 注意事项

(1) 并发脑膜炎的椎管内感染,归入细菌性脑膜炎统计报告。

（2）此类医院感染少见，多发生于败血症、脊柱邻近部位有炎症、脊柱外伤或手术有高位椎管麻醉史者。

（3）应排除败血症的转移性病灶或脊柱及其临近部位炎症的扩散所致。

七、泌尿系统

1. 临床诊断

患者出现尿频、尿急、尿痛等尿路刺激症状，或有下腹触痛、肾区叩痛，伴或不伴发热，并具有下列情况之一：

（1）尿检白细胞男性不小于 5 个/高倍视野，女性不小于 10 个/高倍视野，插导尿管患者应结合尿培养。

（2）临床已诊断为泌尿道感染，或抗菌治疗有效而认定的泌尿道感染。

2. 病原学诊断

临床诊断基础上，符合下述四条之一即可诊断。

（1）清洁中段尿或导尿留取尿液（非留置导尿）培养革兰阳性球菌菌数不小于 104 cfu/ml、革兰阴性杆菌菌数不小于 105 cfu/ml。

（2）耻骨联合上膀胱穿刺留取尿液培养细菌菌数不小于 103 cfu/ml。

（3）新鲜尿液标本经离心应用相差显微镜检查（1×400），在 30 个视野中有半数视野见到细菌。

（4）无症状性菌尿症：患者虽然无症状，但在近期（通常为 1 周）有内镜检查或留置导尿史，尿液培养革兰阳性球菌浓度不小于 104 cfu/ml、革兰阴性杆菌浓度不小于 105 cfu/ml，应视为泌尿系统感染。

3. 注意事项

（1）非导尿或穿刺尿液标本细菌培养结果为两种或两种以上细菌，需考虑污染可能，建议重新留取标本送检。

（2）尿液标本应及时接种。若尿液标本在室温下放置超过 2 h，即使其接种培养结果细菌菌数不小于 104 cfu/ml 或 105 cfu/ml，也不应作为诊断依据，应予重新留取标本送检。

（3）影像学、手术、组织病理或其他方法证实的、可定位的泌尿系统（如肾、肾周围组织、输尿管、膀胱、尿道）感染，报告时应分别标明。

八、手术部位

（一）表浅手术切口感染

仅限于切口涉及的皮肤和皮下组织，感染发生于术后 30 天内。

1. 临床诊断

具有下述两条之一即可诊断：

（1）表浅切口有红、肿、热、痛，或有脓性分泌物。

（2）临床医师诊断的表浅切口感染。

2. 病原学诊断

临床诊断基础上细菌培养阳性。

3. 注意事项

（1）创口包括外科手术切口和意外伤害所致伤口，为避免混乱，不用"创口感染"一词，与伤口有关感染参见皮肤软组织感染诊断标准。

(2) 切口缝合针眼处有轻微炎症和少许分泌物不属于切口感染。

(3) 切口脂肪液化,液体清亮,不属于切口感染。

(二) 深部手术切口感染

无植入物手术后 30 天内、有植入物(如人工心脏瓣膜、人造血管、机械心脏、人工关节等)术后 1 年内发生的与手术有关并涉及切口深部软组织(深筋膜和肌肉)的感染。

1. 临床诊断

符合上述规定,并具有下述四条之一即可诊断:

(1) 从深部切口引流出或穿刺抽到脓液,感染性手术后引流液除外。

(2) 自然裂开或由外科医师打开的切口,有脓性分泌物或有发热不小于 38℃,局部有疼痛或压痛。

(3) 再次手术探查、经组织病理学或影像学检查发现涉及深部切口脓肿或其他感染证据。

(4) 临床医师诊断的深部切口感染。

2. 病原学诊断

临床诊断基础上,分泌物细菌培养阳性。

(三) 器官(或腔隙)感染

这是指无植入物手术后 30 天、有植入物手术后 1 年内发生的与手术有关(除皮肤、皮下、深筋膜和肌肉以外)的器官或腔隙感染。

1. 临床诊断

符合上述规定,并具有下述三条之一即可诊断:

(1) 引流或穿刺有脓液。

(2) 再次手术探查、经组织病理学或影像学检查发现涉及器官(或腔隙)感染的证据。

(3) 由临床医师诊断的器官(或腔隙)感染。

2. 病原学诊断

临床诊断基础上,细菌培养阳性。

3. 注意事项

(1) 临床和(或)有关检查显示典型的手术部位感染,即使细菌培养阴性,亦可以诊断。

(2) 手术切口浅部和深部均有感染时,仅需报告深部感染。

(3) 经切口引流所致器官(或腔隙)感染,不须再次手术者,应视为深部切口感染。

九、皮肤和软组织

(一) 皮肤感染

1. 临床诊断

符合下述两条之一即可诊断:

(1) 皮肤有脓性分泌物、脓疱、疖肿等。

(2) 患者有局部疼痛或压痛,局部红肿或发热,无其他原因解释者。

2. 病原学诊断

临床诊断基础上,符合下述两条之一即可诊断:

(1) 从感染部位的引流物或抽吸物中培养出病原体。

（2）血液或感染组织特异性病原体抗原检测阳性。

（二）软组织感染

软组织感染包括：坏死性筋膜炎、感染性坏疽、坏死性蜂窝组织炎、感染性肌炎、淋巴结炎及淋巴管炎。

1. 临床诊断

符合下述三条之一即可诊断：

（1）从感染部位引流出脓液。

（2）外科手术或组织病理检查证实有感染。

（3）患者有局部疼痛或压痛、局部红肿或发热，无其他原因解释。

2. 病原学诊断

临床诊断基础上，符合下述两条之一即可诊断：

（1）血液特异性病原体抗原检测阳性，或血清 IgM 抗体效价达到诊断水平，或双份血清 IgG 呈 4 倍升高。

（2）从感染部位的引流物或组织中培养出病原体。

（三）褥疮感染

褥疮感染包括褥疮浅表部和深部组织感染。

1. 临床诊断

褥疮局部红、压痛或褥疮边缘肿胀，并有脓性分泌物。

2. 病原学诊断

临床诊断基础上，分泌物培养阳性。

（四）烧伤感染

1. 临床诊断

烧伤表面的形态或特点发生变化，如：焦痂迅速分离，焦痂变成棕黑、黑或紫罗兰色，烧伤边缘水肿。同时具有下述两条之一即可诊断：

（1）创面有脓性分泌物。

（2）患者出现发热大于 38℃ 或低体温小于 36℃，合并低血压。

2. 病原学诊断

临床诊断基础上，符合下述两条之一即可诊断：

（1）血液培养阳性并除外有其他部位感染。

（2）烧伤组织活检显示微生物向临近组织浸润。

3. 注意事项

（1）单纯发热不能诊断为烧伤感染，因为发热可能是组织损伤的结果或患者在其他部位有感染。

（2）移植的皮肤发生排斥反应并伴有感染临床证据（炎症或脓液），视为医院感染。

（3）供皮区感染属烧伤感染。

（五）乳腺脓肿或乳腺炎

1. 临床诊断

符合下述三条之一即可诊断：

（1）红、肿、热、痛等炎症表现或伴有发热，排除授乳妇女的乳汁淤积。

（2）外科手术证实。

（3）临床医生诊断的乳腺脓肿。

2. 病原学诊断

临床诊断基础上，引流物或针吸物培养阳性。

（六）脐炎

1. 临床诊断

新生儿脐部有红肿或有脓性渗出物。

2. 病原学诊断

临床诊断基础上，符合下述两条之一即可诊断：

（1）引流物或针吸液培养阳性。

（2）血液培养阳性，并排除其他部位感染。

3. 注意事项

与脐部插管有关的脐动静脉感染应归于心血管系统感染。

（七）婴儿脓疱病

1. 临床诊断

符合下述两条之一即可诊断：

（1）皮肤出现脓疱。

（2）临床医生诊断为脓疱病。

2. 病原学诊断

临床诊断基础上，分泌物培养阳性。

十、骨、关节

（一）关节和关节囊感染

1. 临床诊断

符合下述两条之一即可诊断：

（1）患者有下列症状或体征中的两项且无其他原因可以解释：关节疼痛、肿胀、触痛、发热、渗出或运动受限。并合并下列情况之一：①关节液检验发现白细胞；②关节液的细胞组成及化学检查符合感染且不能用风湿病解释；③有感染的影像学证据。

（2）外科手术或组织病理学检查发现关节或关节囊感染的证据。

2. 病原学诊断

符合下述两条之一即可诊断：

（1）关节液或滑囊活检培养出病原体。

（2）临床诊断的基础上，关节液革兰染色发现病原体。

（二）骨髓炎

1. 临床诊断

符合下述两条之一即可诊断：

（1）患者有下列症状或体征中的两项且无其他原因可以解释：发热（>38℃），局部肿块、触痛、发热或感染灶有引流物，并有感染的影像学证据。

（2）外科手术或组织病理学检查证实。

2. 病原学诊断

符合下述两条之一即可诊断：

（1）骨髓培养出病原体。

（2）在临床诊断的基础上，血液培养出病原体或血液中查出细菌抗体（如流感嗜血杆菌、肺炎球菌），并排除其他部位感染。

（三）椎间盘感染

1. 临床诊断

符合下述三条之一即可诊断：

（1）患者无其他原因解释的发热或椎间盘疼痛，并有感染的影像学证据。

（2）外科手术或组织病理学检查发现椎间盘感染的证据。

（3）手术切下或针吸的椎间盘组织证实有感染。

2. 病原学诊断

在临床诊断的基础上，符合下述两条之一即可诊断：

（1）感染部位组织中培养出病原体。

（2）血或尿中检出抗体（如流感嗜血杆菌、肺炎球菌、脑膜炎球菌或 B 组链球菌），并排除其他部位感染。

十一、生殖道

（一）外阴切口感染

经阴道分娩，患者外阴切口感染发生于产后 2 周内。

1. 临床诊断

符合上述规定，并有下述两条之一即可诊断：

（1）外阴切口有红、肿、热、痛或有脓性分泌物。

（2）外阴切口有脓肿。

2. 病原学诊断

临床诊断基础上，细菌培养阳性。

3. 注意事项

（1）外阴切口感染含会阴切开或会阴裂伤缝合术。

（2）切口缝合针眼处有轻微炎症和少许分泌物不属外阴切口感染。

（二）阴道穹隆部感染

1. 临床诊断

符合下述两条之一即可诊断。

（1）子宫切除术后，患者阴道残端有脓性分泌物。

（2）子宫切除术后，患者阴道残端有脓肿。

2. 原学诊断

临床诊断基础上，细菌培养阳性。

3. 注意事项

阴道穹隆部感染仅指子宫全切术后阴道残端部位。

（三）急性盆腔炎

1. 临床诊断

符合下述两条之一即可诊断：

（1）有下列症状或体征且无其他原因解释，发热、恶心、呕吐、下腹痛或触痛，尿频、尿急或腹泻，里急后重，阴道分泌物增多呈脓性。

（2）后穹隆或腹腔穿刺有脓液。

2. 病原学诊断

在临床诊断基础上，宫颈管分泌物细菌培养阳性。

3. 注意事项

仅限于入院 48 h 后，或有宫腔侵袭性操作、自然分娩 24 h 后出院一周内发生者。

（四）子宫内膜炎

1. 临床诊断

发热或寒战，下腹痛或压痛，不规则阴道流血或恶露有臭味。

2. 病原学诊断

临床诊断的基础上，宫腔刮出子宫内膜病理检查证实或分泌物细菌培养阳性。

3. 注意事项

（1）入院时，患者无羊水感染，羊膜破裂时间不超过 48 h。

（2）子宫内膜炎仅包括早孕流产、中孕引产、分娩后一周内。

（五）男女性生殖道的其他感染

1. 临床诊断

符合下述两条之一即可诊断：

（1）患者有下列症状或体征中的两项且无其他原因解释：发热、局部疼痛、触痛或尿痛，并有影像学证实或病理学证实。

（2）外科手术或组织病理学发现感染部位脓肿或其他感染的证据。

2. 病原学诊断

符合下述两条之一即可诊断：

（1）从感染部位的组织或分泌物中培养出病原体。

（2）临床诊断基础上，血液中培养出病原体。

十二、口腔

1. 临床诊断

符合下述三条之一即可诊断：

（1）口腔组织中有脓性分泌物。

（2）通过外科手术或组织病理检查而证实的口腔感染或有脓肿。

（3）临床医生诊断的感染并采用口腔抗真菌治疗。

2. 病原学诊断

临床诊断基础上，符合下述五条之一即可诊断：

（1）革兰染色检出病原微生物。

（2）氢氧化钾染色阳性。

（3）黏膜刮屑显微镜检有多核巨细胞。

（4）口腔分泌物抗原检测阳性。

（5）IgM 抗体效价达诊断水平或双份血清 IgG 呈 4 倍增加。

3. 注意事项

原发性单纯疱疹应属于此类感染。

十三、其他部位

涉及多个器官或系统,而又不适合归于某系统的感染,通常为病毒感染:如麻疹、风疹、传染性单核细胞增多症;病毒性皮疹也应列入此类,如单纯疱疹、水痘、带状疱疹等。

第三节　医院感染监测

医院感染监测 nosocomial infection surveillance 就是长期、系统、连续地收集、分析医院感染在一定人群中的发生、分布及其影响因素,并将监测结果报送和反馈给有关部门和科室,为医院感染的预防、控制和管理提供科学依据。

一、医院感染病例监测

医院感染病例监测包括综合性检测和目标性监测。

(一) 综合性检测

综合性检测:是指对全院住院患者进行综合性医院感染及其相关因素的监测。通过综合性监测能得到有关医院感染较全面的资料,为开展目标性监测提供依据,并能及早发现医院感染聚集性发生或暴发流行的趋势。

1. 监测对象

监测对象包括住院患者和医务人员。

2. 监测内容

（1）基本情况:监测月份、住院号、科室、床号、姓名、性别、年龄、入院日期、出院日期、住院天数、住院费用、疾病诊断、疾病转归(治愈、好转、未愈、死亡、其他)、切口类型(清洁切口、清洁-污染切口、污染切口)。

（2）医院感染情况:感染日期、感染诊断、感染与原发疾病的关系(加重病情、直接影响、间接影响)、医院感染危险因素(中心静脉插管、泌尿道插管、使用呼吸机、气管插管、气管切开、使用肾上腺糖皮质激素、放射治疗、抗肿瘤化学治疗、免疫抑制剂治疗等)及相关性、医院感染培养标本名称、送检日期、病原体名称、药物敏感试验结果。

（3）患者出院情况:按科室记录出院人数,按疾病分类记录出院人数,按高危疾病记录出院人数,按科室和手术切口类型记录出院人数等。

（4）开放床位:100～500 张床、500 张床以上的医院,医院感染发病率应分别低于 8%、10%,一级切口手术部位感染率应低于 1%。

（5）感染流行趋势:出现医院感染流行时,医院感染管理科应于 12 h 内报告分管院长及院长,并通报相关部门,经调查证实医院感染暴发时按要求逐级上报。

（6）感染质量控制：医院感染管理科应依据医院感染监测标准将医院感染病例监测纳入医院质量考核控制体系。

3．监测方法

监测方法宜采用主动监测，感染控制专职人员主动、持续地对调查对象的医院感染发生情况进行跟踪观察、监测与记录。

（1）各医院应建立医院感染报告制度，临床科室医师应及时报告医院感染病例，填写医院感染病例调查表。

（2）各医院应制定符合本院实际的、切实可行的医院感染监测计划并付诸实施。

（3）专职人员应以查阅病历和临床调查患者相结合的方式调查医院感染病例。

（4）医院感染资料的来源，包括以患者为基础和以实验室检查结果为基础的信息。

（5）医院监控组织每月检查或抽查住院病历以及时发现医院感染病例。

4．资料分析

（1）医院感染发病率

$$医院感染发病率 = \frac{同期新发医院感染病例数}{观察期危险人群数} \times 100\%$$

观察期间危险人群人数以同期出院人数替代。

（2）日医院感染发病率

$$日医院感染发病率 = \frac{观察期内新发医院感染病例数}{同期住院患者住院日总数} \times 1\,000\text{‰}$$

5．总结和反馈

结合历史同期和上月医院感染发病率资料，对资料进行总结分析，提出监测中发现问题，报告医院感染管理委员会并向临床科室反馈监测结果和分析建议。

（二）目标性监测

目标性监测：是指根据医院感染管理的重点，对选定目标开展的医院感染监测。包括：以重点科室为目标监测、以感染部位为目标的监测、以合理使用抗菌药物为目标的监测、以优先项目为目标监测。

1．重症监护病房（ICU）医院感染监测

（1）工作人员管理。

① 工作服：可穿着普通工作服进入 ICU，应保持服装的清洁。常规穿隔离衣，特别在接触特殊患者如耐甲氧西林金黄色葡萄球菌（MRSA）感染或携带者，或处置患者可能有血液、体液、分泌物、排泄物喷溅时，应穿隔离衣或防护围裙。

② 口罩：接触有或可能有传染性的呼吸道感染患者时，或有体液喷溅可能时，应戴一次性外科口罩；接触疑似为高传染性的感染如禽流感、严重急性呼吸综合征（SARS）等患者，应戴 N95 口罩。当口罩潮湿或有污染时应立即更换。

③ 鞋套：进入病室可以不换鞋。但如果所穿鞋子较脏，或 ICU 室外尘埃明显时，应穿鞋套或更换不裸露脚背的 ICU 内专用鞋。

④ 工作帽：一般性接触患者时，应戴隔离帽。无菌操作时帽子应遮住头发。

⑤ 手套：接触粘膜和非完整皮肤，或进行无菌操作时，须戴无菌手套；接触血液、体液、分

泌物、排泄物,或处理被它们污染的物品时,应戴清洁手套。护理患者后要摘手套,护理不同患者或操作在同一患者的污染部位移位到清洁部位时要更换手套。特殊情况下如手部有伤口为患者进行高危操作时,应戴双层手套。

⑥ 手卫生:应严格执行手卫生标准。接触患者前后、进行清洁或侵入性操作前、接触患者体液或分泌物后、接触患者使用过的物品后。应洗手或酒精擦手消毒。当手上有血迹或分泌物等明显污染时,必须洗手。

⑦ 人员数量:必须保证有足够的医护人员。医师和护士人数与 ICU 床位数之比必须为 0.8~1∶1 和 2.5~3∶1 以上。

⑧ 患有感冒、腹泻等可能会传播的感染性疾病时,应尽量避免接触患者。

⑨ 预防接种:岗前应注射乙肝疫苗(乙肝指标阴性者),每年注射流感疫苗。

(2) 患者管理。

① 应将感染与非感染患者分室安置。

② 对于疑似有传染性的特殊感染或重症感染,应隔离于单独房间,对于空气传播的感染,如开放性肺结核,应隔离于负压病房。

③ 对于耐药菌感染或携带者,尽量隔离于单独房间,并有醒目的标识。也可以将同类如耐甲氧西林金黄色葡萄球菌(MRSA)耐药菌感染或携带者安置于同一病室。

④ 接受器官移植等免疫功能明显受损患者,应安置于正压病房。

⑤ 医务人员不可同时照顾正、负压隔离室内的患者。

⑥ 如无禁忌证,应将床头抬高 30°。

⑦ 重视患者的口腔护理。

(3) 探视者管理。

① 尽量减少不必要的探视。

② 若被探视者为隔离患者,探视者应穿专用的清洁隔离衣。探视者着鞋较脏,或 ICU 外尘埃明显时,应穿鞋套或更换 ICU 内专用鞋。

③ 探视呼吸道感染患者,应戴一次性口罩,对于疑似有高传染性的感染如禽流感、SARS 等,应避免探视。

④ 进入病室探视患者前,和结束探视离开病室时,应洗手或用酒精擦手液消毒双手。

⑤ 探视期间,尽量避免触摸患者周围物体表面。

⑥ 探视有疑似或呼吸道感染症状时,或婴、幼儿童,应避免进入 ICU 探视。

(4) 建筑布局和相关设施的管理。

① 放置病床的医疗区域、医疗辅助用房区域、污物处理区域和医务人员生活辅助用房区域等,应相对独立。

② 每个 ICU 管理单元,至少配置 2 个单人房间,用于隔离患者。设正压病室和负压病室各 1 个。设置病床数量不宜过多,以 8~12 张床位为宜,尽量多设为单间或分隔式病房。

③ ICU 每病床使用面积不得少于 9.5 m²,床间距应在 1 m 以上;单人房间的每床使用面积建议为 18~25 m²。

④ 配备足够的手卫生设施。医疗区域包括单人房间,必须设置洗手池。采用脚踏式或感应式等非手接触式水龙开关,并配备干手纸或干手器。

(5) 医疗操作流程管理。

① 留置深静脉导管：置管时遵守最大限度的无菌操作要求，包括戴口罩、帽子、铺设大无菌单、无菌手术衣、戴无菌手套前洗手或酒精擦手。选择合适的穿刺点，尽可能选择锁骨下静脉。更换穿刺点敷料的间隔时间为 2 天，专用贴膜可达 7 天，但敷料出现潮湿、松动、沾污时应及时更换。

② 留置导尿管：尽量避免不必要的留置导尿管，插管时应严格无菌操作，动作轻柔，减少黏膜损伤。确实需要时留置导尿管对留置导尿管患者，采用密闭式引流系统，悬垂集尿袋，不可高于膀胱水平。保持尿道口清洁，日常用肥皂和水保持清洁即可，但大便失禁的患者清洁后还需消毒。

③ 气管插管/机械通气：严格掌握气管插管或切开适应证。使用呼吸机辅助呼吸的患者应优先考虑无创通气。对气管插管者，吸痰时应严格执行无菌操作。呼吸机螺纹管每周更换 2 次，有明显分泌物污染时应及时更换。湿化器添加水须使用无菌水，每日更换。螺纹管冷凝水应及时清除，不可直接倾倒在室内地面，放置引流管应严格执行无菌操作，保持整个引流系统的密闭性，减少因频繁更换而导致的污染机会，每天评估是否可以撤机和拔管。

④ 对于胸腔引流管留置时间较长的患者，水封瓶可以每周更换 1 次，更换时应严格执行无菌操作。必须保持水封瓶在引流部位以下、直立，并告知患者协助及时报告发生的问题。

⑤ 除非紧急状况或生命体征不稳定，气管切开、大伤口的清创术等，应尽量在手术室中进行。更换伤口敷料时遵守外科无菌技术。

（6）物品管理。

① 呼吸机：500 mg/L"84"消毒剂擦拭外壳，每天 1 次。耐高热的物品如金属接头、湿化瓶等，首选压力蒸汽灭菌。亦可选择 2% 戊二醛或 500 mg/L 含氯消毒剂浸泡消毒，无菌水冲洗晾干密闭保存备用。

② 其他医疗仪器：诊疗、护理患者过程中所使用的非一次性物品，如监护仪、输液泵、微量注射泵、听诊器、血压计、氧气流量表、心电图机等，尤其是频繁接触的物体表面，如仪器的按钮、操作面板，应每天仔细消毒擦拭，一般用 75% 酒精消毒。对于感染或携带 MRSA 的患者，医疗器械、设备应该专用，或一人一用一消毒。

③ 护士站桌面、患者的床、床栏、床旁桌、床头柜、治疗车、药品柜、门把手等，每天用 500 mg/L 含氯消毒剂擦拭。电话按键、电脑键盘、鼠标等，应定期用 75% 酒精擦拭消毒。

④ 勤换床单、被服，如有血迹、体液或排泄物等污染，应及时更换。枕芯、被褥等使用时应防止体液浸湿污染。

⑤ 便盆及尿壶应专人专用，每天消毒，对腹泻患者应一用一消毒，方法：1 000 mg/L 含氯消毒剂浸泡 30 min。

（7）环境管理。

① 空气：开窗通风、机械通风是保持 ICU 室内空气流通、降低空气微生物密度的最好方法。ICU 病房开窗换气每日 2~3 次，每次 20~30 min。每天紫外线照射两次，每次 30 min。

② 墙面和门窗：应保持无尘和清洁，更不允许出现蜘蛛网和霉斑。通常用清水擦洗即可，但有血迹或体液污染时，应立即用 1 000 mg/L"84"消毒剂擦拭消毒。各室抹布应分开使用，使用后清洗消毒，晾干分类放置。

③ 地面：所有地面，包括患者房间、走道、污物间、洗手间、储藏室、器材室，每天可用清水或清洁剂湿式拖擦。对于多重耐药菌流行或有医院感染暴发的 ICU，必须采用消毒剂消毒地

面,每日至少一次,可用 1 000 mg/L"84"消毒剂擦拭。

(8) 废物与排泄物管理。

① 处理废物与排泄物时医务人员应做好自我防护,防止锐器伤。

② 应有完善的污水处理系统,患者的感染性液体可直接倾倒入下水道。否则在倾倒之前和之后应向下水道加倒含氯消毒剂。

③ 医疗废物按照《医疗废物管理条例》进行分类收集、密闭运送至医疗废物暂存地,暂存时间不得超过 2 天,由指定机构集中无害化处理。

④ 患者的尿液、粪便、分泌物和排泄物应倒入患者的厕所或专门的洗涤池内。

(9) 监测与监督。

① 应常规监测 ICU 医院感染发病率、感染类型、常见病原体和耐药状况等,特别是三种导管(中心静脉导管、气管插管和导尿管)相关感染。

② 加强医院感染耐药菌监测,对于疑似感染患者,应采集相应微生物标本做细菌、真菌等微生物检验和药敏试验。

③ 应进行 ICU 抗菌药物应用监测,发现异常情况,及时采取干预措施。常规进行 ICU 病室空气、物体表面、医务人员手部皮肤微生物监测。

④ 医院感染管理人员应经常对 ICU 病房进行监督各项感染控制措施的落实,发现问题及时纠正解决。

⑤ 早期识别医院感染暴发和实施有效的干预措施:短期内同种病原体医院感染连续出现 3 例以上时,应怀疑感染暴发。通过收集病例资料、流行病学调查、微生物检验,分析判断确定可能的传播途径,并据此制订相应的感染控制措施并实施,按规定时间上报,隔离和积极治疗患者,必要时暂停接收新患者。

2. 新生儿病房医院感染监测

(1) 新生儿病房(包括新生儿重症监护室):发生在新生儿病房或新生儿重症监护室的医院感染。

(2) 监测对象:新生儿病房或新生儿重症监护室进行观察、诊断和治疗的新生儿。

(3) 监测内容。

① 基本资料:住院号、姓名、性别、天数、出生体重。

② 医院感染情况:感染日期、感染诊断、感染与侵入性操作相关性(脐或中心静脉插管、使用呼吸机)、医院感染培养标本名称、送检日期、检出病原体名称、药物敏感结果。

③ 新生儿日志:按新生儿体重每日记录新住进新生儿数、住院新生儿脐或中心静脉插管及使用呼吸机新生儿数。

(4) 监测方法:

① 采用主动监测,也可专职人员监测与临床医务人员报告相结合。

② 新生儿发生感染时填写医院感染病例登记表。

③ 填写新生儿病房日志和月报表。

(5) 资料分析。

① 日感染发病率:

$$新生儿日感染发病率 = \frac{不同出生体重组感染新生儿数}{不同出生体重组总住院日数} \times 1\,000\text{‰}$$

② 器械使用相关感染发病率：

$$新生儿血管导管相关血流感染发病率 = \frac{不同体重组脐或中心静脉插管血流感染新生儿数}{不同体重组新生儿脐或中心静脉插管日数}\times 1\,000‰$$

$$呼吸机相关肺炎发病率 = \frac{不同体重组使用呼吸机新生儿肺炎人数}{不同体重组新生儿使用呼吸机日数}\times 1\,000‰$$

（6）总结和反馈：结合历史同期资料进行总结分析，提出监测中发现问题，报告医院感染管理委员会，并向临床科室反馈监测结果和建议。

3. **手术部位医院感染监测**

（1）监测对象：被选定监测手术的所有择期和急诊手术患者。

（2）监测内容：

① 基本资料。包括监测月份、住院号、科室、床号、姓名、性别、年龄、调查日期、疾病诊断、切口类型（清洁切口、清洁-污染切口、污染切口）。

② 手术资料。包括手术日期、手术名称、手术腔镜使用情况、手术持续时间、手术切口清洁度、围手术期抗菌药物使用情况、手术医师。

③ 手术部位感染资料。包括感染日期与诊断、病原体。

（3）监测方法：

① 采用主动的监测方法，也可专职人员监测与临床医务人员报告相结合，住院监测与出院监测相结合。

② 每例监测对象应填写手术部位感染监测登记表。

（4）资料分析：

① 手术部位感染发病率：

$$手术部位感染发病率 = \frac{指定时间内某种手术患者的手术部位感染数}{指定时间内某种手术患者数}\times 100\%$$

② 不同危险指数手术部位感染发病率：

$$某危险指数手术感染发病率 = \frac{指定手术该危险指数患者的手术部位感染数}{指定手术某危险指数患者的手术数}\times 100\%$$

（5）总结和反馈：结合历史同期资料进行总结分析，提出监测中发现问题，报告医院感染管理委员会，并向临床科室反馈监测结果和建议。

4. **医院感染患病率调查**

（1）调查对象：指定时间段内所有住院患者。

（2）调查内容：

① 基本资料。包括监测月份、住院号、科室、床号、姓名、性别、年龄、调查日期、疾病诊断、切口类型（清洁切口、清洁-污染切口、污染切口）。

② 医院感染情况。包括感染日期、感染诊断、医院感染危险因素（动静脉插管、泌尿道插管、使用呼吸机、气管插管、气管切开、使用肾上腺糖皮质激素、放射治疗、抗肿瘤化学治疗、免

疫抑制剂)及相关性、医院感染培养标本名称、送检日期、检出病原体名称。

③ 按科室记录应调查人数与实际调查人数。

(3) 调查方法：

① 应制定符合本院实际的医院感染患病率调查计划，培训调查人员。

② 应以查阅运行病历和床旁调查患者相结合的方式调查。

③ 填写医院感染患病率调查表。

④ 病区填写床旁调查表。

(4) 资料分析：

① 医院感染患病率：

$$医院感染患病率 = \frac{同期存在的新旧医院感染例（次）数}{观察期间实际调查住院患者人数} \times 100\%$$

② 实查率：

$$实查率 = \frac{实际调查住院患者数}{应调查住院患者数} \times 100\%$$

(5) 总结和反馈：结合历史同期资料进行总结分析，提出调查中发现问题，报告医院感染管理委员会，并向临床科室反馈调查结果和建议。

5. 临床抗菌药物使用调查

(1) 目的：调查抗菌药物使用情况，促进抗菌药物的临床合理应用，预防耐药菌的产生。

(2) 调查对象：住院（出院）病历和门诊处方。

(3) 调查内容：

① 基本资料。包括调查日期、住院号、科室、床号、患者姓名、性别、年龄、疾病诊断、切口类型（清洁切口、清洁-污染切口、污染切口）。

② 使用抗菌药物资料。包括感染诊断（全身感染、局部感染、无感染），用药方式（全身、局部），用药目的（治疗用药、预防用药、预防加治疗用药），联合用药（二联、三联、四联及以上），细菌培养结果，使用抗菌药物名称，使用日剂量，用药天数，给药途径（口服、肌内注射、静脉注射或静脉滴注等）。

(4) 调查方法：

① 可采用普查和抽样调查方法，调查某日或某时间段住院（出院）抗菌药物使用情况。

② 采用专职人员与临床医师和临床药师共同调查出院病历、运行病历或门诊处方。

(5) 资料分析：

① 出院患者抗菌药物使用率：

$$出院患者抗菌药物使用率 = \frac{使用抗菌药物患者数}{调查患者数} \times 100\%$$

② 住院患者抗菌药物使用率：

$$住院患者抗菌药物使用率 = \frac{使用抗菌药物患者数}{调查患者数} \times 100\%$$

③ 治疗使用抗菌药物构成比：

$$治疗使用抗菌药物构成比 = \frac{治疗使用抗菌药物患者数}{总使用抗菌药物患者数} \times 100\%$$

④ 预防使用抗菌药物构成比:

$$预防性使用抗菌药物构成比 = \frac{预防性使用抗菌药物患者数}{总使用抗菌药物患者数} \times 100\%$$

⑤ 门诊处方抗菌药物使用率:

$$门诊处方抗菌药物使用率 = \frac{使用抗菌药物处方数}{调查处方数} \times 100\%$$

(6) 总结和反馈:抗菌药物调查资料应及时进行总结和反馈,对抗菌药物临床应用中存在的问题,提出解决办法,实施后再进行评价。

6. 细菌耐药性监测

(1) 细菌耐药性监测:监测临床分离细菌耐药性发生情况,包括临床上一些重要的耐药细菌的分离率,如耐甲氧西林金黄色葡萄球菌(MRSA),耐万古霉素肠球菌(VRE)和泛耐药的铜绿假单孢菌(PDR-PA),广谱 β-内酰胺酶(ESBLS)的革兰阴性细菌等。

(2) 监测调查对象:临床标本分离的病原菌。

(3) 监测内容:细菌,抗菌药物,药物敏感结果。

(4) 监测方法:统计、分析微生物室分离的细菌和药物敏感结果。

(5) 资料分析:

① 不同病原体的构成比。

② 主要革兰阳性细菌的构成比及对抗菌药物的耐药率。

③ 主要革兰阴性细菌的构成比及对抗菌药物的耐药率。

④ 耐甲氧西林金黄色葡萄球菌(MRSA)占金黄色葡萄球菌的构成比及分离绝对数,对抗菌药物的耐药率。

⑤ 泛耐药铜绿假单胞菌(PDR-PA)的构成比及绝对分离数。

⑥ 耐万古霉素肠球菌(VRE)占肠球菌属细菌的构成比及分离绝对数,对抗菌药物的耐药率。

⑦ 革兰阴性细菌 ESBLs 的构成比及分离绝对数,对抗菌药物的耐药率。

(6) 总结和反馈:结合以往资料总结并公布监测结果,向临床医师和医院药事管理机构反馈。

二、医院环境卫生学监测

医院应按国家相关规定对手术室、化验室、供应室、治疗室、换药室等重点部门进行环境卫生学的监测。

当有医院感染流行,怀疑与医院环境卫生学因素有关时,应及时进行监测。

(一) 医院环境的消毒分类

对不同的区域和环境,要求也不同。医院环境分 4 类:Ⅰ类、Ⅱ类、Ⅲ类和Ⅳ类。

Ⅰ类:层流洁净手术室,层流洁净病房,空气要求不大于 10 cfu/m³,物表不大于 5 cfu/cm²,医护人员手不大于 5 cfu/cm²。不得检出致病性微生物。

Ⅱ类:普通手术室,产房,婴儿室,早产儿室,普通隔离室,供应室无菌区,烧伤病房,重症监护病房,空气不大于 200 cfu/m³,物表不大于 5 cfu/cm²,医护人员手不大于 5 cfu/cm²。不得检出致病性微生物。

Ⅲ类:儿科病房,妇产检查室,注射室,换药室,治疗室,供应室清洁区。急诊抢救室,化验室,各类普通病房,空气要求不大于 500 cfu/m³,物表不大于 10 cfu/cm²,医护人员手不大于 10 cfu/cm²。不得检出致病性微生物。

Ⅳ类:传染科及病房,物表不大于 15 cfu/cm²,医护人员手不大于 15 cfu/cm²。不得检出致病性微生物。

(二) 医院环境监测

1. 空气监测

(1) 监测方法:平板暴露法。

(2) 培养基:普通营养琼脂平板。配制方法:称取普通营养琼脂粉 41 g 加于适当三角烧瓶中,加入 1 000 ml 冷蒸馏水中,混合放置 20 min,隔石棉铁丝网用微火煮沸,使完全溶解,封口;于高压锅内 121℃灭菌 15 min;待冷却至 46℃左右,以无菌手续倾注平板(直径 9 cm)使其厚度 4 mm 左右;待凝固,冷却至室温放 4℃冰箱备用。

(3) 采样时间:在消毒处理后,操作前进行采样。

(4) 采样方法:

① 布点方法:室内面积不大于 30 m²,设内、中、外对角线 3 点内、外点布点部位距墙壁 1 m 处。室内面积大于 30 m²,设四角及中央 5 点,4 角的布点部位距墙壁 1 m 处。

② 采样:穿隔离衣、戴工作帽和口罩进入被检房间;将普通营养琼脂平板放在室内各采样点处,采样高度为距地面 1.5 m,采样时将平板盖打开,扣于平板旁,暴露 5 min,盖好立即送检。

(5) 检测方法:将采样后的平板置 37℃温箱培养 48 h,计数菌落数,并分离致病菌。

(6) 结果计算:空气细菌总数(cfu/m³)=157×N(N 为各平板内平均菌落数)。

(7) 结果判定。

Ⅰ类区域:细菌总数不大于 10 cfu/m³,未检出致病菌为消毒合格。

Ⅱ类区域:细菌总数不大于 200 cfu/m³,未检出致病菌为消毒合格。

Ⅲ类区域:细菌总数不大于 500 cfu/m³,未检出致病菌为消毒合格。

(8) 结果报告:以实际测得的细菌数报告。检出致病菌的,待做出细菌菌名鉴定及药物敏感试验结果,定期向医院控制感染委员会报告情况。

2. 物体表面监测

(1) 监测方法:涂抹法。

(2) 培养基:普通营养琼脂平板。

(3) 其他试剂:6.5%硫代硫酸钠生理盐水溶液:配制方法同上,每管装 10 ml,灭菌棉拭子。

(4) 采样时间:在消毒处理后进行采样。

(5) 采样方法:采样人穿工作服、戴工作帽和口罩采样点。用 10 cm×10 cm 灭菌规格板,放在被检物体表面,用浸有 6.5%硫代硫酸钠生理盐水灭菌溶液的棉拭子,在规格板内横竖往返均匀涂抹 5 次,并随之转动棉拭子,剪去手接触的部分,将棉拭子投入盛有 6.5%硫代硫酸钠生理盐水灭菌溶液中,作好标记,立即送检。门把手等不规则的物体表面,用棉拭子直接涂抹采样。

(6) 监测方法:

① 超净工作台台面用 1 000 mg/L 有效氯消毒剂擦拭消毒,开紫外线照射 30 min。

② 样管于混旋仪上混匀 2 min。

③ 以无菌操作方法,用无菌吸管吸取上述溶液 0.2 ml,滴于普通贫营养琼脂平板,用接种环均匀涂抹于整个平板,每份样品同时做 2 个平行样,一平板置于 20℃培养 7 天,观察霉菌生长情况;另一个平板置于 35℃培养 48 h 计数菌落数。

(7) 结果计算:

细菌数(cfu/cm²)=平板上菌落数×稀释倍数(10)÷采样面积(cm²)

=平板上菌落数×10÷100(cm²)

=平板上菌落数×0.1

小型物体表面的结果计算用 cfu/件表示:

=平板上菌落数×稀释倍数(10)

=平板上菌落数×10

(8) 结果判断:

Ⅰ、Ⅱ类区域,细菌总数不大于 5 cfu/cm²,并未检出致病菌为合格。

Ⅲ类区域,细菌总数不大于 10 cfu/cm²,并未检出致病菌为合格。

Ⅳ类区域,细菌总数不大于 10 cfu/cm²,并未检出致病菌为合格。

母婴同室、婴儿室、新生儿室和儿科病房的物体表面,不得检出沙门氏菌及其他致病菌。

(9) 结果报告:以实际测得的细菌数报告。检出致病菌的,待做出细菌菌名鉴定及药物敏感试验结果,定期(至少每季)向医院控制感染委员会报告情况。

3. 医护人员手的监测

(1) 监测方法:涂抹法。

(2) 培养基:普通营养琼脂平板:配制方法同上。

(3) 其他试剂:6.5%硫代硫酸钠生理盐水溶液:配制方法同上,每管装 10 ml。灭菌棉拭子。

(4) 采样时间:在消毒后立即采样。

(5) 采样方法:采样人穿工作服、戴工作帽和口罩进入采样点。被检人手五指并拢,用 5 cm×5 cm 灭菌规格板放在并拢手指靠指端,用浸有 6.5%硫代硫酸钠生理盐水灭菌溶液的棉拭子,在规格板内沿手指方向往返均匀涂抹 2 次,并随之转动棉拭子,剪去手接触的部分,将棉拭子投入盛有 6.5%硫代硫酸钠生理盐水灭菌溶液中,作好标记,立即送检。

(6) 监测方法:

① 超净工作台台面用 1 000 mg/L 有效氯消毒剂擦拭消毒;开紫外线照射 30 min。

② 采样管于混旋仪上混匀 2 min。

③ 以无菌手续,用无菌吸管吸取上述溶液 0.2 ml,滴于普通贫营养琼脂平板,用接种环均匀涂抹于整个平板,每份样品同时做 2 个平行样,一平板置于 20℃培养 7 天,观察霉菌生长情况;另一个平板置于 35℃培养 48 h 计数菌落数。

(7) 结果计算:

细菌数(cfu/cm^2) ＝ 平板上菌落数×稀释倍数(10)÷采样面积(cm^2) ＝ 平板上菌落数× 10÷25(cm^2) ＝ 平板上菌落数×0.4

(8) 结果判断：

Ⅰ、Ⅱ类区域工作人员手,细菌总数不大于 5 cfu/cm^2,并未检出致病菌为合格。

Ⅲ类区域工作人员手,细菌总数不大于 10 cfu/cm^2,并未检出致病菌为合格。

Ⅳ类区域工作人员手,细菌总数不大于 10 cfu/cm^2,并未检出致病菌为合格。

母婴同室、婴儿室、新生儿室和儿科病房的工作人员手上,不得检出沙门氏菌及其他致病菌。

(9) 结果报告：以实际测得的细菌数报告。

检出致病菌的,待做出细菌菌名鉴定及药物敏感试验结果,定期(至少每季)向医院控制感染委员会报告情况。

三、消毒灭菌效果监测

(一) 压力蒸汽灭菌效果监测

压力蒸汽灭菌是湿热灭菌,即为饱和蒸汽在规定压力温度下,对被灭菌物品作用规定时间,使之达到无菌状态。

1. 满足压力蒸汽灭菌效果的条件

(1) 压力蒸汽灭菌器器件良好,运行正常。

(2) 有良好的饱和蒸汽(含水量小于5%)。

(3) 包装要求：

① 正确包装。灭菌时能排除空气使蒸汽穿透,灭菌后能防止微生物进入,防止污染,包装大小符合规定。

② 包装材料。透气性好但不能透过微生物,常用脱脂棉布、专用包装纸、带通气孔的器具,不可用无通气孔的铝饭盒和搪瓷桶等。外科器械包和敷料包体积不得超过 30 cm×30 cm× 25 cm,预真空灭菌器内物品包体积可以是 30 cm×30 cm×50 cm,物品包捆扎不能过紧,包内放指示卡,包外贴指示胶带。

(4) 合理的摆放。物品包摆放原则：小包放下层、大包放上层,金属盘、盆、碗等处于竖立位置,玻璃瓶和管状物应开口向下或侧放,所有物品包都应该竖放,包与包之间留有空隙,最好将物品包放于铁丝筐内,物品包不能贴靠灭菌柜壁。

(5) 灭菌物品的装量不得超过柜内容积的 80%,预真空灭菌器亦不得超过 90%。

(6) 满足灭菌剂量(温度和时间)：压力蒸汽灭菌器的灭菌剂量是：T 温度(℃)×h 时间(分钟)。下排式压力蒸汽灭菌器：温度为 121℃,灭菌时间大于 20 min(根据灭菌材料种类不同而不同,如包裹为 40 min)预真空和脉动真空压力蒸汽灭菌温度为 132℃,灭菌时间 4～ 5 min.

2. 各种压力蒸汽灭菌器灭菌效果监测

压力蒸汽灭菌器灭菌效果监测方法：

(1) 工艺监测。

冷空气测试纸(B-D 试纸)：用于监测预真空和脉动真空压力蒸汽灭菌器内是否残留冷空气,冷空气是否排除。在灭菌之前测试,不指示灭菌合格与否。

监测时机:一是用于新灭菌柜安装调试之后或灭菌器维修之后;二是用于每天灭菌器使用之前。

操作方法:①准备标准试验包,由脱脂棉布叠成 25 cm×25 cm×30 cm,重量 4~5 kg;②将 1 张 B‐D 试纸放于包的中层,包好放于灭菌器底部靠前端;③按照正常灭菌程序运行,在 134℃维持 3.5~4 min;测试结束,取出 B‐D 试纸观察色条颜色变化。结果判定:若为均匀一致变色即说明排除冷空气性能良好;反之若变色不均匀,有浅颜色区说明灭菌器内存在冷空气团。

(2) 化学监测。

监测原理:①化学指示剂系将某些热敏物质与辅料配制成印墨印制在特殊纸上制作而成,印墨的印记在饱和压力蒸气下规定的温度、作用至规定的时间,印记(色块)颜色变至达到标准色(国内制作的标准色块多为黑色或灰黑色),间接指示压力蒸气灭菌基本条件得到满足,表示灭菌合格。②化学指示剂色块变色标准的设计是根据生物指示剂芽孢的耐热参数制定而成,即下排气压力蒸气灭菌化学指示卡在 121℃饱和蒸气下作用 20 min,色块变至标准色;预真空压力蒸气灭菌化学指示卡在 132℃饱和蒸气下作用 3 min,色块变至标准色;时间不足即已变成标准色或超过时间仍达不到标准色均不符合标准。

适用范围:①121℃压力蒸气灭菌化学指示卡,专用于下排气式压力蒸气灭菌效果监测。②132℃压力蒸气灭菌化学指示卡,专用于预真空或脉动真空压力蒸汽灭菌效果监测。③压力蒸气灭菌指示胶带,用于贴封灭菌包,指示该物品包是否经过灭菌处理,作为灭菌标识物而不表示灭菌是否合格。

使用方法和结果判断:①化学指示卡和指示胶带作为日常监测使用,方便快速。②化学指示卡作为灭菌指示剂放于灭菌包中心,勿将指示卡色块与金属物品和玻璃直接接触,以免被冷凝水浸湿,影响变色。③化学指示卡胶带贴于包外,可作为封包捆扎和灭菌处理标志,每包贴 3~5 条,每条 10 cm 左右。④领取灭菌包时首先查验指示胶带是否变色,变成黑色即表示此包经过灭菌处理。⑤在使用灭菌包时打开包首先观察化学指示卡色块变色情况,变色达到标准色块表示可以使用,否则更换并查找原因。

注意事项:①选用合格指示剂,灭菌监测用指示器材是关键性器材,必须选用国家级批准的有效期内的卫消准字号卫生许可证产品,指示卡应印有标准色块作为参照物,以避免人为判断误差。②合理使用指示器材,指示器材不能混用,不可相互代替,严格按照指示的用途使用。③正确分析检测结果,当发现指示器材变色不合格时,要认真分析原因,切不可随便下结论;灭菌处理后指示色块出现花白点并有水浸湿痕,可能是被冷凝水或蒸气含水量过高浸湿,若色块均匀变浅未达到标准色则可能为其他因素致灭菌失败。④每次用过的指示卡应标明日期,保存备查。

(3) 生物监测。

生物监测是指用国际标准抗力的细菌芽孢制成的干燥菌片或由菌片和培养基组成的管即生物指示剂(biological Indicator,BL)进行的监测。通过生物指示剂是否全部被杀灭来判断灭菌物品包内各种微生物是否完全被杀灭,所以生物监测是判断灭菌效果的直接指标,因而属于裁定性监测。

① 生物指示剂标准:

● 标准菌株:国际标准菌株为嗜热脂肪杆菌芽孢(ATCC 7953&SSIK31)。

● 制作标准:用标准方法培养制备的芽孢悬液,均匀定量沾染在 0.5 cm×2.0 cm 的专用滤纸片上,芽孢含量为 $5×10^5 \sim 5×10^6$ cfu/ 片。

● 抗力标准:在 121℃饱和压力蒸汽条件下,存活时间(ST)不小于 3.9 min、杀灭时间(KT)不大于 19 min、D 值为 1.3~1.9 min。

② 生物指示剂使用方法:

● 生物指示剂在灭菌器内布放:用标准检测包(25 cm×25 cm×30 cm)或使用中的敷料包,将生物指示剂菌片或菌管放于包的中心包好,手提式灭菌器可在下部放一个包、小于 $0.5 m^3$ 卧式或立式灭菌器内需在上中下中央各放一个包,大于 $0.5 m^3$ 灭菌器内需将 5 个包分别放于上层和中层的中央部位及下层前中后部位。

● 标本取样:各包在灭菌处理之后,应将灭菌包送回无菌室内在无菌操作条件下取出菌片接种于溴甲酚紫恢复培养管内,于 56℃条件下培养 24 h 观察初步结果,连续培养 1 周观察最终结果;生物指示剂菌管可以在现场或实验室内取出,挤碎管内安瓿让培养液浸透菌片,置于 56℃条件下培养 48 h 观察结果。

● 结果判定:溴甲酚紫培养液可因细菌生长繁殖而使其 pH 值发生改变从而使溴甲酚紫指示剂颜色发黄,所以,当培养液颜色变黄时即表示有菌生长为阳性,判定为灭菌不合格;若培养后培养液仍为紫色者表示无菌生长为阴性,判定为灭菌合格;但阳性对照必须有菌生长。

● 监测频率:依据医院消毒供应中心清洗消毒及灭菌效果监测标准(WS 310.3—2009),生物监测应每周监测一次。

③ 注意事项:

● 注意无菌操作。使用菌片进行监测首先要注意无菌操作,以免发生二次污染而出现假阳性;其次是自制培养基注意配方标准、pH 适当、灭菌合格。

● 注意培养温度:培养温度必须满足,嗜热脂肪肝菌最适合生长温度为 55~65℃,容易出现的问题经常是培养温度不够,生长不好,甚至阳性对照亦不变颜色。判断结果注意仔细观察,有时培养管刚从培养箱内取出呈灰色,不易观察,可以待其冷却时再观察。

(二) 灭菌物品监测

1. 监测方法

常规检测方法。

2. 培养基

增菌肉汤:按常规方法配制,分装 50 ml 三角烧瓶内每瓶 40~50 ml,高压灭菌,待恢复室温后,放 4℃冰箱备用。(可用血液增菌肉汤代替。)

3. 采样时间

在灭菌处理后,存放有效期内。

4. 采样方法

穿工作服、戴工作帽和口罩进入采样点。

(1) 缝合针、注射针头、手术刀片等小件医疗器械,用无菌方法各取 5 只盛入灭菌的培养皿中,待检。

(2) 菌方法从贮槽的不同部位如左上边、中间、右下边取 2~3 个盛入灭菌的培养皿中,待检。

(3) 敷料等较大块的物品随机用无菌方法采取 2~3 块盛入较大灭菌的培养皿中,待检。

（4）注射器随机抽取 2～3 个连同包装一起采集，待检。

（5）各种包如：产包、胸穿包、骨穿包、导尿包等随机抽取 2～3 个，待检。

5. 检测方法

（1）超净工作台台面用 1 000 mg/L 有效氯消毒剂擦拭消毒；开紫外线照射 30 min。

（2）以无菌菌方法，将小件医疗器械、小棉球等直接投入上述增菌肉汤中；敷料等较大块的物品，用灭菌剪、镊，剪取 1 cm×2 cm 的条块 2～3 块投入上述增菌肉汤中；注射器直接抽吸上述增菌肉汤 3～5 次；各种包则各取包内小件物品或棉球敷料按上述方法进行接种。进行各种物品接种的同时分别作好标记。

（3）将上述各接种好的物品放入 37℃ 培养箱培养 48 h，观察结果。

6. 结果判断

各培养瓶中无变色、变混浊为无菌生长为合格。变无色或变混浊者为有菌生长为不合格。

7. 结果报告

合格者报告：无细菌生长；不合格者报告：有细菌生长。

（三）消毒液监测

（1）监测方法：涂抹法。

（2）培养基：普通营养琼脂平板。配制方法同上。

（3）中和试剂：6.5％硫代硫酸钠生理盐水溶液。

配制方法：称取分析纯硫代硫酸钠 32.5 g，加入生理盐水 500 ml 中，混匀溶解，分装于 20 mm×150 mm 试管，每管 9 ml；各管加塞，每十管捆成一捆；放入高压锅，勿使倾倒，121℃ 灭菌 15 min；待压力自然回降大气压，开锅取出，待自然回降至室温放 4℃ 冰箱备用。

（4）监测消毒剂范围：含氯、碘的使用中消毒剂染菌量测定。

（5）采样时间：使用中消毒液在有效期内。

（6）采样方法：采样人采样前穿工作服、戴工作帽和口罩进入采样点；用无菌吸管吸取消毒液 1 ml，以无菌手续加入到 9 ml 6.5％硫代硫酸钠生理盐水灭菌溶液中。

（7）监测方法：

① 超净工作台台面用 1 000 mg/L“84”消毒剂擦拭消毒；开紫外线照射 30 min。

② 将采样管于混旋仪上混匀 2 min。

③ 以无菌手续，用无菌吸管吸取上述溶液 0.2 ml，滴于普通贫营养琼脂平板，用接种环均匀涂抹于整个平板，每份样品同时做 2 个平行样，一平板置于 20℃ 培养 7 天，观察霉菌生长情况；另一个平板置于 35℃ 培养 72 h 计数菌落数。

（8）结果计算：消毒液染菌量(cfu/ml)＝平板上的菌落平均数×50。

（9）结果判断：消毒液染菌量＝100(cfu/ml)为合格。

（10）结果报告：以实际测得的细菌数报告。检出致病菌的，待做出细菌菌名鉴定及药物敏感试验结果，定期（至少每季）向医院控制感染委员会报告情况。

（11）注意事项：采样后 1 h 内检测。

（四）紫外线消毒效果监测

1. 适用范围

紫外线消毒灯和紫外线消毒器用于室内空气、物体表面和水及其他液体的消毒。

（1）消毒使用紫外线应选用波长范围 200～275 nm，杀菌作用最强的波段是 250～270 nm，消毒用的紫外线光源必须能够产生辐照值达到国家标准的杀菌紫外线灯。

（2）制备紫外线消毒灯，应采用等级品的石英玻璃管，以期得到满意的紫外线辐照强度。

（3）紫外线消毒灯可以配用对紫外线反射系数高的材料制成反射罩。

（4）要求用于消毒的紫外线灯在电压为 220 V、环境相对湿度为 60％、温度为 20℃时，辐射的 253.7 nm 紫外线强度（使用中的强度）不得低于 70 $\mu W/cm^2$（普通 30 W 直管紫外线灯在距灯管 1 m 处测定，特殊紫外线灯在使用距离处测定，使用的紫外线测强仪必须经过标定，且在有效期内，使用的紫外线强度监测指示卡，应取得卫生许可批件，并在有效期内使用。

（5）紫外线灯使用过程中其辐照强度逐渐降低，故应定期测定消毒紫外线的强度，一旦降到要求的强度以下时，应及时更换。

（6）紫外线消毒灯的使用寿命，即由新灯的强度降低到 70 $\mu W/cm^2$ 的时间（功率不小于 30 W），或降低到原来新灯强度的 70％（功率小于 30 W）的时间，应不低于 1 000 h。紫外灯生产单位应提供实际使用寿命。

2. 紫外线消毒器消毒形式

（1）紫外线空气消毒器：采用低臭氧紫外线杀菌灯制造，可用于有人条件下的室内空气消毒。

（2）紫外线表面消毒器：采用低臭氧高强度紫外线杀菌灯制造，以使其能快速达到满意的消毒效果。

（3）紫外线消毒箱：采用高臭氧高强度紫外线杀菌灯或直管高臭氧紫外线灯制造，一方面利用紫外线和臭氧的协同杀菌作用；另一方面利用臭氧对紫外线照射不到的部位进行消毒。

3. 适用范围及条件

（1）紫外线可以杀灭各种微生物，包括细菌繁殖体、芽孢、分枝杆菌、病毒、真菌、立克次体和支原体等，凡被上述微生物污染的表面、水和空气均可采用紫外线消毒。

（2）紫外线辐照能量低，穿透力弱，仅能杀灭直接照射到的微生物，因此消毒时必须使消毒部位充分暴露于紫外线。

（3）用紫外线消毒纸张、织物等粗糙表面时，要适当延长照射时间，且两面均应受到照射。

（4）紫外线消毒的适宜温度范围是 20～40℃，温度过高过低均会影响消毒效果，可适当延长消毒时间，用于空气消毒时，消毒环境的相对湿度低于 80％为好，否则应适当延长照射时间。

（5）用紫外线杀灭被有机物保护的微生物时，应加大照射剂量。空气和水中的悬浮粒子也可影响消毒效果。

4. 使用方法

（1）对物品表面的消毒：

① 照射方式：最好使用便携式紫外线消毒器近距离移动照射，也可采取紫外灯悬吊式照射。对小件物品可放紫外线消毒箱内照射。

② 照射剂量和时间：不同种类的微生物对紫外线的敏感性不同，用紫外线消毒时必须使用照射剂量达到杀灭目标微生物所需的照射剂量。

（2）对室内空气的消毒：

① 间接照射法：首选高强度紫外线空气消毒器，不仅消毒效果可靠，而且可在室内有人活

动时使用,一般开机消毒30 min即可达到消毒合格。

② 直接照射法:在室内无人条件下,可采取紫外线灯悬吊式或移动式直接照射。采用室内悬吊式紫外线消毒时,室内安装紫外线消毒灯(30 W紫外灯,在1.0 m处的强度大于70 μW/cm^2)的数量为平均每立方米不少于1.5 W,照射时间不少于30 min。

(3) 对水和其他液体的消毒:可采用水内照射或水外照射,采用水内照射法时,紫外光源应装有石英玻璃保护罩,无论采取何种方法,水层厚度均应小于2 cm,根据紫外光源的强度确定水流速度。消毒后水必须达到国家规定标准。

5. 注意事项

(1) 在使用过程中,应保持紫外线灯表面的清洁,一般每两周用酒精棉球擦拭一次,发现灯管表面有灰尘、油污时,应随时擦拭。

(2) 用紫外线灯消毒室内空气时,房间内应保持清洁干燥,减少尘埃和水雾,温度低于20℃或高于40℃,相对湿度大于60%时应适当延长照射时间。

(3) 用紫外线消毒物品表面时,应使照射表面受到紫外线的直接照射,且应达到足够的照射剂量。

(4) 不得使紫外线光源照射到人,以免引起损伤。

(5) 紫外线强度计至少1年标定1次。

6. 紫外线灯管辐照度值的测定

(1) 检测方法:

① 紫外线辐照计测定法。开启紫外线灯5 min后,将测定波长为253.7 nm的紫外线辐照计探头置于被检紫外线灯下垂直距离1 m的中央处,待仪表稳定后,所示数据即为该紫外线灯管的辐照度值。

② 紫外线强度照射指示卡监测法。开启紫外线灯5 min后,将指示卡置紫外灯下垂直距离1 m处,有图案一面朝上,照射1 min(紫外线照射后,图案正中光敏色块由乳白色变成不同程度的淡紫色),观察指示卡色块的颜色,将其与标准色块比较,读出照射强度。

(2) 结果判定:普通30 W直管型紫外线灯,新灯辐照强度不小于90 μW/cm^{2}为合格;使用中紫外线灯辐照强度不小于70 μW/cm^{2}为合格;30 W高强度紫外线新灯的辐照强度不小于180 μW/cm^{2}为合格。

(3) 注意事项:测定时电压220 V±5 V,温度20~25℃,相对湿度小于60%,紫外线辐照计必须在计量部门检定的有效期内使用;指示卡应获得卫生许可批件,并在有效期内使用。

(五) 干热灭菌效能监测

(1) 指示菌株:枯草杆菌黑色变种芽孢(ATCC 9372),菌片含菌量为5.0×10^5 cfu/片~5.0×10^6 cfu/片。其抗力应符合以下条件:在温度160℃±2℃时,其D值为1.3~1.9 min,存活时间不小于3.9 min,死亡时间不大于19 min。

(2) 检测方法:将枯草杆菌芽孢菌片分别装入灭菌中试管内(1片/管)。灭菌器与每层门把手对角线内,外角处放置2个含菌片的试管,试管帽置于试管旁,关好柜门,经一个灭菌周期后,待温度降至80℃时,加盖试管帽后取出试管。在无菌条件下,加入普通营养肉汤培养基(5 ml/管),以36℃±1℃培养48 h,观察初步结果,无菌生长管继续培养至第七天。

(3) 结果判定:若每个指示菌片接种的肉汤管均澄清,判为灭菌合格,若指示菌片之一接种的肉汤管混浊,判为不合格,对难以判定的肉汤管,取0.1 ml接种于营养琼脂平板,用灭菌

L棒涂匀,放36℃±1℃培养48 h,观察菌落形态,并做涂片染色镜检,判断是否有指示菌生长,若有指示菌生长,判为灭菌不合格;若无指示菌生长,判为灭菌合格。

(六)内镜消毒灭菌效果监测

1.常规监测

(1)消毒剂浓度必须每日定时监测并做好记录,保证消毒效果。使用的消毒剂在有效期内。

(2)消毒后的内镜每季度进行生物学监测并做好记录。灭菌后的内镜每月进行生物学监测并做好记录。

2.微生物监测

(1)采样时间:消毒、灭菌后,使用前。

(2)采样方法:监测采样部位为内镜的内腔面,用无菌注射器抽取10 mL含相应中和剂的缓冲液,从待检内镜活检口注入,用15 mL无菌试管从活检出口收集,及时送检,2 h内检测。

(3)检测方法:将送检液用漩涡器充分震荡,取0.5 mL,加入2只直径90 mm无菌平皿,每个平皿分别加入已经熔化的450C～480C营养琼脂15～18 mL,边倾注边摇匀,待琼脂凝固,于350C培养48 h后计数。

$$细菌菌落数/镜 = 2个平皿菌落数平均值 \times 20$$

(4)致病菌检测:将送检液用漩涡器充分震荡,取0.2 mL分别接种90 mm血平皿、中国蓝平皿和SS平皿,均匀涂布,350℃培养48 h,观察有无致病菌生长。

(5)结果判断:消毒后的内镜细菌总数小于20 cfu/件,不能检出致病菌,为合格,灭菌后内镜无菌检测,为合格。

(七)血液透析液以及透析用水监测

1.透析用水微生物监测

(1)检测方法:用无菌注射器吸取透析用水2～3 mL,放入无菌试管,检测时视透析用水污染程度分别取原液或10倍稀释0.5mL放入2个灭菌平皿内,450C～480C的营养琼脂15～18 mL,边倾注边摇匀,待琼脂凝固,将平板置于370C培养24 h,计数并鉴定细菌。

$$透析用水细菌总数(cfu/mL) = 2个平板上的菌落总数 \times 稀释倍数$$

(2)评价标准:透析用水细菌菌落总数不大于200 cfu/mL为合格,每月监测1次,监测结果超过参考标准时,必须复查。怀疑或确定患者在透析中有热原反应和菌血症,应随时监测。

2.透析用水内毒素监测

(1)检测方法:半定量测定-凝胶法、定量测定。

(2)评价标准:内毒素含量不大于2 cfu/mL,每3个月检测1次。

3.透析液监测

(1)酸液(A液)夏季配置1次使用不超过3～5日,碱液(B液)现用现配。

(2)透析液的采集可采进入透析器的透析液,也可采集离开透析器的透析液。

(3)检测方法与透析用水相同,透析液细菌总数不大于2 000 cfu/mL,每月监测1次。

(4)疑有透析液污染或发生严重感染病例时,应增加采样点,如原水口、反渗水出口、储水箱出口、透析液配比机、浓缩透析液等。

第四节　常见的医院感染

一、常见的医院感染

1. 肺部感染

肺部感染常发生在一些慢性严重影响患者防御机制的疾病,如癌、白血病、慢性阻塞性肺炎,或行气管切开术、安置气管导管等患者中。判断肺部感染主要依据临床表现和 X 线透视或照片,其发生率在医院感染中约占 23.3%～42%。肺部感染对危重患者、免疫抑制状态患者及免疫力衰弱等患者的威胁性大,病死率可达 30%～50%。

2. 尿路感染

患者在入院时没有尿路感染的症状,而在其住院期间 24 h 后出现症状(发热、排尿困难等),尿培养有细菌生长,或虽无症状,但尿标本中的白细胞在 10 个/ml 以上,细菌多于 105 个/ml,都可判为尿路感染。我国统计,尿路感染的发生率在医院感染中约占 20.8%～31.7%,66%～86%尿路感染的发生与导尿管的使用有关。

3. 伤口感染

伤口感染包括外科手术及外伤性事件中的伤口感染,判断伤口感染主要看伤口及附近组织有无炎性反应或出现脓液,更确切是细菌培养。据统计伤口感染发生率在医院感染中约占 25%。

4. 病毒性肝炎

病毒性肝炎不仅在健康人中可以传染,在患者中更易传染。病毒性肝炎可分为甲型、乙型、丙型、丁型、戊型五种。

甲型肝炎和戊型肝炎的传染源是患者和无症状感染者,经消化道传染。患者排出带有病毒的粪便,未经消毒处理,污染了水源或食物,人们误食了未煮沸的水或未煮熟的食物而被传染,即粪-口传染。

乙型肝炎、丙型肝炎、丁型肝炎的传染源是患者和病毒携带者,病毒存在于血液及各种体液中,传染性血液可透过皮肤、黏膜的微小损害而感染,还可通过母婴垂直传播,或通过输注血液制品,密切性接触而传染。

5. 皮肤及其他部位感染

患者在住院期间发生皮肤或皮下组织化脓、各种皮炎、褥疮感染、菌血症、静脉导管及针头穿刺部位感染、子宫内膜感染、腹内感染等。

住院患者中凡有气管插管、多次手术或延长手术时间、留置导尿、应用化疗、放疗、免疫抑制剂者,以及老年患者,均应视为预防医院感染的重点对象。

二、医院感染的促发因素

1. 主观因素

医务人员对医院感染及其危害性认识不足;不能严格地执行无菌技术和消毒隔离制度;医院规章制度不全,无健全的门急诊预检、分诊制度,住院部没有入院卫生处置制度,致使感染源传播。此外,缺乏对消毒灭菌效果的监测,不能有效地控制医院感染的发生。

2. 客观因素

(1) 侵入性诊治手段增多。据统计,美国每年因使用医疗器械而发生感染者占医院感染的45%。如内窥镜、泌尿系导管、动静脉导管、气管切开、气管插管、吸入装置、脏器移植、牙钻、采血针、吸血管、监控仪器探头等侵入性诊治手段,不仅可把外界的微生物导入体内,而且损伤了机体的防御屏障,使病原体容易侵入机体。

(2) 使用可抑制免疫的治疗方法。因为治疗需要,使用激素或免疫抑制剂,接受化疗、放疗后,致使患者自身免疫机能下降而成为易感者。

(3) 大量抗生素的开发和普及。治疗过程中应用多种抗生素或集中使用大量抗生素,使患者体内正常菌群失调,耐药菌株增加,致使病程延长,感染机会增多。

(4) 易感患者增加。随着医疗技术的进步,过去某些不治之症可治愈或延长生存时间,故住院患者中慢性疾病、恶性疾病、老年患者所占比例增加,而这些患者对感染的抵抗力是相当低的。

(5) 环境污染严重。医院中由于传染源多,所以环境的污染也严重。其中,污染最严重的是感染患者的病房,厕所的污染也很严重,抽水马桶每抽一次水都可能激起大量微生物气溶胶。病区中的公共用品,如水池、浴盆、便器、手推车、拖布、抹布等,也常有污染。

(6) 对探视者未进行必要的限制。对探视者放松合理和必要的限制时,以致由探视者或陪住人员把病原菌带入医院的可能性增加。

第五节 医院感染的预防和控制

发生医院感染的原因虽然多种多样,但只要加强管理,采取行之有效的措施,将近2/3的医院感染是可预防的。

一、标准预防

(一) 标准预防概念

标准预防是将普遍预防和体内物质隔离的许多特点进行综合,认定患者血液、体液、分泌物、排泄物均具有传染性,需进行隔离,不论是否有明显的血迹污染或是否接触非完整的皮肤与黏膜。接触上述物质者必须采取防护措施,根据传播途径采取空气、飞沫、空气隔离,是预防医院感染成功而有效的措施,实施防护,防止疾病传播。

(二) 标准预防措施

1. 改进医院建筑与布局

医院建筑布局合理与否对医院感染的预防至关重要。对传染病房、超净病房、手术室、监护室、观察室、探视接待室、供应室、洗衣房、厨房等,从预防感染角度来看,为防止细菌的扩散和疾病的蔓延,在设备与布局上都应有特殊的要求。

2. 严格执行规章制度

制度是人们长期工作实践中的经验总结和处理、检查各项工作的依据。包括消毒隔离制度、无菌技术操作规程及探视制度等。隔离旨在将污染局限在最小范围内,是预防医院感染最重要的措施之一。无菌操作规程是医护人员必须遵守的医疗法规,贯穿在各项诊疗护理过程中。每一个医护人员都应从医院感染、保护患者健康出发严格执行制度、常规及实施细则,并劝告患者与探视者共同遵守。

3. 做好安全防护

(1) 洗手:接触血液、体液、排泄物、分泌物后可能污染时,脱手套后,要洗手或使用快速手消毒剂洗手。

(2) 戴手套:当接触血液、体液、排泄物、分泌物及破损的皮肤黏膜时应戴手套;手套可以防止医务人员把自身手上的菌群转移给患者的可能性;手套可以预防医务人员变成传染微生物时的媒介,即防止医务人员将从患者或环境中污染的病原在人群中传播。在两个患者之间一定要更换手套,手套不能代替洗手。

(3) 面罩、护目镜和口罩:戴口罩及护目镜也可以减少患者的体液、血液、分泌物等液体的传染性物质飞溅到医护人员的眼睛、口腔及鼻腔黏膜。

(4) 隔离衣:穿隔离衣为防止被传染性的血液、分泌物、渗出物、飞溅的水和大量的传染性材料污染时才使用。脱去隔离衣后应立即洗手,以避免污染其他患者和环境。

(5) 处理被血液、体液、分泌物、排泄物污染的仪器设备时,要防止工作人员皮肤和黏膜暴露以及工作服的污染,以致将病原微生物传播给患者和污染环境;需重复使用的利器,应放在防刺的容器内,以便运输、处理和防止刺伤;一次性使用的利器,如针头等应放置在防刺、防渗漏的容器内进行无害化处理。

4. 进行消毒或灭菌处理

(1) 对医院普通病房的环境、物体表面包括床栏、床边、床头桌、椅、门把手等经常接触的物体表面定期清洁,遇污染时随时消毒。

(2) 在处理和运输被血液、体液、分泌物、排泄物污染的被服、衣物时,要防止医务人员皮肤暴露、污染工作服和环境。

(3) 可重复使用的餐饮具应清洗、消毒后再使用,对隔离患者尽可能使用一次性餐饮具。

(4) 复用的衣服置于专用袋中,运输至指定地点进行清洗、消毒,同时防止运输过程中的污染。

5. 医疗废物的处理

医疗废物应按照国家颁布的《医疗废物管理条例》及其相关法律法规进行无害化处理。

6. 对确诊或可疑感染者的处理

对确诊或可疑感染了接触传播病原微生物如肠道感染、多重耐药菌感染、皮肤感染等的患者,在进行标准预防的基础上,还应采用接触传播隔离预防。

(1) 患者安置在单人隔离房间,无条件时可将同种病原体感染的患者安置于一室,限制患者的活动范围,减少转运,如必须转运时,应尽量减少对其他患者和环境表面的污染。

(2) 进入隔离病室接触患者包括接触患者的血液、体液、分泌物、排泄物等物质时,应戴手套,离开隔离病室前,接触污染物品后摘除手套,洗手或手消毒。

(3) 进入病室从事可能污染工作服的操作时,应穿隔离衣;离开病室前,脱下隔离衣,按要求悬挂,或使用一次性隔离衣,用后按医疗废物管理要求进行处置。

(4) 隔离室应有隔离标志,并限制人员的出入,做好空气消毒,防止空气传播。

7. 加强清洁卫生工作

清洁卫生工作包括灰尘、污垢的擦拭和清除,也包括对蚊虫、苍蝇、蟑螂、鼠类等的防制。进行清洁卫生工作时,必须注意不要扬起灰尘,避免播散污染。医院内不应使用扫帚与掸子,拖布的头最好能卸下以便消毒。病房的清洁卫生工作,宜在污染后立即进行。其顺序应由污染较轻的病房开始,逐步进入污染较严重的区域,最后处理患者公共活动场所。医护人员工作地点亦应进行清洁卫生打扫。

8. 采取合理的诊断治疗方法

使用抗菌药要有的放矢,应用抑制免疫疗法要采取相应的保护措施,如先治疗慢性病灶防止自身感染,定期检查白细胞动态与其他监测,提供药物预防等。对易于将微生物引入体内的诊断治疗要切实做好消毒、灭菌工作,严格无菌技术操作。

9. 及时控制感染的流行

控制感染流行主要包括寻找传染来源与途径,采取相应的隔离与消毒措施。

10. 开展医院感染的监测工作

医院感染监测的目的是通过监测取得第一手资料,分析医院感染的原因,发现薄弱环节,为采取有效措施提供依据并通过监测来评价各种措施的效果。监测的主要内容包括:环境污染监测、灭菌效果监测、消毒污染监测、特殊病房监测(如烧伤、泌尿科病房、手术室、监护室等)、菌株抗药性监测、清洁卫生工作监测、传染源监测、规章制度执行监测等。监测工作应作为常规,定期、定点、定项目地进行。对感染的记录要求详细具体,并以病房为单位定期统计分析。

11. 改善工作人员的卫生与健康条件

所有医院工作人员均应定期进行健康检查,若有不适或疑为传染性疾病,应立即报告,以便采取相应措施,并根据需要注射有关疫苗,必要时还可进行被动免疫或药物预防。

医护人员还应做好个人防护:一是防止将病菌传给自身或带出病房;二是防止将病菌传给病房内的易感者。个人防护中主要是穿戴个人防护装备(衣、帽、鞋、手套、口罩)以及洗手消毒。

二、额外预防

基于传播方式的隔离,对于确诊或可疑的传染患者在标准预防的基础上,采取的附加隔离预防,包括以下三种类型:

(一) 经空气传播疾病的预防

通过此种方式传播的疾病包括开放性/活动性肺结核、麻疹、风疹、水痘、肺鼠疫、肺性出血热等,在标准预防的基础上,还需采取以下隔离预防措施:

(1) 确诊或可疑感染患者应单间安置,无条件时,相同病原微生物感染患者可同住一室。

(2) 尽可能避免转移患者,限制患者活动范围。必须运送时注意医务人员的防护;当患者病情允许时应戴医用防护口罩,尽可能减少病原微生物的传播。

(3) 加强通风设施和做好空气消毒。

(4) 使用深蓝色隔离标记。

(二) 经飞沫传播疾病的预防

通过这种方式传播的疾病包括 SARS、百日咳、白喉、病毒性腮腺炎和脑膜炎等,在标准预防的基础上,还需采取以下隔离预防措施:

(1) 患者之间、患者与探视者之间相隔空间在1 m以上。

(2) 自然通风,空气不需特殊的处理。

(3) 可疑或确诊传染患者安置在单人隔离病房;无条件时相同病原体感染的患者可同住一室。

(4) 当患者的血液、体液、分泌物、排泄物等体内物质有可能喷溅到面部时,医务人员应佩戴相应的防护用品,病情允许时患者也应佩戴医用防护口罩。

(5) 使用浅蓝色隔离标记。

(三) 经接触传播疾病的预防

这是医院感染中医患之间交叉感染最重要的传播途径,分为直接接触传播和间接接触传播。对确诊或可疑感染了经接触传播的病原微生物如胃肠道感染、多重耐药菌感染、皮肤、伤口感染等疾病,在标准预防的基础上,还需要采取以下隔离预防措施:

(1) 确诊或可疑患者安置在单人隔离病房;无条件时可将同种病原体感染的患者安置于一室。

(2) 限制患者的活动范围。减少不必要的转运,如必须转运时,应尽量减少对其他患者和环境的污染。

(3) 使用橙色隔离标记。

(四) 针对感染性疾病传播的"三个环节",采取隔离传染源、切断传播途径和保护易感宿主的措施

1. 隔离感染源

(1) 传染患者和普通患者严格分开安置。

(2) 感染患者与非感染患者分区/室安置。

(3) 感染患者与高度易感患者分别安置。

(4) 同种病原体感染患者可同住一室。

(5) 可疑特殊感染患者(包括可疑传染患者)应单间隔离。

(6) 根据疾病种类、患者病情、传染病病期分别安置患者。

(7) 成人与婴幼儿感染患者分别安置。

2. 阻断传播途径

病原微生物可经多种途径传播,不同微生物传播方式不同,需采取不同的隔离措施。传播途径包括空气、飞沫、接触、媒介、生物媒介(虫媒)5种,具体隔离预防措施同上(见"标准预防"和"额外预防")。

3. 保护易感宿主

(1) 对易感宿主实施特殊保护性隔离措施,必要时实施预防性免疫注射。

(2) 免疫功能低下和危重患者与感染患者分开安置。

(3) 独立空调设备,保护性隔离室可采用正压通风,呼吸道隔离室要采用负压通风。

(4) 必要时应根据不同的感染对患者进行分组护理。

三、重点部门部位医院感染的预防与控制

对重点部门和重点部位医院感染预防和控制,首先,应进行长期、系统、连续地观察收集和分析医院在一定人群中的发生、分布及其影响因素,并将监测结果报送和反馈给有关部门和科

室,为医院感染的预防与控制、管理提供科学依据。其次,对重点部门和重点部位的医院感染的管理,采取具体预防措施,结合医院感染监测,如果发现有医院感染时,按照医院感染散发、暴发及医院感染突发事件的监测、上报与控制制度执行。第三,对重点部门和重点部位的医院感染管理落实情况进行定期或不定期督查。

(一)重点部门医院感染预防与控制

1. 感染性疾病科的设置与管理

应达到以下要求:

(1)按照卫生部关于《二级以上综合医院感染性疾病科建设的通知》要求,可将发热门诊、肠道门诊、呼吸道门诊和传染病科统一整合为感染性疾病科,纳入医疗救治体系。设立感染性疾病科的传染病分诊点,其设置应相对独立,建筑布局合理,标识清楚,工作流程明确,适用标准预防。

(2)严格遵循隔离预防基本原则和技术规范,在实施标准预防的基础上,建立并落实感染性病科各项规章制度、人员职责、工作流程和感染性疾病患者就诊流程。

(3)提高对传染病的筛查、预警、防控能力和诊疗水平。按照《医疗机构传染病预检分诊管理办法》,制定预检处和感染性疾病科门诊、临床各科门诊、病房接诊医师的工作职责,明确规定对来诊的患者必须进行传染病预检程序。

从事传染病预检分诊的医务人员应当严格遵守卫生管理法律法规和有关规定,认真执行临床技术操作规范、常规以及有关工作制度。

(4)根据传染性非典型肺炎、肠道等特定传染病的流行季节、周期和流行趋势,加强特定传染病的预检分诊工作。

(5)接到卫生部和省、市人民政府发布特定传染病预警信息或者按照当地卫生行政部门的要求,及时加强特定传染病的预检、分诊工作。必要时,设立相对独立的针对特定传染病的预检处,引导就诊患者首先到预检处检诊,初步排除特定传染病后,再到相应的普通科室就诊。

(6)经预检为传染病患者或者疑似传染病患者的,应当将患者分诊至感染性疾病科或者分诊点就诊,同时对接诊处采取必要的消毒措施。

(7)对呼吸道/特殊传染病患者或者疑似患者,医疗机构应当依法采取隔离或者控制传播措施,并按照规定对患者的陪同人员和其他密切接触人员采取医学观察和其他必要的预防措施。

(8)不具备传染病救治能力时,应当及时将患者转诊到具备救治能力的上级医院诊治,并将病历资料复印件转至相应的上级医院。转诊传染病患者或疑似传染病患者时,应当使用专用车辆,用后及时消毒。

(9)感染性疾病门诊还应达到以下要求:

① 设置独立的挂号收费室、呼吸道(发热)、肝病和肠道疾病患者的各自候诊区和诊室、治疗室、隔离观察室、检验室、放射检查室、药房(或药柜)、专用卫生间。

② 各区应配备必要的医疗、防护设备和手卫生设施,安装非手触式水龙头。医护人员每诊疗、护理一个患者和接触污染物品后,应严格执行手卫生管理,必要时戴手套。

③ 安排专人负责做好门诊日志、住院登记和传染病疫情登记管理工作,及时、准确报告传染病,并规范记录内容。

④ 根据病原体传播途径,采取相应的消毒隔离措施,为就诊的呼吸道发热患者提供口罩。

⑤ 保持室内清洁卫生,加强诊室通风,常规每天 2 次对空气、医用物品、物体表面等进行清洁和消毒,遇污染时及时消毒。

⑥ 按照《医疗废物管理条例》规范处置医疗废物。

(10) 感染性疾病病房还应达到以下要求:

① 感染性疾病病房的设置应相对独立,与普通病房之间设隔离带,患者在指定区域内活动,不得互串病房或随意外出。

② 内部严格"三区"、"两通道",不同区域之间必设"缓冲间",且应标识明确。

③ 严格执行隔离技术规范,不同传染患者应分开安置,同类患者每间病室不超过 4 人,床间距不少于 1.1 m,疑似患者、具有高度传染性或毒力强的菌株所致的感染患者要单独安置。

④ 隔离病室门口挂隔离标志,入口应设缓冲间,病室内应有流动水洗手设施,设独立卫生间。并根据病原体传播途径不同,采取相应的隔离措施。

⑤ 每一病室设专用隔离衣、体温计、听诊器、抹布等,患者用过的医疗器械、用品等均应立即清洗消毒,出院、转院、死亡后应进行终末消毒。

⑥ 患者的排泄物、分泌物及病房污水必须经消毒处理后方可排放;病区产生的生活垃圾均视为医疗垃圾,置双层黄色塑料袋中,进行有效封口后由专人密闭运送。严格做好医疗废物的分类收集、密闭转运、无害化处理和交接、登记等工作。

⑦ 保持病室清洁卫生,加强通风。常规每天 2 次对空气、医用物品、物体表面等进行清洁和消毒,遇污染时及时消毒。

⑧ 严格陪客、探视制度管理,一般情况下不设陪客、探视。必须留陪时,应由床位医师签署书面"同意"意见。陪客、探视者应穿一次性鞋套,必要时穿隔离衣等。

2. 门、急诊医院感染管理

应达到以下要求:

(1) 急诊科、儿科门诊应与普通门诊分开,自成体系,设单独出入口。

(2) 根据本院实际制定门、急诊医院感染管理制度。

(3) 建立预检分诊制度,发现传染患者或疑似传染患者,应指定到隔离诊室就诊,已被污染的区域应及时进行消毒处理。

(4) 保持各室空气清新,定时开窗通风;地面湿式清扫,每天 2 次;诊桌、诊椅、诊查床、平车、轮椅等应每日湿抹 1 次,被血液、体液污染后及时擦洗和消毒;各种急诊监护仪器的表面应每日清洁,遇污染后及时清洁和消毒。

(5) 严格遵守无菌技术操作原则,凡侵入性诊疗用物,均做到一人一用一灭菌;与患者皮肤黏膜直接接触的物品应一人一用一消毒,干燥保存。

(6) 一次性使用医疗用品必须在消毒灭菌有效期内使用,不得重复使用。

(7) 使用中消毒液保持有效浓度,根据其性能定期监测并有记录;根据规定定期对各类无菌物品的消毒灭菌效果进行监测,符合要求。

(8) 诊室、治疗室、观察室、厕所等使用的清洁工具(抹布、拖把等)定点放置,拖把标志明显,分别清洗消毒,不得交叉使用。

(9) 各诊室应配置适合的流动水洗手设施和手消毒剂,医务人员操作前后均应认真洗手或手消毒。

(10) 严格执行《医疗废物管理条例》,认真做好医疗废物的分类收集、密闭转运、无害化处理和交接登记等工作。

3. 病房医院感染管理

应达到以下要求：

(1) 根据本科室(病房)医院感染的特点,制定管理制度并组织实施。

(2) 在医院感染管理科的指导下开展预防医院感染的各项监测,对住院患者实施监控,发现医院感染病例及时上报,对监测发现的各种感染因素及时采取有效控制措施。

(3) 患者的安置原则是感染患者与非感染患者分开,同类感染患者相对集中,特殊感染患者单独安置。

(4) 病室内应定时通风换气,遇污染时进行空气消毒,地面湿式清扫,每日 2 次,遇污染时即刻清扫和消毒。

(5) 患者被服应保持清洁,每周更换不少于一次,污染后及时更换;被褥、枕芯、床垫定期清洁、消毒,污染后及时更换消毒,禁止在病房、走廊清点污染被服。

(6) 病床湿式清扫,每天一次,一床一套(巾),床头柜等物体表面每天湿布或巾擦拭一次,一桌一布,用后消毒,遇有污染的物体表面及时消毒;患者出院、转科或死亡后,床单元必须进行终末消毒处理。

(7) 严格遵守无菌技术操作原则,凡侵入性诊疗用物,均做到一人一用一灭菌;与患者皮肤黏膜直接接触物品应一人一用一消毒,干燥保存;餐具、便器、痰缸等一人一用一消毒,不得交叉使用。

(8) 治疗室、配餐间、办公室、病室、厕所等应分别设置专用拖把、抹布,拖把标记明确,分开清洗,悬挂晾干,使用后消毒,不得交叉使用。

(9) 配备流动水洗手设施,医护人员每诊疗、护理一个患者,接触污染物品后,应严格按照手卫生规范及时进行手的清洗或消毒。

(10) 严格执行《医疗废物管理条例》,认真做好医疗废物的分类收集、密闭转运、无害化处理和交接登记等工作。

4. 治疗室、处置室、换药室、注射室的医院感染管理

应达到以下要求：

(1) 室内布局合理,清洁区、污染区分区明确,标志清楚。无菌物品与非无菌物品分开存放,物品定位放置。灭菌物品包外标识清楚、准确,按灭菌日期依次放入专柜,过期重新清洗、灭菌。

(2) 医护人员进入室内,应衣帽整洁,严格执行无菌技术操作规程。

(3) 一次性使用无菌物品存放时应去除包装,分类码放在防尘良好的柜内,使用前应检查小包装有无破损、失效,产品有无不洁净等,使用后按规定分类处置,不得重复使用。

(4) 使用中消毒液保持有效浓度,根据其性能定期监测并有记录(如过氧乙酸、次氯酸钠等每日监测,戊二醛每周不少于一次);定期对消毒灭菌效果进行监测。

(5) 碘酒、酒精应密闭保存,每周更换 2 次,更换时容器必须同时灭菌。常用无菌敷料罐应每天更换并灭菌;置于无菌储槽中的灭菌物品(棉球、纱布等)应注明开启时间,一经打开,使用时间最长不得超过 24 h,提倡使用小包装;使用无菌干燥持物钳及容器应每 4~8 h 更换一次。

(6) 抽出的药液、开启的静脉输入无菌液体超过 2 h 后不得使用,启封抽吸的瓶装各种溶

媒超过 24 h 不得使用。提倡使用小包装。

（7）凡侵入性诊疗用物必须一人一用一灭菌；与患者皮肤黏膜直接接触物品必须一人一用一消毒，干燥保存。

（8）治疗车上物品应排放有序，上层为清洁区，下层为污染区，进入病室的治疗车、换药车应配有速干手消毒剂。

（9）各种治疗、护理及换药操作应按清洁伤口、感染伤口、隔离伤口依次进行，操作前操作者必须洗手、戴口罩、帽子；特殊感染患者如炭疽、气性坏疽、破伤风等应按严格隔离类别进行操作，用后污染敷料密闭运送焚烧，所用器械单独高水平消毒后再清洗、灭菌。

（10）配备流动水洗手设施和速干手消毒剂。医务人员每治疗、处置一个患者，接触污染物品后，应及时洗手或手消毒。

（11）严格执行《医疗废物管理条例》，认真做好医疗废物的分类、收集、转运、交接、登记等工作。

（12）坚持每日清洁、消毒制度（含空气、地面、物体表面等），地面湿式清扫，遇污染时及时消毒。

5. 产房、母婴室、新生儿病房（室）的医院感染管理

（1）产房。在病房医院感染管理基础上还应达到以下要求：

① 产房相对独立，周围环境清洁、无污染源；应与母婴同室、新生儿室相邻近，便于管理。

② 布局合理，严格划分无菌区、清洁区、污染区，标志明确，人流、物流各行其道，避免交叉。无菌区内设置正常分娩、隔离分娩室、无菌物品存放间；清洁区内设置刷手间、待产室、隔离待产室、器械室、办公室；污染区内设置更衣室、产妇接诊区、污物间、卫生间、车辆转换处。

③ 刷手间应临近分娩室，水龙头采用非手触式。配备流动水等手卫生设施，洗手刷、擦手毛巾一人一用一灭菌，助产人员按外科刷手法刷手。

④ 分娩室最多设两张产床，每张产床使用面积不少于 16 m²。室内墙壁、天花板、地面无裂隙，表面光滑，便于清洁和消毒。

⑤ 配备空气消毒装置，每天 2 次对空气、地面、物体表面等进行清洁或消毒，地面湿式清扫；产妇分娩后及时清洁地面、台面和仪器表面等，遇有血、体液污染，必须立即消毒。

⑥ 凡进入产房人员必须先洗手、更衣、换鞋。对患有或疑似传染病的产妇，应隔离待产，分娩按隔离技术要求护理和助产，所有物品严格按照消毒灭菌要求单独处理，尽可能使用一次性物品。

⑦ 新生儿使用的吸痰管等，应一婴一用一灭菌，吸痰用生理盐水一婴一瓶，不得共用。

⑧ 严格执行《医疗废物管理条例》，认真做好医疗废物的分类、收集、转运、交接、登记等工作。对患有或疑似传染病的产妇、急诊产妇的胎盘应按医疗废物处置。

（2）母婴同室。在病房医院感染管理基础上应达到以下要求：

① 每张产妇床位的使用面积不应少于 5.5~6.5 m²，每张婴儿床位使用面积 0.5~1 m²。

② 母婴一方有感染性疾病时，均应及时与其他正常母婴隔离。产妇在传染病急性期，应暂停哺乳。

③ 患有皮肤化脓及其他传染性疾病的工作人员，应暂时停止与婴儿接触；遇有医院感染流行时，应严格执行分组护理的隔离技术。

④ 产妇哺乳前应洗手、清洁乳头；哺乳用具一婴一用一消毒，隔离婴儿用具单独使用，双

消毒。

⑤ 婴儿沐浴室的温度应保持在 25℃ 左右,婴儿所用眼药水、扑粉、油膏、沐浴液、浴巾、治疗用品等,应一婴一用,避免交叉使用。

⑥ 感染婴儿使用一次性尿布,用后焚烧,其他物品如衣物等应及时清洗、消毒处理。母婴出院后,其床单元、保温箱等应彻底清洁、消毒。

⑦ 严格探视陪住制度,控制探视人数,探视者、陪客应穿清洁服装,洗手后方可接触婴儿。在感染性疾病流行期间,禁止探视。

(3) 新生儿病房。在病房医院感染管理基础上应达到以下要求:

① 新生儿病房(室)应相对独立,布局合理,内设新生儿病室、新生儿重症监护室(NICU)、隔离室、配奶室、沐浴室、治疗室等,各区域划分明确,严格管理。

② 每张床位占地面积不少于 3 m²,床间距不少于 90 cm,新生儿重症监护室(NICU)每张床占地面积不少于一般新生儿床位的 2 倍。

③ 病房(室)入口处应设置洗手设施和更衣室,工作人员入室前应严格洗手、更衣、换鞋、戴口罩、帽子。患呼吸道或其他感染性疾病、皮肤有伤口的工作人员暂时停止与新生儿接触。

④ 新生儿每日流动水洗澡一次,所用扑粉、油膏、沐浴液、浴巾、治疗用品等,应一人一用,避免交叉使用;尿布宜柔软、清洁、消毒,勤换勤洗,保持臀部干燥。

⑤ 连续使用的氧气湿化瓶、雾化器、早产儿暖箱等器材必须每日清洁或消毒,用毕终末消毒,干燥保存。

⑥ 配奶器具必须保持清洁,配乳时应实施无菌操作,哺乳用具一婴一用一消毒。

⑦ 新生儿病房(室)室温应保持在 22~24℃,相对湿度为 55%~65%;保持室内空气清新,按Ⅱ类环境要求配备空气消毒装置,坚持每日清洁消毒制度,地面湿式清扫。

⑧ 传染病或疑似患儿应安置在隔离病房,采取相应隔离措施,隔离标记明确,所用物品单独处置,出院后严格进行终末消毒。

6. ICU 的医院感染管理

在普通病房医院感染管理基础上应达到以下要求:

(1) 独立设置,位置适宜,布局流程合理,内设治疗室(区)、监护区、医护人员生活办公区和污物处理区。各区域划分明确,严格管理,必须配备非手触式流动水洗手、速干手消毒剂等设施。

(2) 监护区以设置单间病房为宜,或至少配备 2 个以上单间病房,根据需要配备负压病房;若为大病房每床使用面积不少于 9.5 m²,并以床幔相隔。配备空气净化装置,保持环境整洁,空气新鲜,通风和采光良好。

(3) 感染患者与非感染患者分开安置,特殊感染或高度耐药菌感染者单独安置。诊疗护理活动采取相应的消毒隔离措施,控制交叉感染。

(4) 工作人员进入 ICU 要穿专用工作服、换鞋、戴帽子、口罩、洗手,外出时应更衣,患有感染性疾病者暂不得进入。严格执行无菌技术操作规程和手卫生。有条件的,治疗区可配备净化工作台。

(5) 注意患者各种留置管路的观察、局部护理与消毒,加强医院感染监测。

(6) 加强抗菌药物应用的管理和细菌耐药性监测,防止患者发生菌群失调。

(7) 加强对各种监护仪器设备、卫生材料及患者用物的消毒与管理,特别是呼吸治疗设备装置的清洁、消毒与灭菌。每个床单位所用的血压计、听诊器、床头物品、供氧装置等,不得与其他床单位交叉使用。患者转出或出院,必须进行终末消毒处理。

（8）不设陪客。严格探视制度,探视仅限制1人。特殊情况下,家属和非工作人员进入时要更衣、换鞋、戴帽子、口罩,与患者接触前后要洗手。

7. 手术室的医院感染管理

应达到以下要求:

（1）手术室的管理人员、工作人员和实施手术的医师,应当具备手术室医院感染预防与控制及环境卫生学管理方面的知识,严格执行有关规章制度、工作流程、操作规范,认真履行岗位职责。

（2）建筑布局应当符合功能流程合理和洁污区域分开的原则,周围环境清洁,无污染源。功能分区应当包括:工作人员生活办公区;无菌物品储存区;医护人员刷手、患者手术区域;污物处理区域。各区标志明确,设专用通道,区域之间有实际屏障,避免交叉污染。

（3）手术室内应设无菌手术间、一般手术间、隔离手术间,每一手术间限置一张手术台;隔离手术间应靠近手术室入口处。

（4）手术室环境的卫生学管理应当达到以下基本要求:

① 配备流动水等洗手设施,严格手卫生管理。洗手刷/海绵块、擦手毛巾一人一用一灭菌,戴手套前后应洗手及手消毒。

② 手术室的墙壁、地面光滑、无裂隙,排水系统良好。

③ 手术室用房的墙体表面、地面和各种设施、仪器设备的表面,应当在每日开始手术前和手术结束后进行湿式擦拭方法的清洁、消毒,墙体表面的擦拭高度为2～2.5 m。未经清洁、消毒的手术间不得连续使用。

④ 不同区域及不同手术用房的清洁、消毒物品应当分开使用。用于清洁、消毒的拖布、抹布应当是不易掉纤维的织物材料。

⑤ 手术室应当选用环保型中、高效化学消毒剂,根据消毒灭菌效果监测资料选择有效的消毒剂,周期性更换,避免长期使用一种消毒剂导致微生物的耐药性。

⑥ 接送手术患者平车应用交换车,并保持清洁,平车上的铺单一人一换。

（5）医务人员在手术操作过程中应当遵循以下基本要求:

① 进入手术室的人员应当严格按照规定更换手术室专用的工作衣、鞋、帽、口罩;穿好无菌手术衣的医务人员限制在无菌区域活动,手术结束后脱下的手术衣、手套、口罩等物品,应当放入指定位置后方可离开手术室。

② 实施手术刷手的人员,刷手后只能触及无菌物品和无菌区域。

③ 在手术室的工作人员和实施手术的医务人员应当严格遵守无菌技术操作规程,在无菌区内只允许使用无菌物品,若对物品的无菌性有怀疑,应当视其为污染;不得在手术者背后传递器械、用物,坠落在手术床边缘以下或者手术器械台平面以下的器械、物品应当视为污染。

④ 严格限制进入手术间的人员数,手术室的门在手术过程中应当关闭,尽量减少人员的出入。

⑤ 患有上呼吸道感染或者其他传染病的工作人员应暂时限制进入手术室工作。

（6）手术使用的无菌医疗器械和敷料等用品应当达到以下基本要求:

① 手术使用的医疗器械、器具以及各种敷料必须达到无菌,无菌物品应当存放于无菌物

品储存区域。

② 一次性使用的无菌医疗器械、器具不得重复使用。

③ 医务人员使用无菌物品和器械时,应当检查外包装的完整性和灭菌有效日期,包装不合格或者超过灭菌有效期限的物品或肉眼可见污垢的器械、敷料和物品不得使用。

④ 获准进入手术部的新设备或者因手术需要外带的仪器、设备,使用前必须对其进行检查,应按手术器械的性能、用途做好清洗、消毒、灭菌工作后方可使用。

⑤ 进入手术部无菌区和清洁区域的物品、药品,应当拆除其外包装后进行存放,设施、设备应当进行表面的清洁处理。

⑥ 患者吸氧装置、雾化吸入器、氧气湿化瓶、麻醉导管及面罩等器具应当一人一用一消毒或者灭菌,干燥或无菌保存。

⑦ 手术室工作人员应掌握器械清洗、消毒相关知识,对可重复使用的医疗器械应按正确的器械清洗、保养以及灭菌的方法进行。耐热、耐湿物品首选压力蒸汽灭菌,备用刀、剪刀等器具可采用小包装进行压力蒸汽灭菌,避免使用化学灭菌剂浸泡灭菌;特殊污染(炭疽、破伤风、气性坏疽等)器械按高水平消毒-清洗-灭菌程序进行。

(7) 手术后的废弃物管理应当严格按照《医疗废物管理条例》及有关规定进行分类、处理。

(8) 患者手术前应做有关传染病筛查,其手术通知单上应注明感染情况。传染病患者或者其他需要隔离患者的手术应当在隔离手术间进行。实施手术时,应当按照《传染病防治法》有关规定,严格按照标准预防原则并根据致病微生物的传播途径采取相应的隔离措施,加强医务人员的防护,手术结束后,应当对手术间环境及物品、仪器等进行终末消毒。

8. 消毒供应室的医院感染管理

应达到以下要求:

(1) 消毒供应室的各类人员必须经相应的岗位培训,掌握各类诊疗器械清洗、消毒及个人防护等医院感染预防与控制方面的知识;应遵循标准预防的原则,严格遵守有关规章制度、工作流程、操作规范,认真履行岗位职责。

(2) 消毒供应室布局合理,相对独立,邻近手术室和临床科室,便于收、送;周围环境清洁、无污染源;不得建在地下或半地下室,通风采光良好。

(3) 医院应按照集中管理的方式,对所有重复使用并需要清洗消毒、灭菌的诊疗器械、器具、物品集中由消毒供应室处理和供应。

(4) 根据本医院规模、任务、消毒供应种类及工作量,合理配备清洗消毒设备及配套设施:

① 清洗消毒设备及设施:配有污物回收车及分类台、机械清洗消毒设备、手工清洗槽及相应清洗用品、压力水枪、压力气枪、超声清洗机、烘干机、车辆清洗装置等。

注:机械清洗消毒设备应符合国家有关规定,医院设备管理部门应指定专人定期进行维护和检修,并记录,以保障设备的正常运行。消毒供应室负责日常维护和保养,建立设备档案,完整保存相关资料。

② 检查、包装设备:配有辅助照明设施和照明放大镜的器械检查台、敷料及器械包装台、器械柜、敷料柜,包装材料及切割机、封口机以及清洁物品装载车等。

③ 灭菌设备及设施:配有压力蒸汽灭菌器、无菌物品装载车、篮筐等,根据需要配备干热灭菌和低温灭菌装置。各类灭菌器应符合国家标准,并有配套的辅助设备。

④ 储存、发放设施:灭菌物品存放架及密闭式下送车等。

⑤ 根据工作需要配备相应的个人防护用品,包括护目镜、口罩、面罩、帽子、防护手套、防水衣(围裙)及防护鞋等。

(5) 内部布局合理,分办公区域和工作区域。工作区分去污染区、检查包装区、无菌物品存放区,各区划分明确,标志清楚,区域间设有实际屏障和物品通道,严格管理,实行由污到洁的工作流程,不得洁污交叉或物品回流。

(6) 天花板、墙壁应光滑无缝隙,便于清洗和消毒;墙角宜采用弧形设计以减少死角。地面应防滑、易清洗、耐腐蚀。电源插座应采用嵌墙式防水安全型。包装间、无菌物品存放间安装空气消毒装置,每天对空气、物体表面等消毒2次,空气应达Ⅱ类环境标准。

(7) 严格区分灭菌与未灭菌物品,定点放置。对各类无菌包应认真执行检查制度,包括包装规范及包外标注等,发放前必须认真检查,过期重新灭菌。下收下送车辆洁、污分开,每日清洗消毒,分区存放,保持车辆清洁、干燥。

(8) 凡需要消毒、灭菌的诊疗器械、器具和物品必须先清洗再消毒灭菌。特殊感染性疾病(炭疽、破伤风、气性坏疽等)污染的器械应单独包装,明显标记,先经高水平消毒后再清洗;朊毒体感染患者用后的器械按照《消毒技术规范》有关要求处置。

(9) 器械的清洗消毒/灭菌应遵循回收、分类、清洗、消毒、检查、包装、灭菌、储存与发放等基本工作流程。污染器械的回收应遵循如下原则:

① 消毒供应室工作人员定时到使用科室收集使用后的器械、物品,回收应使用封闭式回收车或收集箱,按照规定的路线封闭运送。

② 收回的污染器械、物品,应及时进行清点、核查和记录,尽快进行去污处理;避免在使用科室清点、核查污染的器械物品,减少交叉污染概率。

③ 使用后的一次性污染物品不得进入消毒供应室进行回收和装运处理。

④ 回收车或收集箱每次用后应清洗或消毒,干燥存放。

(10) 器械、物品的清洗,应根据其不同材质和性质、形状、精密程度与污染状况进行分类,选择正确的清洗方法。耐热、耐湿的器械与物品宜采用机械清洗方法;精密复杂的器械应先手工清洗,再采用机械清洗方法。

(11) 经过清洗、消毒、干燥处理的器械、物品,必须进行清洗质量检查和器械功能检查,符合要求后再包装灭菌。灭菌包必须包装严密、正确,捆扎松紧适度,包外标注物品名称、灭菌日期、失效日期、操作人员代号、灭菌锅号、锅次等,使用化学指示胶带贴封。

(12) 根据器械、物品的用途、性质等选择适宜的灭菌方式,灭菌物品的装载、卸载、存放与发放正确、适合,严格遵守消毒供应技术操作程序,确保供应物品的质量。

(13) 消毒供应室应进行质量控制过程的记录与追踪,建立清洗、消毒设备和操作的过程记录,记录应易于识别和追溯。灭菌质量记录保留期限应不少于3年。对消毒剂的浓度、使用中的消毒液、常水和精洗用水的质量进行监测;对自身工作环境的洁净程度和清洗、组装、灭菌等环节的工作质量有监控措施;对灭菌后成品的包装、外观及内在质量有检测措施。

(14) 消毒供应室所使用的各种材料包括清洁剂、洗涤用水、润滑剂、消毒剂、包装材料(含硬质容器、特殊包装材料)、监测材料等,应符合国家的有关要求。对购进的原材料、消毒洗涤剂、试剂、一次性使用无菌医疗用品等进行质量监督,杜绝不合格产品进入供应室。一次性使用无菌医疗用品,应拆除外包装后,方可移入无菌物品存放间。

(15) 压力蒸汽灭菌器操作人员还必须取得质量监督部门颁发的《中华人民共和国特种设

备作业人员证》,持证上岗,遵章守制。

9. 输血科的医院感染管理

应达到以下要求:

(1) 布局合理,内部划分为清洁区、半清洁区和污染区。血液储存、发放处和血液治疗室等应设在清洁区,办公区设在半清洁区,实验室和处置室应设在污染区。

(2) 血液及血液成分应由卫生行政部门指定的血站供应。

(3) 必须严格按卫生部颁布的《医疗机构临床用血管理办法(试行)》和《临床输血技术规范》规定的程序进行管理和操作。

(4) 采集患者自体血、储存血液和治疗性血液成分置换术应在Ⅱ类环境中进行,并配备有相应的隔离设施。感染患者自体采集的血液应隔离储存,并设明显标志。

(5) 保持环境清洁,台面、地面、桌面每日清洁 2 次,被血液污染应及时用高效消毒剂处理。

(6) 储血设备应专用于储存血液及血液成分,每周清洁消毒 1 次,每月对冰箱内壁进行生物学监测,不得检出致病微生物和霉菌。

(7) 严格执行无菌技术操作规程,采血时应做到一人一针一管一巾一带。

(8) 工作人员上岗前应注射乙肝疫苗,并建立定期体检制度;工作中应做好个人防护,接触血液必须戴手套,脱手套后应洗手。一旦发生体表污染或锐器刺伤,应及时处理。

10. 检验科的医院感染管理

应达到以下要求:

(1) 建立健全本科室医院感染管理制度及个人防护和生物安全管理制度,并落实。

(2) 布局合理,工作区与生活区分开,设置专门的清洗消毒间并有明显的标志;临床微生物室应设置门禁开关,入口处有生物危险标志,限制与实验无关人员进入。每个工作区设有流动水和非手触式洗手设备、手消毒用品,操作完毕后及时进行手的清洁与消毒。

(3) 无菌间必须保持清洁,每天清洁、消毒 2 次。无菌间应配备空气消毒设备,并按要求记录。

(4) 工作人员进入工作区须穿工作服、戴工作帽,必要时穿隔离衣、胶鞋,戴口罩、手套,严格执行检验科操作规程。保持室内清洁卫生,每天对空气、各种物体表面及地面进行保洁处理,湿式清扫,遇有污染时立即消毒、清洗。

(5) 必须使用具有国家规定资质的一次性检验用品,并在有效期内使用,且不得重复使用;存放时须拆除外包装后,方可移入无菌物品存放柜,使用后按《医疗废物管理条例》规定进行无害化处置。

(6) 使用中消毒液保持有效浓度,根据其性能定期监测(如过氧乙酸、次氯酸钠等每日监测);定期对消毒灭菌效果进行监测,监测符合《医院感染管理办法》预防与控制有关要求。

(7) 严格执行无菌技术操作规程,静脉采血必须一人一针一管一巾一带;微量采血应做到一人一针一管一片(玻片);报告单应消毒后发放。

(8) 无菌物品与非无菌物品分开存放,灭菌物品包外贴指示胶带,并标明灭菌日期、失效日期、操作人员姓名及无菌包名称等。

(9) 废弃的病原体培养基、菌种、毒种保存液等,必须就地消毒灭菌,按医疗废物管理的有关规定密闭转运、无害化处置。

11. 口腔科的医院感染管理

严格执行卫生部《医疗机构口腔诊疗器械消毒技术操作规范》,并达到以下要求:

(1) 布局合理,口腔诊疗区域和口腔诊疗器械清洗、消毒区域分开,单独设置清洗、消毒室。能够满足诊疗工作和器械清洗消毒工作的基本需要。

(2) 从事口腔工作的医务人员,应当接受口腔诊疗器械消毒及个人防护等医院感染相关知识的培训,持证上岗;遵循标准预防原则,严格遵守有关规章制度。

(3) 保持室内清洁,每天操作结束后应进行终末消毒处理。

(4) 每间诊室、清洗消毒室必备流动水洗手设施和手消毒剂等,医务人员对每位患者操作前后必须洗手;操作时必须戴口罩、帽子、手套,手套一人一换,可能出现患者血液、体液喷溅时配戴防护镜。

(5) 根据口腔诊疗器械的危险程度及材质特点,选择适宜的消毒或灭菌方法,并遵循以下原则:

① 进入患者口腔内的所有诊疗器械,必须达到"一人一用一消毒或者灭菌"的要求。

② 凡接触患者伤口、血液、破损黏膜、穿破口腔软组织或骨组织的器械(手机、车针、扩大针、牙钳、解剖刀、挺子、骨凿、牙周刮治器、洁牙器、根管器械、银汞充填器等)、敷料等必须达到灭菌。灭菌首选压力蒸汽灭菌或干热灭菌。

③ 接触患者完整黏膜、皮肤的口腔诊疗器械,包括口镜、探针、牙科镊子等口腔检查器械,各类用于辅助治疗的物理测量仪器、混汞机、印模托盘、漱口杯等,使用前必须达到消毒。

④ 控制照相室拍片过程的交叉污染,夹片器应一用一消毒,干燥保存备用或使用避污袋一次性使用。

⑤ 凡接触患者体液、血液的修复、正畸模型等物品,送技工室操作前必须使用中效消毒方法进行消毒。

⑥ 棉球、敷料等无菌物品,一经打开,使用时间最长不超过 24 h;瓶装麻醉药品开封后,使用时间不得超过 24 h,抽出的药液保存时间不得超过 2 h。一次性使用医疗用品不得重复使用。

⑦ 牙科综合治疗台及其配套设施应每日清洁、消毒,遇污染应及时清洁。对口腔诊疗器械消毒与灭菌的效果进行监测,包括工艺监测、化学监测和生物监测。灭菌设备常规使用条件下,至少每月进行一次生物监测。新灭菌设备和维修后的设备在投入使用前,应当确定设备按灭菌操作程序灭菌消毒。

⑧ 对口腔诊疗器械进行清洗、消毒或者灭菌的工作人员,在操作过程中应当做好个人防护工作。

(6) 配备器械清洗消毒设备,包括专用的器械清洗池、超声清洗机,压力蒸汽灭菌器或干热灭菌器。有条件的可配备全自动器械清洗消毒机、管腔防回吸装置或使用防回吸牙科手机。

(7) 严格执行口腔诊疗器械消毒工作程序,包括清洗、器械维护与保养、消毒或者灭菌、贮存等工作程序。重复使用的医疗器械必须先清洗、加酶浸泡、注油、干燥,然后再灭菌。特殊污染器械(炭疽、破伤风、气性坏疽等)应单独处置,先高水平消毒后再清洗-灭菌。

(8) 菌物品包装形式和灭菌物品重量,进行生物监测合格后,方可投入使用。

(9) 使用中化学消毒剂应当定期进行浓度(如过氧乙酸、次氯酸钠等每日监测,戊二醛每周监测)和微生物污染监测(使用中的消毒剂每季度监测,使用中的灭菌剂每月监测),做好有关记录。

（10）口腔诊疗过程中产生的医疗废物应当按照《医疗废物管理条例》及有关法规、规章的规定进行处理。

12. 内镜室的医院感染管理

严格执行卫生部《内镜清洗消毒技术操作规范》，并达到以下要求：

（1）布局合理，设立患者候诊室（区）、诊疗室、清洗消毒室、内镜贮藏室等。内镜的清洗消毒必须与内镜的诊疗工作分开进行，清洗消毒室应当保证通风良好。

（2）内镜诊疗室的建筑面积应当与医疗机构的规模和功能相匹配，每个诊疗单位的净使用面积不得少于 20 m^2。

（3）不同部位内镜的诊疗工作应当分室进行，其清洁消毒工作应当分槽进行；灭菌内镜的诊疗应在达到手术标准的区域内进行，并按照手术区域的要求进行管理。

（4）配置内镜及附件的数量应当与医院规模和接诊患者数量相适应，保证所用器械于使用前能达到规定的清洗、消毒或者灭菌要求。

（5）根据工作需要，配备相应内镜及清洗消毒设备。使用的消毒剂、自动清洗消毒器械或者其他清洗消毒设施必须符合卫生部《消毒管理办法》的规定。一次性使用医疗用品不得重复使用。

（6）内镜及附件的清洗、消毒或者灭菌必须遵循以下原则：

① 凡进入人体无菌组织、器官或者经外科切口进入无菌腔隙的内镜及附件，如腹腔镜、关节镜、脑室镜、膀胱镜、宫腔镜和进入破损皮肤、黏膜的内镜附件如活检钳、高频电刀等必须灭菌。

② 采用化学消毒剂浸泡灭菌的内镜，使用前必须用无菌水彻底冲洗，去除残留消毒剂；灭菌后的附件应当按无菌物品储存要求进行储存，储镜柜内表面或者镜房墙壁内表面应光滑、无缝隙、便于清洁，每周清洁消毒一次。

③ 凡进入人体消化、呼吸道等与黏膜接触的内镜，如喉镜、气管镜、支气管镜、胃镜、肠镜、乙状结肠镜、直肠镜等，应当达到高水平消毒；弯盘一人一用一消毒。

④ 内镜及附件用后应当立即清洗、消毒或者灭菌，进行每一项操作时应当使用计时器控制。

⑤ 禁止使用非流动水对内镜进行清洗；使用的消毒剂、消毒器械或者其他消毒设备，必须符合《消毒管理办法》的规定。

⑥ 注水瓶及连接管采用高水平以上化学消毒剂浸泡消毒（如有效氯含量为 500 mg/L 的含氯消毒剂或者 2 000 mg/L 的过氧乙酸浸泡消毒 30 min），消毒后用无菌水彻底冲净残留消毒液，干燥备用。注水瓶内的用水应为无菌水，每天更换。

⑦ 每日诊疗工作开始前，必须对当日拟使用的消毒类内镜进行再次消毒；每日诊疗工作结束，必须对吸引瓶、吸引管、清洗槽、酶洗槽、冲洗槽进行消毒，刷净、干燥备用；消毒槽在更换消毒剂时必须彻底刷洗；工作台面、地面每日用消毒液擦拭并进行空气消毒。

⑧ 工作人员清洗消毒内镜时，应加强个人防护，穿戴专用工作服、防渗透围裙、口罩、帽子、手套等。必备流动水洗手设施和手消毒剂等，检查或治疗每一位患者前后应洗手。

（7）做好内镜清洗消毒的登记工作，登记内容包括就诊患者姓名、诊断、使用内镜的编号、清洗时间、消毒时间以及操作人员姓名等事项。

(8) 使用中消毒剂浓度应每日定时监测，消毒后的内镜每季度进行生物学监测，灭菌后的内镜每月进行生物学监测，保证消毒效果并有记录。环境卫生学监测符合《医院感染管理办法》预防与控制有关要求。

(9) 从事内镜工作的医务人员，应当接受内镜清洗消毒及个人防护等医院感染相关知识的培训，持证上岗，并遵循标准预防的原则和有关规章制度。

(10) 医院所用内镜必须取得由省卫生厅颁发的《内镜消毒管理验收合格证书》，方可开展内镜诊疗业务。

（二）重点部位医院感染的预防与控制

1. 手术部位感染的预防与控制

(1) 手术部位医院感染管理应达到以下要求：

① 建立控制手术部位感染的规章制度和技术操作规程并落实。

② 手术室环境清洁，符合卫生学标准及预防医院感染的要求，不同类别的手术安置在相应级别的洁净环境下进行；传染患者手术安置在隔离手术间进行，医务人员严格执行隔离预防技术的规定。

③ 出入手术室应当严格遵循手术室管理规定和工作流程，更换手术室专用工作衣、鞋、帽和口罩，认真执行外科手消毒程序，戴无菌手套，必要时戴双层手套；手术过程中手套意外破损，应立即更换。

④ 手术使用的医疗器械、器具以及各种敷料必须达到灭菌水平；接触患者的麻醉用品应当一人一用一消毒。避免在手术者背后传递器械和物品，坠落在手术床边缘以下或者手术器械台平面以下的器械和物品应当视为污染。

⑤ 医务人员在手术操作过程中应严格遵守无菌技术操作规程，提高手术技巧。必须进行的伤口引流，应首选闭合式引流。手术过程中手术室的门应当关闭，尽量减少人员出入，避免不必要的走动和交谈。

⑥ 严格遵守手术切口护理和引流操作规程，换药操作时应按清洁伤口、感染伤口、隔离伤口依次进行，特殊感染患者如炭疽、气性坏疽、破伤风等严格执行隔离措施。

⑦ 对择期手术的患者术前住院日应少于3天，若无禁忌证，术前应使用抗菌皂洗澡。

⑧ 避免不必要的术前备皮。必须备皮时选择不损伤皮肤的脱毛方法，在手术当天或手术室内进行；严格消毒手术部位的皮肤。

⑨ 进入手术室洁净区域的物品、药品应当拆除外包装后存放，设施、设备应当进行表面的清洁处理。

⑩ 遵循《抗菌药物临床使用指导原则》，严格掌握预防性应用抗菌药物的指征，正确、合理使用抗菌药物。

(2) 手术前患者的准备：

① 积极治疗原发疾病，特别是感染性疾病。

② 加强营养，纠正贫血与低蛋白血症。

③ 采用正确的术前皮肤准备方法：用消毒皂沐浴；尽可能不除毛发，如果需除毛发尽可能在术前剪毛或用脱毛膏；严格进行手术区皮肤消毒，注意消毒范围与顺序；铺无菌巾之前应对手术部位做标记，铺巾后不得移动无菌巾。无菌巾力求干燥，提倡使用防渗透材质的无菌巾。

(3) 手术组人员准备：

① 进入手术室之前应修剪指甲,除去各类手部饰品,不可涂指甲油。

② 更换鞋、衣、裤,正确戴口罩、帽子、刷手后戴无菌手套,穿手术衣。

③ 有感染的人员不得进入手术室。

(4) 手术中的预防控制措施:

① 严格控制手术室人员:进入手术室的人员应尽量减少不必要的走动和谈笑。限制参观人数,有条件的医院应电视参观。

② 注意术中保暖,使用温热盐水,保温垫等。

③ 手术技巧:严格无菌操作和熟练的手术技巧是减少手术部位感染的有力保证。组织处理不当、止血不彻底、切口冲洗不够,切口缝合张力过高、缝合部位缺血、引流管放置不当或局部存在死腔等,均可增加术后手术部位感染的机会。

④ 污染物品的处理:认真及时收集术中污染物品,严格区分放置清洁物品与污染物品,保持手术室的清洁干燥。

⑤ 正确消毒手术部位的皮肤。

⑥ 感染性和非感染性患者应该在不同的手术室内进行,如果选择同一手术室应该先非感染性后感染性或再感染性患者手术后彻底清洁消毒手术房间才可进行非感染患者手术,特殊感染患者(如气性坏疽等)手术安置在隔离手术间进行,医务人员严格执行隔离预防技术的规定,手术后彻底清洁消毒手术房间。

⑦ 手术过程中手套意外破损应立即更换。

⑧ 尽量缩短手术时间。

(5) 手术后预防控制措施:

① 切口缝合后覆盖吸附能力较好的敷料,渗湿后立即更换。对无敷料的开放性伤口不可用水冲洗。

② 手术后24～48 h内须用敷料覆盖封闭的伤口,应严密监视切口变化情况并及时报告给主管医生,不提倡覆盖时间超过48 h。

③ 换药时严格无菌操作,先换清洁伤口,再换污染伤口。每次换药后洗手。做好术后护理,强调正确的咳嗽方法和引流管的处理。

④ 严格执行手卫生规范。

2. 呼吸机相关性肺部感染的预防与控制

呼吸机相关性肺部感染是指机械通气(MV)后出现的肺部感染,属难治性肺炎,目前尚缺乏快速理想的病原学诊断方法,治疗主要依赖于经验用药。

(1) 呼吸机相关性肺部感染(VAP)的感染因素。

① 病原菌在上呼吸道和胃内的定植、吸入和粘附:对于接受机械通气的患者,由于吞咽反射和咳嗽反射减弱或消失,加上气管插管过程损伤气道上皮细胞,气道黏膜基底层暴露,口咽部与下呼吸道的屏障直接受到损害,黏性分泌物增多,吸引器的使用等因素,使上呼吸道定植的细菌大大增加,其中革兰氏阴性肠道杆菌成为主要的定植菌。正常情况下,由于胃酸的作用,胃内几乎无菌,但在ICU由于经常使用H_2受体阻滞剂或抗酸剂以防止应激性溃疡的发生,可导致胃液pH值上升,某些病原菌得以在胃内寄生,主要是革兰氏阴性杆菌如铜绿假单孢菌等。病原体通过各种方式被吸入后可与气道黏膜上皮细胞发生粘附。

② 气管插管的直接影响:气管插管为病原菌繁殖提供场所,增加气道细菌的寄殖和感染。

● 损伤气道上皮和引起炎症反应,刺激气道分泌,促进细菌繁殖,增加细菌粘附和定植,使病原菌不经过鼻腔和口咽的调温、湿化和过滤而直接进入下呼吸道。

● 气管导管的套囊对血管壁的压迫,使气管软骨间的血流被阻断并导致气管黏膜损伤,影响其清除能力。

● 鼻气管插管妨碍鼻窦外引流,容易并发鼻窦炎,增加下呼吸道吸入机会,鼻胃插管同样易致鼻咽部炎症,削弱吞咽活动和食管括约肌关闭,导管本身还成为细菌自胃向咽部移行的便利通道。

● 由 PVC 材料制成的气管导管,细菌易在其表面粘附增殖,大量分泌胞外多糖,形成气管导管表面生物膜即被膜,具有被膜的细菌的定植不易被抗生素杀灭或被机体本身的防御机制所清除。

③ 呼吸机及其辅助装置的污染:呼吸设施污染导致呼吸机相关性肺部感染(VAP)通常包括两个途径。首先,呼吸机常作为细菌的贮存库,含有液体的装置如雾化器和湿化器易引起细菌在水中大量繁殖。其次,受污染仪器设备如直接与患者的呼吸机或雾化装置相连,可直接引起微生物在下呼吸道的繁殖。在呼吸机连接管道中的冷凝水,是细菌生存的主要场所,一旦反流至储水罐,造成含菌湿化气溶胶吸入下呼吸道,或转动体位时,含菌冷凝水直接流入下呼吸道,并发呼吸机相关性肺部感染(VAP)。

④ 原发疾病和治疗措施的影响:接受机械通气治疗患者往往有严重的原发疾病,伴有昏迷、营养不良和免疫力低下、器官功能衰竭等,这本身就是上呼吸道病原菌定植的危险因素。激素、镇静剂、制酸药物、抗生素等大剂量联合使用,常导致菌群失调及耐药菌株的出现。

(2)肺部感染主要的病原菌。引起医院内呼吸道感染的病原微生物有多种,包括革兰氏阴性杆菌、革兰氏阳性球菌、厌氧菌、分枝杆菌、军团菌、霉菌、衣原体等。呼吸机相关性肺部感染(VAP)病原体 90% 以上是细菌,致病菌中革兰氏阴性杆菌占 50%,其中以铜绿假单孢菌所占比例最高(40%),其次是不动杆菌属(20%),第三是克雷白菌属(10%);VAP 感染病原菌居第二位的是革兰氏阳性球菌,近几年来呈上升趋势。革兰氏阳性球菌在 ICU 获得性感染中的比例明显增加,其中占首位的是金黄色葡萄球菌,而耐甲氧西林金黄色葡萄球菌(MRSA)占金黄色葡萄球菌的 20%~50%。还有日益增多的真菌感染是广谱抗生素的大量使用致菌群失调,加之患者病情危重,免疫力低下,致使条件致病菌大量繁殖。

(3)诊断标准:

① 插管 48 h 后发热、脓性痰或气管、支气管分泌物图片染色可见细菌。

② 外周血白细胞总数升高大于 $10×10^9$/L 或较原先增加 25%。

③ 肺泡动脉氧分压差升高。

④ X 线胸片提示肺部出现新的或进展中的浸润病灶。

⑤ 气管吸出物定量培养阳性,菌落计数大于 10^6/ml,若痰培养作为细菌学检验标本,则必须低倍镜视野下白细胞大于 25 个,鳞状上皮细胞小于 10 个。

(4)预防措施:

① 切断外源性传播途径。

② 减少或消除口咽部及胃腔病原菌的定植和吸入。

③ 加强肺部医院感染的预防及护理。

④ 加强呼吸环路管理。

⑤ 加强气道的管理。

⑥ 增加宿主的廓清机制。

⑦ 合理使用抗生素。

⑧ 切断外源性传播途径。

⑨ 提高机体免疫力。

3. 血管导管相关性感染的预防与控制

(1) 预防成年和儿童患者的导管相关性血流感染措施。随着医疗技术和环境的变化,预防和控制感染的措施也应该随之改变。感染的危险随着无菌操作的标准化而下降,由不熟练的人员进行置管造成导管发生细菌定植和相关血流感染的危险性增加,组织良好的规划可为医护人员提供预防、监测和评估等管理,以达到预防成年和儿童患者的导管相关性血流感染目标。

① 置管位置:置管位置会影响发生继发导管相关性感染和静脉炎的危险度。置管位置对导管相关性感染发生率的影响主要与发生血栓性静脉炎的危险率和局部皮肤菌群的密度有关。静脉炎长期以来都被认为是感染的一个危险因素。对成年人来说,下肢穿刺比上肢造成感染的危险度更高。另外,手部血管比腕部和上臂的静脉炎率低。

置管部位皮肤菌群的密度是造成血管导管相关性感染的一个主要危险因素。有资料介绍在锁骨下静脉置管比在颈静脉和股静脉置管的感染率都低。股静脉置管应用于成人已证明有相对高的细菌定植率,因此应避免使用。可能的原因是:它发生深静脉血栓的危险性比颈静脉和锁骨下置管高。然而,对儿科患者的研究表明股静脉导管发生机械性并发症的可能性低,而感染率与非股静脉置管持平。因此,在成年患者,锁骨下静脉对控制感染来说是首选的部位。

② 手卫生和无菌术。对于外周短导管,插管和护理前良好的手卫生结合导管操作中适当的无菌术,可以提供远离感染的保护。良好的手卫生可以使用无水的酒精产品,也可使用抗菌皂和水进行充分的清洗。适当的无菌术不是必须使用无菌手套,可以使用一双新的非无菌手套,并在导管的置入点使用"不接触"的方法。然而,手套是作为标准防护的一部分,为了职业安全和健康管理,预防暴露于经血传播的病原体是必须使用的。

与外周静脉导管相比,中心静脉导管显然有更高的感染危险率,因此,在进行中心静脉插管时,为了预防感染而进行的防护屏障就需要更加严格。在置管时使用最大限度的无菌防护屏障(如:口罩、帽子、无菌手套、无菌衣和更大的无菌巾)与单纯的标准防护(如无菌手套和小的无菌巾)相比可以显著降低 CRBSI 的发生率。

③ 皮肤消毒。络合碘曾经一度是最广泛应用于中心静脉和动脉插管部位的消毒剂。有研究显示,洗必泰 0.5% 的酊剂与 10% 的络合碘都具有预防 CRBSI 或中心静脉导管细菌定植的作用。

④ 插管部位固定。使用透明或半透明的聚亚安酯敷料进行置管部位的覆盖已成为一种最为普遍的方法。透明的敷料可以有效地保护器械,允许对置管位置连续的观察,允许患者洗澡和淋浴而不会弄湿敷料,并且需要更换的频率比标准纱布和带状敷料的要低,应用这种敷料可以节省工作人员的时间。导管固定方式选用,非缝合式的固定与缝合式的固定相比在预防导管相关性血流感染方面更有益。

⑤ 导管过滤器。过滤器可以降低输液相关性静脉炎的发生率。没有数据支持过滤器也可预防血管内导管和输液系统相关性感染。

⑥ 全身预防性应用抗生素。口服或静脉使用抗生素可以降低成人的导管相关性血流感染(CRBSI)的发生率。在低体重的新生儿中预防性应用万古霉素的研究中,证明了可以降低导管相关性血流感染(CRBSI)的发生率但不能降低死亡率。而预防性应用万古霉素是产生VRE(耐万古霉素的肠球菌)的独立危险因素,出现 VRE 的危险超过使用万古霉素带来的益处。

⑦ 预防性抗生素封管。为了预防 CRBSI,预防性抗生素封管,使用抗生素溶液冲洗,填充并保留在导管腔内,有研究证明这种预防措施对中性粒细胞较少而长期置管的患者是有用的,就是将患者分为单独用肝素(10 U/ml)组和肝素加万古霉素(25 mg/ml)组,结果显示万古霉素敏感的细菌所致的 GRBSI 率显著降低(p=0.022),并且发生第一次万古霉素敏感菌导致的菌血症的时间与单独用肝素组相比明显滞后。

⑧ 抗凝血剂。含有抗凝血剂的溶液为了预防导管性静脉炎而得到广泛的使用。静脉导管短期置管的患者中预防性使用肝素(3 U/ml 肠道外营养液,5 000 U 每 6 h 或 12 h,或皮下注射 2 500 U 低分子量肝素)的益处,发生导管相关性静脉炎的危险性通过预防性使用肝素降低。多数的肺动脉、脐动(静)脉和中心静脉的导管可以使用涂有肝素的。多数的肝素结合在氯化苯烷胺上,它可以提供导管的抗菌活性和抗血栓作用。华法令作为一种通过降低血栓形成来减少 CRBSI 发生的方法进行了评估,在长期使用中心静脉导管的患者中,低剂量使用华法令(如 1 mg/天)来降低导管相关性血栓的发生。

⑨ 导管的更换。

(2) 儿科患者导管相关性血流感染的特殊考虑。在儿童中预防 CRBSI 需要一些特殊的考虑,儿科的数据主要来自于对新生儿或儿科 ICU、儿科肿瘤患者中。

外周静脉导管,儿科患者外周静脉导管可出现静脉炎、输液渗出和导管感染等并发症。插管位置、连续输注的胃肠外营养液的渗出、置管前在 ICU 住院时间长短等都可增加静脉炎的危险度,导管相关性感染的危险因素:

① 动脉系统有血液返流到压力管。

② 置管时间延长。在动脉导管留置时间和导管细菌定植间存在关联,导管留置时间在 2～20 天之间的危险率恒定为 6.2%。

③ 脐导管。脐带断端在出生后很多细菌定植,脐血管还是经常被用来为新生儿建立血管通路。脐导管易于插入,并可同时进行血液样本采集和血液动力学指标的监测。脐静脉与脐动脉导管细菌定植、血流感染的发生率相似。有研究报道,40%～55%的脐动脉导管有定植,5%发展为 CRBSI;脐静脉导管相关的定植发生率占 22%～59%,3%～8%的病例发生CRBSI。虽然脐导管在高位置(膈肌以上)与低位置(膈肌以下主-动脉分支以上)CRBSI 发生率相似,但导管安置在高位置血管内并发症的发生率低,没有增加后遗症。脐静脉和脐动脉置管造成感染的危险因素不同。极低体重新生儿也被认为抗生素使用时间大于等于 10 天是增加脐动脉相关血流感染的危险因素。相对的,那些高出生体重儿和进行肠道外营养的婴儿脐静脉 CRBSI 发生率增加。对于两种脐导管类型来说,导管留置时间都不是独立的危险因素。

④ 置管部位的护理。

(3) 儿童和成年患者血管内置管的建议:

① 医务人员的教育和培训。

② 监测。

③ 手卫生。

④ 插管和护理中的无菌技术。

⑤ 导管局部护理。

⑥ 插管部位敷料。

⑦ 血管内导管的选择和更换。

⑧ 给药设备、无针系统和静脉液体的更换。

⑨ 静脉注射端口。

⑩ 静脉输液用混合液的准备和质量控制。

⑪ 管内滤器:不要为了控制感染而常规使用过滤器。

⑫ 专业静脉治疗人员:经过训练的医护人员进行血管内导管插管和护理。

⑬ 预防性抗生素:不要为了预防导管相关性细菌定植和血流感染,而在置管前和导管使用过程中常规经鼻腔或全身性给予预防性抗生素。

⑭ 外周静脉导管,包括中导管,在成人和儿童患者中的应用。

4. 泌尿系插管相关性感染的预防与控制

泌尿系感染是由细菌引起的肾盂肾炎、膀胱炎、尿道炎等病的总称。属于中医的"淋症"、"癃闭"范畴。一般以腰痛、尿频、尿急、尿痛为主要临床特点。中医认为此病多系由于湿热下注,侵犯肾与膀胱,下焦气化不利所致。患者中小儿比成人多,女性比男性多,且易反复发作。引起泌尿系炎症的致病菌80%是肠道的大肠杆菌、变形杆菌、粪链球菌。急性单纯性泌尿系感染多由一种病原菌引起,慢性、反复发作的感染,可能有先天性泌尿系异常,大约有$1/2\sim1/3$的患者有膀胱、输尿管反流,或有结石、慢性肾功能不全等症。

泌尿系感染简称尿感,是由细菌直接侵入尿路而引起的炎症。感染可累及上下泌尿道,因定位困难统称为尿感。临床上分为急性及慢性两种。前者起病急,症状较典型易于诊断,但婴儿期症状可不典型,诊断多有困难。慢性及反复感染者可导致肾损害。小儿时期反复感染者,多伴有泌尿系结构异常,应认真查找原因,解除先天性梗阻,防止肾损害及瘢痕形成。泌尿系感染是小儿时期的常见病,主要由大肠杆菌引起,其次有变型杆菌、产气杆菌、副大肠杆菌等感染,少数为金黄色葡萄球菌所致。

(1) 症状体征。肾脏疾病根据病因、病理及发病方式等可以分为急性膀胱炎、慢性膀胱炎、尿道综合征、腺性膀胱炎,以及不属于感染的间质性膀胱炎和放射性膀胱炎等。而肾盂肾炎也可分为急性肾盂肾炎和慢性肾盂肾炎。除此之外,肾脏本身的感染还有肾乳头坏死、肾皮质脓肿、肾脓肿、肾周围脓肿等。由于它们的临床类型不同,其临床症状也各不相同。现只着重讨论急性膀胱炎和急性肾盂肾炎两种。

① 急性膀胱炎:多见于女性,常由尿道上行性感染所致,偶有从肾盂肾炎蔓延而来。多于性交、劳累或着凉后犯病。主要临床表现是起病急骤,尿频和尿急非常明显,每小时排尿有1或2次,甚至5~6次以上,尿频严重者犹如尿失禁。排尿时尿道有烧灼感,每次排尿量不多,甚至少于10~20 ml,即所谓膀胱刺激征。排尿终末可有下腹部疼痛,尿液混浊,有时见到肉眼血尿,临床称之为急性出血性膀胱炎。尿中有大量脓细胞或红细胞,无管型。症状可于数天内消失。全身症状极轻或缺如。男性膀胱炎多继发于前列腺炎及肾的感染,或由前列腺肥大伴有残余尿引起。

尿道综合征是出现在女性的一种综合征,患者有尿频、尿急,但中段尿培养阴性或无显著细菌尿,临床症状难以和膀胱炎鉴别。

由于急性膀胱炎治疗不彻底,可以转变为慢性膀胱炎,症状为长期存在尿频、尿急症状,但不如急性膀胱炎那样严重,尿中有中等量或少量脓细胞和红细胞。这些患者多有急性膀胱炎病史,部分患者伴有结石或其他梗阻因素存在。慢性膀胱炎易并发慢性肾盂肾炎。

② 急性肾盂肾炎:此病多见于女性,致病菌主要为大肠杆菌,病变可累及一侧或双侧肾脏。病理表现为肾盂、肾盏充血水肿,表面覆有脓液,肾实质感染多集中于一个或多个楔形区,楔形的尖端在髓质,基底在皮质,但不累及肾小球。

慢性肾盂肾炎仅半数急性肾盂肾炎发作史,起病往往隐匿或不典型,不少患者无尿路感染史,尿无细菌生长,亦无尿路梗阻病变。慢性肾盂肾炎的症状可能甚为轻微,仅有轻度腰部不适及膀胱刺激症状。低烧和贫血有时是唯一的表现。其他一些患者则可表现反复尿路感染、高血压及尿毒症。尿的检查常不恒定,有时有白细胞及白细胞管型,有时则接近正常,类似无症状细菌尿,故应进行细菌计数培养以确定诊断。肾脏的浓缩功能减退,为本病特点之一,有别于慢性肾小球肾炎。X线检查可见一侧或双侧肾脏变小,肾盂扩张变形,皮质萎缩。

(2) 病因病理。

致病菌:任何致病菌均可引起尿路感染,绝大多数革兰阴性杆菌,如大肠杆菌、副大肠杆菌、变形杆菌、绿脓杆菌、产气杆菌等。急性与无并发症的尿路感染,约85%为大肠杆菌引起。球菌感染较少见,如葡萄球菌及粪链球菌等,主要为凝固酶阴性的白色葡萄球菌或称腐生葡萄球菌,过去认为这类细菌为非致病菌。

由于广谱抗生素的广泛应用,霉菌性尿路感染的发病率日益增加,应引起注意。病毒也可能造成泌尿系感染,如腺病毒在男孩中可引起出血性膀胱炎。淋菌性尿道炎是世界性广为流行的性传染病,目前在我国有蔓延之趋势。由衣原体引起的非淋菌性尿道炎也是性传染病,20世纪60年代中期以来在欧美各国不断扩大流行,最近在我国也有发现。

(3) 感染途径。

① 上行感染:致病菌从尿道口上行,进入膀胱而引起感染,然后再由膀胱经输尿管上行至肾脏而引起肾盂肾炎。这是膀胱和肾脏感染最主要的入侵途径。女性尿道短而直,长约2~4 cm,并接近阴道及直肠,易被污染。性交时更易将细菌带入膀胱,故女性尿路感染远比男性常见。健康男性前尿道3~4 cm处和女性尿道远端1 cm处都有不同数量的细菌寄居。女性尿路感染绝大多数是由粪便菌丛从会阴部上行至尿道的。在一般情况下,尿道前庭处往往有大量粪便菌丛繁殖,尿道前庭的细菌寄居繁殖为尿路感染创造了条件。

② 血源性感染:任何部位的细菌形成的感染病灶所产生的菌血症或败血症,如果细菌毒力强而细菌数量多,加之肾组织有缺陷,则易引起肾盂肾炎。其主要致病菌常为金黄色葡萄球菌。

③ 淋巴感染:结肠内细菌可经淋巴管播散到肾脏。盆腔感染时,细菌可经输尿管周围淋巴管播散至膀胱或肾脏。然而通过淋巴途径所致的尿路感染较为少见。

④ 邻近组织感染的直接蔓延:这种感染方式非常少见。如阑尾炎脓肿、盆腔感染等偶可直接蔓延到泌尿系统。感染机制:目前对此尚不十分清楚,有人认为细菌进入膀胱后,大肠杆菌、变形杆菌可借助其菌伞与膀胱黏膜上的受体相结合,粘附于膀胱壁上滋长繁殖,引起膀胱炎,这种细菌粘附现象是引起尿路感染的一个重要环节。膀胱炎后可影响膀胱壁段输尿管及其管口功能,导致膀胱输尿管回流,使感染尿液逆流而上。细菌的内毒素可显著地降低输尿管

蠕动,使输尿管内尿液郁滞,压力增高,形成生理性梗阻,这都有助于肾盂肾炎的发生。例如大肠杆菌具有 O、H、K 三种抗原,具有大量 K 抗原的大肠杆菌,特别是 K_1 抗原者易引起肾盂肾炎,因 K 抗原具有抵制细胞吞噬的作用。

(4) 易感因素。

① 膀胱易感因素:

● 残余尿量:肾脏生成的尿液不断地由输尿管流入膀胱,起到冲洗和稀释的作用,膀胱能够充盈和排空,使膀胱内细菌不能大量滋长繁殖。另外膀胱黏膜有灭菌作用,或通过吞噬细胞,或通过循环抗体,也有人认为膀胱黏膜细胞产生或分泌有机酸和免疫球蛋白 A -(IgA),具有杀菌作用。正常膀胱的残余尿量不超过 10 ml,在排尿后膀胱腔能完全闭合,则膀胱黏膜分泌液中的灭菌物质能直接与细菌接触而灭菌。人的尿液是细菌的良好培养基,因此残余尿量增多使膀胱不能闭合,有利于细菌滋长和繁殖。凡是下泌尿系梗阻性疾患,如尿道狭窄、前列腺肥大、神经性膀胱、结石或肿瘤等均可引起残余尿量增加,这些因素是尿路感染多次再发和不易治愈的主要原因。

● 特殊的生理状态:女性尿道由于解剖结构的特点,其发病率约为男性的 8~10 倍,且好发于婴儿、青年及更年期后的妇女,特别患有慢性妇科疾病,如阴道炎、宫颈炎、盆腔炎和附件炎等,可直接蔓延,或经淋巴途径,或分泌物污染尿道,引起尿路感染。妊娠期菌尿发生率高达 7%,这可能与妊娠期雌激素及孕酮分泌增多,引起输尿管平滑肌张力降低,蠕动减弱;后期宫体膨大压迫输尿管及膀胱,导致尿流不畅等因素有关。产生由于阴道及子宫创伤、感染、全身抵抗生降低,或产程过长、难产等因素易引起尿路感染。

● 膀胱插管:男性尿道远端 2 cm 处有细菌寄居者约为 98%,5 cm 处为 49%;女性可能更高。因此,导尿或膀胱镜检查时,常把细菌带入膀胱,有可能引起上行性细菌感染。

② 肾脏易感因素:

● 膀胱输尿管反流:是引起肾盂肾炎的重要因素,尤其在婴儿期,在正常情况下,膀胱和输尿管接合处能起活瓣作用,尿液可以顺利地从输尿管进入膀胱,而阻止膀胱尿液尤其在排空时逆流入输尿管或上达肾脏。当此接合处功能缺陷时,则有利于尿路上行性感染。在先天性异常,完全性双输尿管、输尿管开口异常,输尿管囊肿,膀胱炎,神经性膀胱等疾患均容易出现逆行感染。

● 尿路梗阻:尿流不畅或尿路梗阻是肾盂肾炎的重要诱因。一般认为尿流不畅或停滞有利于细菌生长及在肾内播散。有人认为尿流不畅引起肾内组织压力增加,影响组织的血液循环和代谢变化,易引起细菌感染。如先天性肾发育不全、马蹄肾、多囊肾、肾肿瘤、前列腺肥大、结石等均易诱发肾盂肾炎。

● 肾脏插管:如逆行造影、肾造瘘、肾穿刺时也易造成肾脏损伤及上行性感染。

③ 全身性因素:糖尿病很易并发感染,尤其是尿路感染的发病率很高,主要是循环损害,糖代谢异常,血糖和尿糖浓度增高等因素,使机体抵抗力降低及对细菌的易感性增加。其他一些疾患如高血压,或长期使用肾上腺皮质类固醇等均易引起肾盂肾炎。

(5) 诊断检查。

① 除一般尿常规检查外,尿沉渣涂片革兰染色作细菌检查,必要时作 1 h 尿细胞排出率测定(方法:排空膀胱,收集 3 h 清洁尿,计算出 1 h 尿白细胞及非鳞状上皮细胞数。判断:小于 20 万者为正常,20 万~30 万为可疑,大于 30 万有诊断意义)。此法较 12 h 尿沉渣计数法

准确。

② 清洁中段尿行细菌培养、菌落计数及药物敏感度测定,革兰阴性杆菌菌落计数不小于 10 万/ml 者有诊断意义,(1 万～10 万)/ml 为可疑,小于 1 万/ml 大多为污染;经导尿或膀胱穿刺行尿培养,如菌落计数大于 1 万/ml 者即有诊断意义。革兰阳性球菌菌落计数 100～10 000 cfu/ml 即应考虑感染。

③ 特殊培养及检查。对于常规细菌、真菌培养未能发现致病菌时,可采用高渗培养(0.3 M 蔗糖培养基),以除外 L-型细菌感染;采用厌氧培养以除外厌氧菌感染。必要时可行病毒、支原体及腐生寄生菌等检查。

④ 肾功能检查包括肾小球滤过率测定及肾小管浓缩功能、酸化功能检查,慢性病例尚应查血及尿钾、钠、氯、钙、磷、镁、pH、动脉血气分析。

⑤ 反复发作病例常规行双肾 B 超检查,酌情作静脉肾盂造影或逆行尿路造影,必要时行 CT 检查。女性应行妇科检查,必要时行盆腔静脉造影,以除外易感因素的存在。

⑥ 诊断标准根据泌尿系感染发生部位常分为上、下尿路感染。上尿路感染即指肾盂肾炎,根据临床特征,又可分成急、慢性肾盂肾炎。肾盂肾炎可伴下尿路感染,而下尿路感染常单独存在。

(6) 护理。

① 按肾脏病护理:常规护理,有高热者按高热护理常规护理。

② 尿常规、尿沉渣找细菌、真菌培养等均应留晨尿。对女性和包皮过长男性者,应先清洁外阴部尿道口。各种尿标本收集后,均应立即送检。

(7) 治愈标准。

① 临床治愈:症状消失,停药 72 h 后,每隔 2～3 天作尿常规及细菌培养,连续 3 次阴性。

② 痊愈:临床治愈后,尿常规及细菌培养每月复查 1～2 次,连续半年均阴性。

(8) 预防措施。

人体对尿路感染既存在着不少易感因素,也存在着许多防御机制,因此,在日常生活中,要尽量避免各种易感因素,充分利用人体的防御机制。

① 坚持大量饮水。

② 注意个人卫生。

③ 尽量避免使用尿路感染器械和插管。

④ 去除慢性感染因素。

5. 血液病医院感染的预防与控制

(1) 设置调整:由于血液科同一病区住着不同病种的患者,对病员家属管理与环境要求也有所不同,极易发生院内交叉感染。首先根据医院及科室具体情况实行单病种管理,在门口设有鞋箱,患者、家属及工作人员出入均要换鞋,家属由专人负责管理,这样减少了人员的穿梭与走动,避免了因人员走动所造成的各种病原微生物的传播。其次改建了基础设施,卫生间冲水装置及洗手池改为感应水,同时在洗手池上方配有擦手纸,每个治疗车及监护车上都配有速干洗手液,以减少院内交叉感染。

(2) 制定制度,严格管理。

① 建立科室感染监控管理小组:由于血液病患者是医院感染的易感人群,医院高度重视。由主任、护士长及本科医生、护士组成的监控小组,根据科室特点,制定医院感染工作制度、计

划及各自的职责,并组织实施。小组成员负责监督检查并反馈科室抗生素使用情况,督促医生对感染病例留取标本行细菌培养及药敏试验,定期对科室进行医院感染发生状况的调查、统计、分类,并及时上报医院感染控制科。每周1次自查,对存在的问题,寻找原因,有针对性地制定有效的防治对策。

② 制定白血病特定的消毒隔离制度:并督促各级各类人员严格执行。对于化疗后粒细胞减少的患者,当白细胞低于 $0.5 \times 10^9 / L$ 时或严重感染、多重耐药患者,应放置隔离间,实施床旁隔离。

③ 强化医务人员的感控意识,重视手卫生:医护人员的健康及清洁关系到患者的健康,因此,医护人员要保持自身的健康,如出现感冒等症状时,应加强自我防护措施,增加口罩的层数,以防将疾病传染给患者。另外,医务人员的手是传播疾病的主要途径之一,因此,科室对工作人员手卫生尤为重视,严格执行六步洗手法,并实行全员培训。要求每操作完1例患者,应及时做好手的清洁与消毒。严格执行无菌操作规程,尽可能减少组织损伤。不论穿刺、动静脉置管、各种引流管护理等均要遵守无菌原则。各种置入体内的导管,每班严密观察,发现异常及时处理。

（3）加强环境及设施的消毒监测。

① 严格参观、探视制度:加强参观人员、探视人员的管理,集中探视时间,控制探视人数,出入病区人员要换鞋或穿一次性鞋套以免污染病室空气或带入病原菌。

② 医护人员卫生要求:医护人员要严格执行无菌操作原则,进入病区要更换鞋,进行无菌操作前应戴口罩、帽子,洗手;上班时不得戴戒指、手镯,不能留长指甲;定期对工作人员的手做细菌培养。

③ 保持空气清新:室内如果用空调应保持在外循环状态,并按时通风换气,保持室内空气新鲜,每天开窗通风2次,每次 $15 \sim 30$ min。有报道通风可以减少室内 70% 的细菌及病毒。

④ 保持病室内清洁:每天湿式扫床2次;每天擦地面2次;病房用物固定,包括拖把在内,保证一室一用一清洗;对于擦拭床头桌椅的抹布,做到一桌一用一清洗;每周擦墙围、刷地面1次;患者出院后用含氯消毒液如84消毒液或洗必泰等对室内床头桌、床栏、治疗车、监护仪、呼吸机进行擦拭,防止交叉感染。

⑤ 改进洗手设施:洗手时将肥皂取缔,改用洗手液洗手,安装擦手装置。洗手均为感应水,避免了手与水龙头的接触,减少致病菌通过手传播而致交叉感染。

⑥ 定期消毒和终末消毒:血液病区每周二进行大扫除,节假日将患者尽量集中,所有仪器、设备、床、柜均用消毒液擦拭,床垫则拿到室外曝晒;门、窗、地面、墙壁彻底刷洗,彻底大扫除后,用过氧乙酸进行房间空气熏蒸,同时关闭门、窗,次日开窗通风。对血渍、污渍的被褥及时与后勤中心更换。

（4）严格各类物品及药品管理。

① 消耗性物品一次性使用,不再回收:如一次性注射器、输液器、静脉留置针,一次性吸痰管、鼻塞、手套等用品,均一用一丢弃,所有垃圾应分类放置,由感染控制科统一处理。护士在使用一次性物品前一定要检查物品包装的严密性,并查看物品的使用有效期,一旦发现或怀疑污染均不能使用。对于需反复使用的物品如:血压计、听诊器、体温计、血糖仪等用后均需用含氯消毒剂浸泡或擦拭后备用,防止交叉感染。

② 合理使用抗生素:长期大量使用抗生素,不仅增加患者的经济负担,还会增加细菌对抗

生素的耐药性,反而增加了感染的概率,尤其是对难以控制的真菌感染。因此,对于严重感染的患者,一般在经验性用药3天后,应根据培养与药敏的结果选用敏感的抗生素。抗生素使用宜早期、足量,在使用过程中注意观察有无菌群失调征象。经常观察患者口腔、肛周黏膜和体温的变化情况,以及深静脉置管、各种引流管情况,发现问题及时准确留取标本送检细菌涂片、培养及药敏。对于白细胞正常无明显感染灶而反复发热,抗生素应用效果不佳时,应高度怀疑真菌感染的可能。

(5) 加强基础护理,预防继发感染。

① 密切观察病情变化:如发热,每天应测量体温4次,必要时行连续性体温监测。做好化疗患者的饮食指导,加强营养支持,增强机体免疫力,提高抗病能力。

② 加强皮肤口腔护理:口腔是病原菌侵入的主要途径,口腔内经常存在大量病原菌,由于患病时机体抵抗力低,饮水进食少,细菌大量繁殖引起口腔炎性反应、溃疡,有些患者长期应用抗生素,常可引起真菌感染。因此,口腔护理十分重要。每天餐后离子水、制霉菌素含漱液交替含漱,达到抑制细菌及真菌生长的作用。便后应坐浴,可及时发现肛周等部位的隐蔽病灶,预防新的感染灶发生。

③ 严密观察留置静脉导管:血液病患者由于长期输液、化疗,经常采用锁骨下静脉置管或经外周中心静脉置管(PICC)。护士应严格无菌操作原则,每周换药1次,有血迹时随时更换。

6. 耐甲氧西林金黄色葡萄球菌感染的预防控制措施

耐甲氧西林金黄色葡萄球菌(MRSA)是院内感染的重要病原菌之一。随着新型及广谱抗生素的广泛应用,耐甲氧西林金黄色葡萄球菌所造成的感染在医院感染中有上升趋势,占金葡菌的50%左右。MRSA除对甲氧西林耐药以外,还对临床上普遍使用的多种抗菌药物耐药,所致感染呈散发或暴发流行,治疗困难,病死率较高。由于该细菌分布广、传播快、耐药现象严重,容易产生暴发流行,给临床治疗及医院感染的控制带来新的课题。因此,有效地预防和控制MRSA医院感染具有重要意义。

MRSA控制需要医院内包括感染管理科、微生物室、临床科室的密切协作,适当地采取感染控制措施可以收到事半功倍的效果。

(1) MRSA预防。

① 合理使用抗生素:流行病学调查表明,使用抗生素的种类、总剂量及疗程均与MRSA的检出率呈正相关。随着抗生素使用种类的增多,感染的危险性增大,联合用药或频繁更换抗生素易导致耐药菌产生,从而发生医院感染。因此,医院应严格按照卫生部《抗菌药物临床应用指导原则》的规定,建立抗菌药物的分级使用管理制度。医务人员合理使用抗生素的前提是要依据病原学药敏试验的结果,同时要严格按照使用权限开处方,原则上尽量选用窄谱抗菌药,联合用药以及使用万古霉素、广谱头孢菌素、碳青霉烯类等必须严格掌握用药指征。做到及时、准确诊断,正确选用抗菌药,选择最佳给药途径,使用适当剂量,确定适宜疗程,避免由于抗生素的滥用而导致耐药菌的产生。

② 早期检出带菌者:医院应加强对新入院及MRSA易感者的检查,尤其是烧伤病区、ICU、呼吸病房、血液科和小儿科的患者。同时细菌室应选用准确的检测手段,发现MRSA,及时向临床报告,以便控制感染和隔离治疗。

③ 加强培训:医院应将耐药菌的相关知识纳入医务人员的培训计划中,通过不同途径和方法对全体医务人员进行强化培训和指导,提高医护人员对MRSA的认识,使医护人员掌握

MRSA 感染的消毒、隔离、防护以及合理使用抗生素等预防和控制方法。

④ 严密监测高危人群:对于年老体弱及有严重基础疾病的免疫力低下患者,接受侵入性检查治疗如气管切开患者,住院时间长以及接受过抗生素治疗的患者要高度关注。要正确采集标本,及时送检标本,提高实验室对 MRSA 的分辨率。收集 MRSA 标本的部位通常是鼻腔和会阴部,有时也从咽、喉、耳、眼伤口、褥疮、置管处收集标本,痰、尿和血中也常发现 MRSA。对可疑感染者要严密监测。如发现住在大病房的患者带有 MRSA,则要对邻床的患者和该房间的易感患者进行 MRSA 检测。从外院转入的患者常规检测是否携带有 MRSA。对长期住院的患者适时进行 MRSA 检测。

⑤ 严格消毒隔离制度:

● 隔离严格。隔离是控制 MRSA 暴发流行的措施之一。对携带或感染 MRSA 的患者严密隔离,将患者置于单人间或将带有 MRSA 的患者安置在同一病房。若无条件可床边隔离,医疗用具如呼吸机、吸痰器、输氧管道、血压计、体温表等固定使用。减少工作人员和患者病房的转换,禁止陪护和探视。工作人员接触患者时,应穿隔离衣,戴口罩,必要时戴手套。

● 洗手。医护人员的手是导致 MRSA 在患者—医护人员—患者之间流行的重要因素。有研究表明,ICU 医护人员手部金葡菌带菌率为 72.6%,MRSA 占 68.9%。因此,洗手是 MRSA 感染极为重要的一项控制措施。工作人员接触 MRSA 患者前后必须彻底洗手,70% 酒精和 0.5% 的氯己定(洗必泰)在 15~30 s 内可灭活 MRSA,可作为皮肤及手的首选消毒剂。

● 消毒。室内保持空气新鲜,定时通风换气。保持病房清洁,可用含氯消毒剂擦拭门把手、电话机、床头、水龙头等,所用器械如呼吸机、雾化器等医疗器具应进行高水平消毒。床单、被褥等用紫外线照射。血液、体液污染的敷料或一次性用品等所有废弃物均按医疗废物严格处理。患者出院时要做好终末消毒。

● 严格无菌操作。作气管切开、各种插管等侵袭性操作时,应实施严格的无菌操作技术,禁止使用体内留置容易发生细菌繁殖的橡胶气管、导管等。

⑥ 发挥微生物实验室在医院感染管理中的作用:微生物室对于预防病原菌的暴发流行起着不可忽视的重要作用。微生物室及时进行病原菌的鉴定及耐药谱分析,使临床医生了解医院中流行的主要病原菌及其耐药谱,特别是一些特殊的病原菌的相关信息。微生物室在汇报药敏结果的同时,对结果进行解释,为临床用药提供科学依据。同时,微生物室应当建立 MRSA 等特殊耐药菌信息的报告机制,除向临床反馈外,也要及时报告给医院感染控制部门,以便第一时间采取预防和控制措施,阻断传播。

⑦ 开展 MRSA 医院感染的流行病学调查:为全面掌握导致 MRSA 感染的原因及特点,及时控制其感染的发病和流行,医院感染管理专职人员应进行流行病学调查。感染管理专职人员在获得相关信息后,要立即到病房进行现场调查,了解感染 MRSA 的患者病史、病情及疾病的发展变化,感染发生时间,应用的抗生素种类、数量及时间及药敏结果等。同时对可疑的物品及环境进行生物学采样培养,调查是否存在环境污染。与医护人员共同分析病情和调查结果,指导护理人员消毒隔离,预防感染的传播,指导临床医生选择抗生素治疗,减少盲目用药,尽快治愈患者的感染。感染管理专职人员在调查后要及时写出调查报告,及时进行总结分析。

⑧ 消除定植:在暴发流行或集聚性发病期医护人员也可以携带 MRSA,成为传播者。因此消除定植被认为是控制 MRSA 的综合控制措施之一,在暴发流行时可以有效。根据患者的

实际情况可选用新霉素和莫匹罗星,如 MRSA 对莫匹罗星耐药,可用其他抗生素代替。总之,耐甲氧西林金黄色葡萄球菌医院感染既有内源性因素,也有外源性因素引起,一旦在医院出现,很难预测其后的过程或严重程度。加强重点科室监测,采取有效的消毒隔离方法,减少侵袭性操作,合理使用抗生素,早期确定高危人群,根据病情及早出院,是减少耐甲氧西林金黄色葡萄球菌医院感染的重点管理措施。

（2）MRSA 的报告:

① 发现 MRSA 患者首先要报告科主任、护士长,及时隔离患者。

② 如果是医院感染必须在 24 h 之内填卡上报医院感染管理科。

（3）MRSA 的感染控制措施

① 科室发现 MRSA 病例首先报告科主任、护士长,医生开出隔离医嘱,及时隔离治疗;医院感染必须在 24 h 之内填卡上报医院感染管理科。

② 在实行标准预防基础上,采取接触隔离,将感染或带定植菌的患者隔离于单间、隔离单位或将同类患者隔离于一个较大的病房。

③ 床尾挂接触传播隔离标记(即蓝色圆形牌)。

④ 将感染或带定植菌的患者单人隔离,同种病原菌感染者可同室隔离。将 MRSA 肺炎患者安置于带有气源性感染警示的房间内治疗。

⑤ 减少不必要的人员出入病室,限制探视人群并嘱探视者进行严格的洗手或手消毒。

⑥ 注意手的清洗和消毒,接触患者前后、脱去手套后、接触污染物后均洗手或用速干手消毒剂消毒,严格按照标准洗手六步法进行认真洗手;或用抗菌洗手液、速干手消毒剂消毒。

⑦ 接触患者时戴口罩、帽子;有可能污染工作服时穿隔离衣;有可能接触血液、体液、分泌物、排泄物等物质以及被其污染的物品、接触患者黏膜和非完整皮肤前均戴手套;近距离操作如吸痰、插管等戴防护镜。

⑧ 患者医疗护理器械、物品尽可能专用,使用后应清洁、消毒和/或灭菌经高水平消毒后方可用于其他患者;不能专用的物品如轮椅,在每次使用后须消毒。

⑨ 采集的 MRSA 患者标本放在密闭容器运送。

⑩ MRSA 患者的生活用品无特殊处理,MRSA 患者产生的医疗废物应装入双层黄色塑料袋有效封口,利器放入利器盒,袋外标识清楚及时密封,防渗漏密闭容器运送,送医疗废物暂存地。

⑪ 病室抹布、拖布尽可能专用,每天定期用 1 000 mg/L 含氯消毒液拖擦物表及地面,擦拭抹布、拖把用后消毒。患者出院后严格做好终末床单位消毒工作。

第六节　医院感染暴发流行抢救预案

一、医院感染暴发与流行的分类与特点

医院感染暴发是指在医疗机构或其科室的患者中,短时间内发生 3 例以上同种同源感染病例的现象。医院感染暴发可分为三种类型:

（1）某一综合征的暴发:在医院感染暴发时,出现各类不同类型的感染,感染的病原体也

可不同,但都有感染的典型症状,如高热、白细胞增高等,如消毒供应室灭菌不合格时,同一批"无菌包"引起患者不同部位的感染。

(2) 某一系统疾病的暴发:医院感染暴发时只出现一种感染性疾病,如泌尿系统感染等,但感染的病原体可能不同,如同一批注射器由于灭菌不合格,可导致不同病原体引起的不同部位感染。

(3) 某一病原体的暴发:由同种同型的病原菌引起的暴发,但感染类型可以不同,既有呼吸道感染,也可有手术切口的感染,如耐甲氧西林金黄色葡萄球菌所致感染的流行暴发,可引起患者各个部位的感染。包括某种耐药性质粒在病原体中传播而导致感染的流行暴发。

二、医院感染暴发事件分级

1. 特别重大医院感染暴发事件(Ⅰ级)

对影响或后果特别重大的医院感染暴发事件由国务院卫生行政部门认定为特别重大医院感染暴发事件(Ⅰ级)。

2. 重大医院感染暴发事件(Ⅱ级)

有下列情形之一的为重大医院感染暴发事件(Ⅱ级):

(1) 发生甲类传染病、肺炭疽医院感染病例或传染性非典型肺炎、人感染高致病性禽流感医院感染疑似病例。

(2) 发生 20 例及以上的医院感染暴发病例。

(3) 由于医院感染暴发导致 10 人及以上人身损害后果。

(4) 由于医院感染暴发直接导致患者死亡。

(5) 医院感染暴发事件波及二所以上医疗机构。

(6) 省级以上卫生行政部门认定的其他重大医院感染暴发事件。

3. 较大医院感染暴发事件(Ⅲ级)

有下列情形之一的为较大医院感染暴发事件(Ⅲ级):

(1) 发生 10~19 例医院感染暴发病例。

(2) 发生除甲类传染病外的法定传染病医院感染病例。

(3) 由于医院感染暴发导致 3~9 人人身损害后果。

(4) 市级以上卫生行政部门认定的其他较大医院感染暴发事件。

4. 一般医院感染暴发事件(Ⅳ级)

有下列情形之一的为一般医院感染暴发事件(Ⅳ级):

(1) 发生 5~9 例医院感染暴发病例。

(2) 由于医院感染暴发导致 3 人以下人身损害后果。

(3) 县级以上卫生行政部门认定的其他一般医院感染暴发事件。

三、组织体系及职责

1. 医院感染暴发应急处置领导小组

根据国家、省有关法律法规预案等的规定和医院感染暴发事件应急处置工作的需要,省卫生厅成立医院感染暴发事件卫生应急处置领导小组,协助或负责省发生的特别重大、重大医院感染暴发事件的卫生应急处置工作。领导小组办公室设在厅卫生应急办公室,负责日常工作。

各市、县(市、区)卫生局按照分级负责的原则,设立本级医院感染暴发事件卫生应急处置领导小组,分别负责辖区内较大、一般医院感染暴发事件的卫生应急处置工作。

2. 医院感染暴发卫生应急处置专家组

各级卫生行政部门从设立的突发公共卫生事件专家咨询委员会(传染病防控和医疗救治组)和专家库中抽调相关专家成立医院感染暴发事件卫生应急处置专家组,负责对医院感染暴发事件级别确定以及采取的防控措施提出建议;对医院感染暴发事件卫生应急处置进行技术指导;对医院感染暴发事件卫生应急响应的终止,后期评估提出咨询建议等。

3. 医院感染暴发事件卫生应急处置现场指挥组织

发生特别重大和重大医院感染暴发事件时,根据卫生应急处置工作的需要,成立现场指挥部,由现场最高卫生行政部门的负责人担任指挥。其主要职责是:确定现场卫生应急处置方案,指挥协调现场卫生应急处置工作,组织卫生应急现场的各类保障工作,负责现场信息的收集、研制和上报工作,撰写医院感染暴发事件评估报告。

4. 医院感染暴发卫生应急处置专业技术机构

(1)医疗机构。发生医院感染暴发事件的医疗机构或卫生行政部门指定的其他医疗机构负责医院感染病例的诊断、治疗、检测样本的采集,患者分流转运及转运途中的医疗监护;对相关人员采取医学隔离措施;对现场采取消毒隔离措施;组织对高危人群进行卫生应急体检,协助做好事件的流行病学调查。并向现场指挥部提出进一步加强卫生应急医疗救治措施建议。

(2)疾病预防控制机构。省疾病预防控制机构协助或负责全省特别重大、重大医院感染暴发事件的现场流行病学调查、医院感染病原体现场快速检测和实验室检测、分析;负责全省医院感染暴发事件的信息报告与管理等工作。

市、县(市、区)疾病预防控制机构分别负责辖区内较大、一般医院感染暴发事件的现场流行病学调查、医院感染病原体现场快速检测和实验室检测、分析;负责辖区内医院感染暴发事件的信息报告与管理等工作。

(3)卫生监督机构。省卫生监督机构协助或负责对特别重大、重大医院感染暴发事件进行卫生监督检查。市、县(市、区)卫生监督机构分别负责对辖区内较大、一般医院感染暴发事件进行卫生监督检查。

各级卫生监督机构要按照国家、省有关法律法规等的规定,对辖区内医疗机构贯彻执行《中华人民共和国传染病防治法》、《公共场所卫生管理条例》、《突发公共卫生事件应急条例》、卫生部《消毒管理办法》、《医院感染管理办法》等的情况进行经常性监督检查。检查中发现医疗机构存在医院感染隐患时,应当责令限期整改或者暂时关闭相关科室或者暂停相关诊疗科目;对检查中发现的违法行为依法予以处罚。

四、监测、预警和报告

1. 监测

各级卫生行政部门要加强对本地区医院感染管理,有效预防和控制医院感染,提高医疗质量,保证医疗安全;要加强医院感染监测网络的建设和管理,保证医院感染监测质量。

医疗机构应按规定成立医院感染管理组织和管理部门,建立有效的医院感染监测制度并付诸实施;开展医院感染病例监测、消毒灭菌效果监测、医院感染病原体及其耐药性监测、环境卫生学监测,通过监测并定期分析监测资料,分析医院感染的危险因素,发现医院感染暴发倾向和隐患,并针对导致医院感染的危险因素实施预防与控制措施。

2. 预警

各级卫生行政部门应根据医疗机构、医院感染监测网络、疾病预防控制机构、卫生监督机构等提供的医院感染监测信息,并密切关注国内外传染病发生发展趋势,及时作出预警。

3. 报告

医疗机构应当组织医务人员认真学习卫生部《医院感染诊断标准》,明确医院感染的定义,掌握各系统、各部位医院感染诊断方法和要点,正确区分医院感染和非医院感染,及早发现医院感染病例和医院感染的暴发,及时做好医院感染病例的诊断、治疗和上报工作。

(1) 医院感染散发的报告:当出现医院感染散发病例时,经治医师应及时报告本科室医院感染管理小组负责人,并于 24 h 内填写《医院感染病例调查表》报送医院感染管理科,医院感染管理科应对上报病例进行核实,并与临床医师、护士共同查找感染原因。

(2) 医院感染暴发的报告:

① 出现医院感染流行趋势时,所在科室应立即报告医院感染管理部门,并上报分管院长和医务、护理管理等部门,医院感染管理部门应于第一时间到达现场进行调查处理,采取有效措施,控制医院感染的暴发。

② 医疗卫生机构经调查证实发生医院感染暴发事件时,应当于 2 h 内向所在地县级卫生行政部门报告,卫生行政部门应根据感染性质决定报告方式,必要时指定单位进行网络直报和电话报告,并于 2 h 内向同级人民政府报告,并逐级向上级卫生行政部门报告。对可能造成重大社会影响的感染暴发事件,各级卫生行政部门可越级上报。

③ 医疗机构发生的医院感染属于法定传染病的,应当按照《中华人民共和国传染病防治法》等的规定进行报告。

(3) 责任报告单位和责任报告人:

① 责任报告单位——各级各类医疗卫生机构。

② 责任报告人——执行职务的各级各类医疗卫生机构的医疗卫生人员。

4. 报告内容

医院感染暴发事件的报告内容包括:报告时间、报告人、报告单位(联系人姓名、电话)医院感染暴发时间、医院感染暴发病例数量及死亡人数、主要临床表现、医院感染暴发的可能原因、医院感染病例处置情况及控制措施、事件的发展趋势、下一步工作计划等。

5. 应急响应

(1) 应急响应原则。发生较大或一般医院感染暴发事件后,由事件发生地负责及时、果断处置。当地市、县(市、区)卫生行政部门应立即组织专家进行调查、确认,并对医院感染暴发情况进行综合评估。同时,迅速组织医疗机构、疾病预防控制机构和卫生监督机构开展现场流行病学调查,及时采取相关医院感染控制措施,并按照规定向当地政府、省卫生行政部门报告调查处置情况。省卫生行政部门接到报告后,加强对事件发生地区卫生应急处置的督导,组织专家提供技术指导和支持,并及时向省政府报告医院感染暴发事件有关情况和建议,适时向本省有关地区发出通报及时采取预防控制措施。

发生特别重大或重大医院感染暴发事件后,省卫生行政部门立即组织专家进行调查、确认,并对事件进行综合评估,及时向省政府和国务院卫生行政部门报告医院感染暴发有关情况和卫生应急处置建议。并负责组织开展现场调查和处置,指导和协调落实医疗救治和预防控制等措施。同时,向省有关部门及各市卫生行政部门通报医院感染暴发事件的情况。事件发生地的市、县(市、区)政府在省突发公共卫生事件卫生应急指挥中心的统一领导和指挥下,组织协调辖区内各项卫生应急处置工作。

事发地以外的各级卫生行政部门接到医院感染暴发事件情况通报后,要及时通知医疗卫生机构,组织做好卫生应急处置所需的人员与物质准备,并采取必要的医院感染预防、控制措施,防止医院感染暴发事件在本行政区域内发生。

(2)调查与判断。当医院感染发生率增高或在某一病区出现医院感染病例聚集现象,必须认真分析,对怀疑患有同类感染的病例进行确诊,建立可行的诊断标准病例可分为"确诊"、"假定"、"可疑"等不同等级,"原发"和"二代"等不同水平。通过实验室资料分析,初步确定病原类型,计算人群感染率、隐性感染和显性感染所占的比重,评价危险人群的免疫水平。对病例的科室分布、人群分布和时间分布进行描述,计算其罹患率,若罹患率显著高于该科室或病房历年医院感染一般发病率水平,则判断有暴发。

(3)查找感染源。对患者、接触者、可疑传染源、环境、物品、医务人员及陪护人员等进行病原学检查。视医院感染疾病的特点,可选择患者、接触者、医务人员和陪护人员的各种分泌物、血液、体液、排泄物和组织为标本,同时还应对有关环境和物品等采样。有时病原体的分离有很大的困难,可以通过 PCR、生物芯片技术和血清学检查方法查找感染源。病原体的分离、鉴定对于确定爆发原因具有重要意义,有助于找到针对性的防治和控制措施。通过各种病原学、血清学检查仍然不能确定感染源时可以采用通过综合性分析初步确定几个可能的感染源。

(4)分析引起感染的因素。对感染患者及相关人群进行详细流行病学调查。调查感染患者及周围人群发病情况、分布特点并进行分析,根据疾病的特点分析可能的感染途径,对感染患者、疑似患者、病原携带者及其密切接触者进行追踪调查,确定感染途径。

(5)医院感染暴发的控制措施。医疗卫生机构发生医院感染暴发时,所在地的疾病预防控制机构应当及时进行流行病学调查,查找感染源、感染途径及感染因素;同时采取医院感染控制措施,防止感染源传播和感染范围的扩大。同时,随着调查不断获得新的发现,及时调整控制措施。最终通过控制感染源、切断传播途径、保护易感人群达到控制医院感染暴发的目的。对于一些无法及时明确感染源、感染途径和感染因素的医院感染,也应根据暴发的特征当机立断采取可靠的控制措施。具体处置措施为:

① 控制感染源。对患者和疑似患者应积极进行治疗,必要时进行隔离。

② 切断感染途径。在确定感染暴发的感染途径如空气传播、经水或食物传播、经接触传播、生物媒介传播、血液及血制品传播、输液制品传播、药品及药液传播、诊疗器械传播和一次性使用无菌医疗用品传播后,采取相应的控制措施。对感染源污染的环境必须采取有效的措施,进行正确的消毒处置,去除和杀灭病原体。肠道感染病通过粪便等污染环境,因此应加强被污染物品和周围环境的消毒;呼吸道感染病通过痰和呼出的空气污染环境,通风和空气消毒至关重要;而杀虫是防止虫媒传染病传播的有效途径。

③ 对易感人群实施保护措施。必要时对易感患者隔离治疗,甚至暂停接收新患者。有条件时可以考虑对易感患者采取必要的个人防护技术。

④ 发生特殊病原体或者新发病原体的医院感染时,除上述措施外,医疗机构应严格遵循标准预防,积极查找病原体,加强消毒隔离和医务人员职业防护措施;明确病原体后,再按照该

病原体的传播途径实施相应的消毒隔离措施,确保不发生新的医院感染。

⑤ 在调查处置结束后,应及时总结经验教训,制定该医院今后的防范措施,必要时疾病控制机构要考虑其他医院有无类似情况,全面采取控制措施。调查结束后应尽快将调查处置过程整理成书面材料,记录暴发经过,调查步骤和所采取的控制措施及其效果,并分析此次调查的得失。

五、医院感染暴发流行的发现与识别

1. 前瞻性监测

(1) 医院感染监测系统或临床医生护士1~2周内同时有2例以上发病。

(2) 疑似传染病出现1例。

2. 微生物实验室

(1) 传染性强的病原体的检出(尤其是非传染科患者)。

(2) 某部门某些常见病原菌的分离率短期增加。

(3) 新的耐药菌株或多重耐药菌株出现或罕见病原体出现。

六、医院感染暴发流行的调查与分析

1. 调查方法

调查暴发流行的基本原则和主要手段就是边调查边采取措施,以争分夺秒的精神阻止感染进一步发展。出现医院感染流行或暴发趋势时,应采取下列控制措施:

(1) 临床科室必须及时查找原因,协助调查和执行控制措施。

(2) 医院感染管理科必须及时进行流行病学调查处理,基本步骤为:

① 证实流行或暴发对怀疑患者同类感染的病例进行确诊,计算其罹患率,若罹患率显著高于该科室或病房历年医院感染一般发病率水平,则证实有流行或暴发。

② 查找感染源:对感染源、接触者、可疑传染源、环境、物品、医务人员及陪护人员等进行病原学检查。

③ 查找引起感染的因素:对感染患者及周围人群进行详细流行病学调查。

④ 制定和组织落实有效的控制措施:包括对患者做适当治疗,进行正确的消毒处理,必要时隔离患者甚至暂停接收新患者。

⑤ 分析调查资料:对病例的科室分布、人群分布和时间分布进行描述;分析流行或暴发的原因,推测可能的感染源、感染途径或感染因素,结合实验室检查结果和采取控制措施的效果综合做出判断。

⑥ 写出调查报告:总结经验,制定防范措施。

2. 医院感染流行、暴发的报告

(1) 出现医院感染流行趋势时,医院感染管理科应于24 h内报告主管院长和医务处(科),并通报相关部门。

(2) 经调查证实出现医院感染流行时,医院应于24 h内报告当地卫生行政部门,全国医院感染监控网单位应同时报全国医院感染监控管理培训基地。

(3) 当地卫生行政部门确定为医院感染流行或暴发时,应于24 h内逐级上报至省卫生行政部门;省卫生行政部门接到医院感染流行或暴发的报告后,应于24 h内上报国务院卫生行政部门。

3. 调查的分析(暴发调查分析)

主要为根据调查所得的信息资料做好感染病例 3 间(空间、人间和时间)分布的描述及对暴发因素的分析和判断。

(1)空间分布:亦称地区分布,可按科室、病房甚至病室,外科还可按手术间来分析。观察病例是否集中于某地区,计算并比较不同地区(单位)的罹患率。

(2)人间分布:亦称人群分布,主要是计算和比较有无暴露史的 2 组患者的罹患率。外科可按不同的手术医师或某一操作来描述感染病例在不同人群中的分布情况。

(3)时间分布:根据病例的发生情况计算单位时间内发生感染的人群或罹患率。单位时间可以是小时、日或月。计算结果可绘制成直方图来表示。

(4)暴发因素的分析:根据对 3 间分布特点的分析和比较,来推测可能的传染源,传播途径和暴发流行因素,并结合实验结果及采取措施的效果作出综合判断。在分析、比较中找出与暴发流行有关的因素,并进行验证,同时可评估所采取措施的意义。

4. 调查报告的形式

为了总结经验,吸取教训,杜绝再发生事件,可从下述几个方面写感染暴发流行调查报告:

(1)本次暴发流行的性质、病原体、临床表现和罹患率等。

(2)传播方式及有关各因素的判断和推测。

(3)感染来源的形成经过。

(4)采取的措施及效果。

(5)导致暴发流行的起因。

(6)得出的经验及应吸取的教训。

(7)需要改进的预防控制措施等。

七、感染暴发流行的控制措施

具体控制措施:

(1)临床科室必须及时查找原因,协助调查和执行控制措施。

(2)医院感染管理科必须及时进行流行病学调查处理。

(3)主管院长接到报告,应及时组织相关部门协助医院感染管理科开展流行病学调查与控制工作,并从人力、物力和财力方面予以保证。

(4)做好诊治控制工作。

(5)当其他医院发生医院感染流行或暴发时,应对本地区或本院同类潜在危险因素进行调查并采取相应控制措施。

(6)确诊为传染病的医院感染,按《传染病防治法》的有关规定进行管理。

(刘桂荣)

第二十七章

临床常用检验标本的留取

第一节　临床常用检验标本留取

一、标本采集原则

(1) 按医嘱准确及时采集标本。采集标本前要熟悉各种标本采集的要求,并向患者解释留取标本的目的、意义和注意事项,以取得合作,求得标本准确可靠。

(2) 根据各种标本检验的目的及要求,做好准备工作。选择合适的标本容器,贴好标签,注明科室、床号、姓名、住院号、标本名称及送检日期,字迹要清楚。

(3) 认真执行查对制度,严格按要求采集。采集前认真核对申请项目、患者床号、姓名、住院号等,熟悉各种标本采集的目的、途径、时间、量及方法。

(4) 掌握正确的采集方法,保证检验标本的质量。做到采集及时、方法正确、量准,按时送检,勿放置过久,以免影响检查结果,特殊标本应注明采集时间。

(5) 采集细菌培养的标本。放于无菌容器内,先检查容器有无裂缝,瓶塞是否干燥,培养基有无混浊、变质、量是否足够等。采集时应严格执行无菌操作技术,并在使用抗生素药物之前采集,如已使用应在检验单上注明。

二、血液标本采集法

1. 目的

血液标本可分为三类,即全血(血浆)、血清和血培养标本。

(1) 全血(或血浆)标本:用抗凝剂,常用于血液学检查,如血常规、血细胞内化学检查或测定血液中某些物质的含量等,血浆标本常用于多种测定,如血 pH、血气、电解质、葡萄糖及血型鉴定、红细胞计数、血沉及交叉配血等。

(2) 血清标本:不用抗凝剂,常用于多种生化分析。如蛋白质、血清酶、脂类、无机盐和肝肾功能检查等。

(3) 血培养标本:需用制备好的培养基,用于查找血液中的病原体等。

2. 用物

注射盘、注射器(5～10 ml)、针头(7～9 号),按需要备标本容器(干燥试管、抗凝管、血培养瓶),必要时备酒精灯、火柴。

3. 操作要点

备齐用物,贴好标签,核对无误后向患者解释以取得合作。选择合适的静脉,按静脉注射法穿刺,见回血即抽所需血量,松开止血带,嘱患者松拳,用干棉签按压穿刺点,迅速拔针,按压针眼片刻。

根据标本采集的不同目的,将血标本分别置入相应的标本容器。

(1) 血清标本:采集后立即取下针头,将血液顺试管壁缓慢注入干燥试管内,勿将泡沫注入,避免震荡或摇动。

(2) 全血或血浆标本:将血液如上法注入盛有抗凝剂的试管内,立即轻轻摇动,使血液和抗凝剂混匀,防止血液凝固。

(3) 血培养标本:应严格执行无菌技术,防止污染。一般采血量为 5～10 ml,抽血前检查培养基是否符合要求。根据盛放培养基容器的不同,分别采取适当的消毒方法,如用密封瓶时,则先除去铝盖的中心部分,用 2% 碘酊和 70% 酒精消毒瓶塞,更换针头将抽出的血液注入瓶内,摇匀后送检。如用三角烧瓶,使用时先松开封瓶系带,取下纸及棉塞,迅速在酒精灯火焰上消毒瓶口,消毒后立即将血液注入瓶内,轻轻摇匀,再将纸及棉塞经火焰消毒后盖好,扎紧封瓶纸送检。

(4) 采集血气分析标本:一般使用肝素湿润注射器和针头,取动脉血 1～2 ml。取血后立即密封注射器(可用塑料帽或橡皮塞),避免进入空气,立即送检。

(5) 采血完毕:将标本连同化验单一起及时送检,清理用物,归还原处。

4. 注意事项

(1) 根据不同的检验目的,决定采血量和选择适当的采血容器。

(2) 采集标本所用器材,如针头、空针、瓶塞、试管等均须干燥,防止溶血。

(3) 做生化检验的血标本宜在清晨空腹时采集,事先应通知患者禁饮食,以免影响检验结果。

(4) 严禁在输液、输血的针头处直接取血标本,也要避免在输液、输血的肢体取血,应在对侧肢体取血,如不可避免时,应暂停输液 3～5 min,再采血,并在化验单上注明。

(5) 同时抽取多项血液标本,一般应先注入血培养瓶,其次注入抗凝试管,最后注入干燥试管,动作要迅速准确。

(6) 采血时要严格消毒,以防局部感染,避免消毒剂污染标本。

(7) 用止血带采血时,应注意捆扎的时间不可过长,一般不要超过 1 min,以免影响检验结果。

(8) 采集血培养标本,最好在抗生素使用之前(如已使用应在化验单上注明)和患者出现寒战、高热时采集,以提高病原体的检出率。

(9) 采取的血标本应及时送检,以避免放置过久致标本溶血。

(10) 要防止标本对自身及他人污染,如肝炎患者标本,在标本和申请单上做特殊标记,并采取隔离措施。

三、尿液标本采集法

1. 目的

收集尿标本做物理、化学、细菌学及显微镜等检查,以了解病情,协助诊断和治疗。尿标本一般分为:尿常规标本、尿培养标本、化学定性和定量检查标本。

(1) 尿常规标本:用于检查尿液的颜色、比重、透明度、蛋白、糖定性及细胞和管型等。

（2）尿培养标本：取未被污染的尿液做细菌学检查。

（3）化学定性和定量检查标本：化学定性检查可随时收集标本，如蛋白质、葡萄糖、酮体等。化学定量检查，常需收集 12 h 或 24 h 的尿标本，如尿糖、蛋白定量、电解质、内分泌激素等。

2. 用物

分别准备清洁干燥的容器，培养时应备无菌试管，必要时备导尿包，另备瓷杯或便盆，防腐剂等。

3. 操作要点

（1）备好容器、贴上标签、注明病区、姓名、床号、住院号及起止时间等，做好交接班工作。

（2）向患者解释留尿的目的、方法及注意事项，以取得合作。

（3）取尿常规标本及做妊娠试验时，应嘱患者将晨起第一次尿约 5 ml 留于清洁容器内。因晨尿比较浓缩，进饮食后尿液稀释，某些细胞成分可能被溶解，影响检验结果的准确性。

（4）留取尿培养标本，可采用无菌导尿术留取或收集中段尿，即首先用消毒剂彻底清洁消毒阴茎头、阴唇沟及外阴，然后嘱患者自行排尿；弃去前段，用试管夹夹住无菌试管，接取中段尿液 5 ml，塞紧塞子，贴好标签，立即送检。

（5）做尿的各种定量检查，需留取 24 h 尿标本时，为保证结果准确，必须完全而准确地收集，嘱患者晨起 7 时排空小便并弃去，以后每次小便直至次晨 7 时排出的尿液，全部收于带盖大容器内，根据检验的要求，容器内放置一定的防腐剂。收集完毕，将尿液全部送检。或将 24 h 尿液混匀，测量全部尿量，记录在化验单上，取部分尿液（100～200 ml）盛于另一清洁容器中送验。如采集 12 h 尿标本，则从晚 7 时排尿后弃去，开始留尿至次晨 7 时，将 12 h 全部尿液留于容器中送检。

4. 注意事项

（1）采集培养尿标本，要严格无菌操作，避免污染尿液。

（2）为女患者留取尿标本时，注意不可将粪便或阴道分泌物混入，月经期间不宜留取尿标本，必要时可用导尿法留取。

（3）留取标本后，要及时送验，防止尿液变质或污染。

（4）留取 12 h 或 24 h 尿液时，应注意将盛尿容器放置阴凉处，并根据检验的要求，在尿中加入甲苯、甲醛、浓盐酸等防腐剂。

四、粪便标本采集法

1. 目的

留取大便标本进行物理、化学和显微镜的检查，或进行细菌培养，以协助诊断和治疗。粪便标本一般分为常规标本、隐血标本、寄生虫及虫卵标本和培养标本。

（1）常规标本：用于检查粪便的性状、颜色、有无脓血、寄生虫卵等。

（2）隐血标本：用于检查粪便中肉眼不能察见的微量血液。

（3）寄生虫及虫卵标本：用于检查寄生虫、虫卵或包囊等。

（4）培养标本：用于查找致病菌或做药敏试验。

2. 用物

盛标本的清洁容器（蜡纸盒、小瓶等）、竹签、便盆，必要时备粪便培养管、无菌棉签、等渗盐水等。

3．操作要点

(1) 常规标本：嘱患者排大便于清洁便盆内，用竹签挑取约指顶大小的便块，放入蜡纸盒内。如为腹泻者应取脓血黏液部分，如为水样便应盛于容器中送检。

(2) 潜血标本：嘱患者在检查前3天禁食肉类、肝、血、大量绿叶蔬菜及含铁的药物，3天后按常规法留取标本送检。

(3) 寄生虫及虫卵标本：检查寄生虫卵时，应在大便的不同部位采集标本5～10 g送检，尽量采取带血及黏液部分。患者服驱虫药后或做血吸虫毛蚴孵化时，应留取全部粪便送检。检查阿米巴原虫时，收集标本前先用热水将便盆加温，便后连同便盆立即送检，或将标本置于已加温的容器中送检。检查蛲虫时，可用棉拭子(于晚间患者肛门周围发痒时)沾生理盐水自肛门周围皮肤皱襞中试取后，将拭子放于试管中送检；也可用透明纸带方法采集蛲虫，即于晨起洗浴前，将带有黏性的透明纸贴在患者的肛门周围，然后取下置于试验玻片上，送检。

(4) 培养标本：嘱患者排便于便盆内，用无菌棉签采取粪便的脓血或黏液部分少许，置于培养试管中送检，或用无菌棉拭子蘸等渗盐水，由肛门插入6～7 cm后，轻轻转动，取出少许大便，放入无菌培养试管中立即送检。

4．注意事项

(1) 采集粪便标本应新鲜，避免混入尿液及其他分泌物。

(2) 盛粪便标本的容器应清洁，标本采集后不可放置过久，要及时送交检验，以免影响检验结果。

(3) 若患者拟做胃肠道放射线检查，应在检查前留取大便标本，以防钡剂在大便中，影响检查结果。

(4) 某些药物如四环素、矿物油、不溶性泻药、铋剂等，可使肠道寄生虫不易被查到，故在留取寄生虫标本前注意询问用药情况，如已用药，暂不宜留取标本。

(5) 做脂肪定量测定时，要收集24 h或3～5天的标本，并要在要求时间内准确、完整地收集标本。

(6) 做胆色素、胰蛋白酶等定性检查时，可随时留取标本。

(7) 持送所有大便标本、必须小心。因为它是多种感染的潜在来源。

五、痰液标本采集法

1．目的

收集痰液标本主要用于检查痰内细胞、细菌、寄生虫等，并通过观察痰的颜色、性质、气味和量，以协助诊断和治疗。痰标本常分为：常规标本、24 h痰标本和痰液培养标本。

(1) 常规标本：用于做直接涂片或用染色法检查细菌、细胞、虫卵以及癌细胞等。

(2) 24 h痰标本：用于检查1日的痰量，浓缩找结核杆菌及寄生虫卵，并观察痰液性状、颜色及量等，以助诊断。

(3) 痰培养标本：用于做细菌培养，以检查痰液中的致病菌。

2．用物

清洁干燥容器(蜡纸盒、痰盒或广口带盖大玻璃瓶)，留痰培养标本需备无菌广口培养瓶(盒)，贴好标签，必要时注明留痰起止日期、时间、漱口溶液。

3．操作要点

（1）常规标本和培养标本采集法：最好留集清晨第一口痰，嘱患者晨起后用朵贝尔溶液漱口，再以清水漱口，以清除口腔中的细菌及杂质，然后深吸气后用力咳嗽，咳出气管深处的痰液，将痰收集到无菌培养瓶（盒）或清洁容器内送检。如查癌细胞，应立即送检，也可以用10％福尔马林或95％酒精固定后送检。

（2）24 h痰标本采集法：向患者说明留痰的目的及注意事项，嘱其将24 h的痰全部吐入清洁带盖的广口容器内，勿将漱口水、唾液、呕吐物、鼻咽分泌物等混入痰内，以免影响检查结果。

4．注意事项

（1）向患者做好解释，指导患者正确收集痰标本，切勿混入唾液及鼻咽分泌物、呕吐物、漱口水等。

（2）留取痰培养标本时，注意严格执行无菌操作，避免将标本污染。

（3）留取24 h痰标本时，容器要放置阴凉处，防止标本腐败。

（4）留取痰标本时，要注意观察痰量、性质、颜色、气味等的变化，以协助诊断，为治疗提供依据。

六、分泌物培养标本采集法

1．目的

收集分泌物做细菌或真菌培养。临床上常做咽拭子及创面分泌物培养。

2．用物

无菌拭子培养管（并贴好标签）、酒精灯、火柴、压舌板和无菌生理盐水。

3．操作方法

（1）咽拭子培养：向患者解释以取得合作，点燃酒精灯，嘱患者张口发"啊"音，必要时用压舌板。用蘸无菌生理盐水的棉拭子擦拭两侧腭弓及咽、扁桃体上分泌物。取毕，将试管口在酒精灯火焰上消毒，然后将棉拭子插入试管中，塞紧、送检。

（2）创面分泌物培养：以无菌棉拭子采取创面分泌物后放入无菌培养管内送检。

4．注意事项

（1）严格无菌操作，收集容器也应无菌，使用酒精灯注意安全。

（2）取咽培养标本时，动作要轻柔、敏捷。如做口腔霉菌培养，须在口腔溃疡面上采取分泌物。

（3）采取标本后应加塞盖好，妥善保管，及时送检，防止标本污染。

七、呕吐物标本采集法

1．目的

检查呕吐物有无病理改变（必要时做毒物鉴定）。

2．用物

弯盘或痰杯，必要时备带盖无菌容器。

3．操作要点

（1）患者呕吐时，用弯盘或痰杯接留适量呕吐物，及时送检。

（2）如有服毒嫌疑者,应将其呕吐物（包括洗出胃液）盛以无菌容器内,封闭容器口,贴上标签,注明患者姓名、性别、采集时间、要求检查项目等。

4. 注意事项

（1）凡不正常的呕吐物,均应保留,以备检查。

（2）标本采集后要及时送检。

第二节　常用检验参考值及临床意义

一、临床血液检验

1. 红细胞计数

（1）英文代码:RBC。

（2）正常参考值:

男:$(4.0\sim5.5)\times10^{12}/L$;

女:$(3.5\sim5.0)\times1012/L$。

（3）临床意义:用于诊断各种贫血和红细胞增多症。

2. 血红蛋白

（1）英文代码:HGB。

（2）正常参考值:

新生儿:180～190 g/L;

成年男性:120～160 g/L;

成年女性:110～150 g/L。

（3）临床意义:用于诊断各种贫血和红细胞增多症。

3. 红细胞比积

（1）英文代码:HCT。

（2）正常参考值:

成年男性:0.40～0.50;

成年女性:0.37～0.48。

（3）临床意义:用于诊断各种贫血和红细胞增多症。

4. 平均红细胞体积

（1）英文代码:MCV。

（2）正常参考值:84～100 fl。

（3）临床意义:根据红细胞体积大小判断贫血的类型,体积减小常见于严重缺铁性贫血、遗传性球形细胞增多症;体积增大常见于急性溶血。

5. 平均红细胞血红蛋白含量

（1）英文代码:MCH。

（2）正常参考值:0.42～0.5 fmol。

（3）临床意义:用于判断贫血的类型和轻重程度。

6. 平均红细胞血红蛋白浓度

(1) 英文代码:MCHC。

(2) 正常参考值:0.32～0.36。

(3) 临床意义:用于判断贫血的类型和轻重程度。

7. 白细胞计数

(1) 英文代码:WBC。

(2) 正常参考值:

新生儿:$(10.0～20.0)×10^9/L$;

儿童:$(5.0～11.0)×10^9/L$;

成人:$(4.0～10.0)×10^9/L$。

(3) 临床意义:病理性增高常见于急性感染、严重组织损伤、大出血、中毒、白血病等;计数减低常见于某些感染、血液病、理化损伤、自身免疫性疾病、脾功能亢进等。

8. 白细胞分类计数

(1) 英文代码:DC。

(2) 正常参考值:

中性杆状核细胞 1%～5%;

中性分叶核细胞 50%～70%;

嗜酸性粒细胞 0.5%～5%;

嗜碱性粒细胞 0～1%;

单核细胞 3%～8%;

淋巴细胞 20%～40%。

(3) 临床意义:用于血液病等疾病的诊断和判断感染轻重程度等。

病理性中性粒细胞增高常见于急性感染、严重组织损伤或血细胞破坏、急性失血、急性中毒、白血病及恶性肿瘤。

中性粒细胞减少常见于病毒及伤寒等感染、某些血液病、理化损伤、自身免疫性疾病、脾功能亢进等。

9. 血小板计数

(1) 英文代码:PLT。

(2) 正常参考值:$(100～300)×10^9/L$。

(3) 临床意义:用于检测凝血系统的功能,血小板减少常见于再障、白血病、脾功能亢进、DIC、血小板减少性紫癜等。

10. 平均血小板计数

(1) 英文代码:MPV。

(2) 正常参考值:$(6.8～13.5)fl$。

(3) 临床意义:用于判断血小板减少的原因,骨髓增生低下可见平均血小板体积(MPV)减低,血小板破坏过多可见 MPV 增高。

11. 网织红细胞计数

(1) 英文代码:RC。

(2) 正常参考值:

RC计数：0.005～0.015。

RC绝对值：(24～84)×10^9/L。

(3) 临床意义：网织红细胞计数用于判断骨髓增生情况，评价治疗效果。网织红细胞增高，表示骨髓增生良好，治疗有效；网织红细胞降低，常见于再生障碍性贫血等骨髓增生低下性疾病。

12. 血沉

(1) 英文代码：ESR。

(2) 正常参考值：

男：(0～15)mm/h；

女：(0～20)mm/h。

(3) 临床意义：病理性增高常见于各种炎症、组织损伤、恶性肿瘤、贫血、高胆固醇及高球蛋白血疥。

(4) 备注：抗凝血：枸橼酸钠与血液比例1∶4。

13. 出血时间

(1) 英文代码：BT。

(2) 正常参考值：1～3 min。

(3) 临床意义：出血时间延长常见于血小板减少或功能异常，微血管功能或结构异常等。

14. 凝血时间

(1) 英文代码：CT。

(2) 正常参考值：

毛细管法 3～7 min。

试管法 4～12 min。

(3) 临床意义：凝血时间延长常见于血友病、凝血酶原或纤维蛋白原严重减少以及DIC、肝素治疗时；凝血时间缩短见于高凝状态。

15. 血浆凝血酶原时间

(1) 英文代码：PT。

(2) 正常参考值：12～14 s。

(3) 临床意义：凝血酶原时间延长常见于严重的肝病、维生素K不足、DIC、先天性凝血酶原或纤维蛋白原缺乏症以及华法令等药物治疗时；凝血酶原时间缩短常见于高凝状态。

(4) 备注：

① 用枸橼酸钠作为抗凝剂比例为1∶9，一定要准确。

② 抽好以后要马上混匀送检。

二、临床化学检验

1. 血清葡萄糖

(1) 英文代码：GLU。

(2) 正常参考值：

早产儿：1.1～1.3 mmol/L；

　　婴儿:2.2～3.3 mmol/L;

　　儿童:3.3～5.6 mmol/L;

　　成人:3.9～6.1 mmol/L。

　　(3) 临床意义:高血糖,某些生理因素(如情绪紧张、饭后1～2 h)及注射肾上腺素后可引起血糖增高。病理性增高常见于各种糖尿病、慢性胰腺炎、心肌梗塞、肢端肥大症,某些内分泌疾病,如甲状腺机能亢进、垂体前叶嗜酸性细胞腺瘤、垂体前叶嗜碱性细胞机能亢进症、肾上腺机能亢进症等,颅内出血、颅外伤等也可引起血糖增高;低血糖、糖代谢异常、胰岛细胞瘤、胰腺瘤、严重病、新生儿低血糖症、妊娠、哺乳等都可造成低血糖。

　　(4) 备注。临床化学检验应注意以下问题:①全部化验须空腹抽血,特殊情况除外;②切记不能在输液同侧抽血;③消毒针管,针管内的蒸馏水一定要排净以防溶血;④血沫不要注入试管内,以防溶血;⑤抽血毕,将试管贴好标签送检。

　　2. 葡萄糖耐量试验

　　(1) 英文代码:OGTI。

　　(2) 正常参考值:

　　空腹:3.9～6.1 mmol/L;

　　60 min:6.7～9.4 mmol/L;

　　120 min:≤11.1 mmol/L;

　　180 min:3.9～6.1 mmol/L。

　　(3) 临床意义:正常人。服75 g葡萄糖2 h血糖不高于11.1 mmol/L。3 h恢复至空腹血糖水平,尿糖定性试验均为阴性糖尿病患者:空腹血糖超过正常值,服糖后血糖更高,2 h血糖大于或等于11.1 mmol/L,尿糖出现不同程度的加号肾脏患者:耐糖曲线正常,但尿糖可呈阳性肝脏患者:服糖1 h左右血糖急剧增高,2 h左右血糖迅速降低至正常或低于空腹血糖,尿糖随着血糖增高而出现一些内分泌患者:空腹血糖低于正常值,服糖后血糖无明显升高,耐糖曲线偏低,尿糖阴性。

　　3. 血清总蛋白

　　(1) 英文代码:TP。

　　(2) 正常参考值:

　　早产儿:36～60 g/L;

　　新生儿:46～70 g/L;

　　成人:60～80 g/L。

　　(3) 临床意义:总蛋白增高常见于高度脱水症(如腹泻、呕吐、休克、高热)及多发性骨髓瘤;总蛋白降低常见于恶性肿瘤、重症结核、营养及吸收障碍、肝硬化、肾病综合征、溃疡性结肠炎、烧伤、失血等。

　　4. 血清白蛋白

　　(1) 英文代码:ALB。

　　(2) 正常参考值:35～55 g/L。

　　(3) 临床意义:白蛋白增高常见于严重失水而导致血浆浓缩,使白蛋白浓度上升;白蛋白降低:总蛋白降低的患者白蛋白亦降低,特别是肝脏、肾脏疾病更为明显。

5. 血清球蛋白

(1) 英文代码:GLB。

(2) 正常参考值:20~30 g/L。

(3) 临床意义:球蛋白增高常见于肝硬化、红斑狼疮、硬皮病、风湿及类风湿关节炎、结核、疟疾、黑热病、血吸虫病、麻风、骨髓瘤、淋巴瘤等;球蛋白降低见于生理性低球蛋白血症(婴幼儿)、肾上腺皮质功能亢进及先天性免疫机能缺陷的患者,这些患者体内球蛋白合成会减少。

6. 血清白/球蛋白比值

(1) 英文代码:A/G。

(2) 正常参考值:1.5~2.5∶1。

(3) 临床意义:血清白蛋白、球蛋白比值小于 1 者称 A/G 比例倒置,常见于肾病综合征、慢性肝炎及肝硬化等。

7. 血清尿素

(1) 英文代码:Urea。

(2) 正常参考值:

　　　早产儿:1.0~8.8 mmol/L;

　　　婴儿:1.3~4.2 mmol/L;

　　　儿童:1.8~6.5 mmoL/L;

　　　成人:2.2~7.2 mmol/L;

　　　大于 60 岁:2.8~7.8 mmol/L。

(3) 临床意义:尿素增高大致分为三个阶段:血清尿素在 8.2~17.9 mmol/L 时,常见于血清尿素产生过剩(如高蛋白饮食、糖尿病、重症肝病、高热等),或血清尿素排泄障碍(如轻度肾功能低下、高血压、痛风、多发性骨髓瘤、尿路闭塞、术后少尿等);血清尿素浓度在 17.9~35.7 mmol/L 时,常见于尿毒症前期、肝硬化、膀胱肿瘤等;血清尿素浓度在 35.7 mmol/L 以上,常见于严重肾功能衰竭、尿毒症。

8. 血清肌酐

(1) 英文代码:CRE。

(2) 正常参考值:

　　　儿童:27~62 μol/L;

　　　成人男性:53~106 μmol/L;

　　　成人女性:44~97 μmol/L。

(3) 临床意义:肌酐增高常见于严重肾功能不全、各种肾功能障碍、肢端肥大症等;肌酐降低常见于肌肉量减少(如营养不良、高龄者)、多尿。

9. 血清总胆红素

(1) 英文代码:TBIL。

(2) 正常参考值:

　　　① 1~2 天。

　　　早产儿:<137 μmol/L;

　　　足月儿:<103 μmol/L。

　　　② 3~5 天。

　　早产儿：<274 μmol/L；

　　足月儿：<205 μmol/L；

　　成人：2.0,19 μmol/L。

（3）临床意义：总胆红素增高常见于肝脏疾病、原发性胆汁性肝硬化、溶血性黄疸、急性黄疸性肝炎、慢性活动期肝炎、病毒性肝炎、阻塞性黄疸、肝硬化、胰头癌、胆石症、闭塞性黄疸、新生儿黄疸、输血错误等。

　　10.血清直接胆红素

（1）英文代码：DBIL。

（2）正常参考值：0～6.84 μmol/L。

（3）临床意义：直接胆红素增高常见于阻塞性黄疸、肝癌、胰头癌、胆石症等。

　　11.血清间接胆红素

（1）英文代码：1BIL。

（2）正常参考值：1.71～11.97 μmol/L。

（3）临床意义：间接胆红素增高常见于溶血性黄疸、新生儿黄疸、血型不符的输血反应等。

　　12.血清总胆固

（1）英文代码：TC。

（2）正常参考值：

　　新生儿：1.0～2.6 mmol/L；

　　幼儿：1.8～4.6 mmol/L；

　　青年平均：4.14 mmol/L；

　　成人：小于 5.17 mmol/L。

（3）临床意义：①高脂蛋白血症与异常脂蛋白血症的诊断及分类；②心、脑血管疾病的危险因素判断；③TC 增高或过低可以是原发的（包括遗传的）、营养因素或继发于某些疾病，如甲状腺病、肾病等，当 TC 值在 5.17～6.47 mmol/L 时，为动脉粥样硬化危险边缘；6.47～7.76 mmol/L 为动脉粥样硬化危险水平；大于 7.76 mmol/L 为动脉粥样硬化高度危险水平；小于 3.1 mmol/L 或小于 2.59 mmol/L 为低胆固醇血症。

　　13.血清高密度脂蛋白胆固醇

（1）英文代码：HDL-C。

（2）正常参考值：

　　男：大于 1.03 mmol/L；

　　女：大于 1.16 mmol/L。

（3）临床意义：高密度脂蛋白低下常见于脑血管病、冠心病、高胆固醇血症、严重疾病或手术后，吸烟缺少运动等；当 HDL-C 值成年男性小于 1.03 mmol/L、成年女性小于 1.16 mmol/L 时为偏低；成年男性小于 0.91 mmol/L、成年女性小于 1.03 mmol/L 为明显偏低。

　　14.血清低密度脂蛋白胆固醇

（1）英文代码：LDL-C

（2）正常参考值：成人小于 3.36 mmol/L。

（3）临床意义：同血清总胆固醇测定，当 LDL-C 值在 3.36～4.14 mmol/L 时，为危险边缘；大于 4.14 mmol/L 为危险水平。

15. 血清载脂蛋白

(1) 英文代码:AI(apol)。

(2) 正常参考值:成人小于 1.0 g/L 为偏低。

(3) 临床意义:载脂白 AI 是高密度脂蛋白的主要结构蛋白,它是反映 HDL - C 水平的最好指标。载脂蛋白 AI 降低常见于高脂血症、冠心病及肝实质性病变。

16. 血清载脂蛋白

(1) 英文代码:B(apoB)。

(2) 正常参考值:成人 1.0 g/L。

(3) 临床意义:载脂蛋白 B 是低密度脂蛋白的结构蛋白,主要代表 LDL - C 的水平。成人大于 1.0 g/L 为轻度偏高;大于 1.3 g/L 明显增高。病理状态下 apoB 的变化往往比 LDL - C 明显,其增高常见于高脂血症、冠心病及银屑病;其降低常见于肝实质性病变。

17. 血清甘油三酯

(1) 英文代码:TG。

(2) 正常参考值:小于 1.69 mmol/L。

(3) 临床意义:甘油三酯增高原因有遗传、饮食因素或继发于某些疾病,如糖尿病、肾病等。TG 值 2.26 mmol/L 以上为增多;5.65 mmol/L 以上为严重高 TG 血症。甘油三酯降低常见于甲亢、肾上腺皮质功能低下、肝实质性病变、原发性 β 酯蛋白缺乏及吸收不良。

18. 血清钾

(1) 英文代码:K。

(2) 正常参考值:

新生儿:3.7~5.9 mmoL/L;

婴儿:4.1~5.3 mmoL/L;

儿童:3.4~5.7 mmoL/L;

成人:3.5~5.0 mmol/L。

(3) 临床意义:

① 血钾增高常见于:经口及静脉摄入增加;钾流入细胞外液:严重溶血及感染烧伤、组织破坏、胰岛素缺乏;尿排泄障碍:肾功能衰竭及肾上腺皮质功能减退;毛地黄素大量服用。

② 血钾降低常见于:经口摄入减少;钾移入细胞内液:碱中毒及使用胰岛素后,IRl 分泌增加;消化道钾丢失:频繁呕吐、腹泻;尿钾丧失、肾小管性酸中毒。

19. 血清钠

(1) 英文代码:Na。

(2) 正常参考值:135~145 mmol/L。

(3) 临床意义:

① 血钠增高常见于:严重脱水、大量出汗;肾上腺皮质功能亢进、原发及继发性醛固酮增多症。

② 血钠降低常见于:肾脏失钠(如肾皮质功能不全、重症肾盂肾炎、糖尿病);胃肠失钠(如胃肠道引流、呕吐及腹泻);抗利尿激素过多。

20. 血清氯

(1) 英文代码:Cl。

(2) 正常参考值:96～108 mmol/L。

(3) 临床意义:血清氯增高常见于高钠血症、呼吸性碱中毒、高渗性脱水、肾炎少尿及尿道梗塞;血清氯降低常见于低钠血症、严重呕吐、腹泻、胃液胰液胆汁液大量丢失、肾功能减退及阿狄森氏病等。

21. 血清钙

(1) 英文代码:Ca。

(2) 正常参考值:

　　儿童:2.5～3.0 mmoL/L;

　　成人:2.1～2.8 mmol/L。

(3) 临床意义:血清钙增高常见于骨肿瘤、甲状旁腺机能亢进、急性骨萎缩、肾上腺皮质及维生素 D 摄入过量等;血钙降低常见于维生素 D 缺乏、佝偻病、软骨病、小儿手足抽搐症、老年骨质疏松、甲状旁腺功能减退、慢性胃炎、尿毒症、低钙饮食及吸收不良等。

22. 血清磷

(1) 英文代码:P。

(2) 正常参考值:

　　儿童:1.5～2.0 mmol/L;

　　成人:0.8～1.6 mmol/L。

(3) 临床意义:血磷增高常见于甲状旁腺机能减退、急慢性肾功能不全、尿毒症、骨髓瘤及骨折愈合期;血磷降低常见于甲亢、代谢性酸中毒、佝偻病、软骨病、肾功能衰竭、长期腹泻及吸收不良。

23. 血清丙氨酸氨基转移酶

(1) 英文代码:GPT。

(2) 正常参考值:5～40 u/L。

(3) 临床意义:此酶增高常见于急慢性肝炎、药物性肝损害、脂肪肝、肝硬化、心肌梗死、心肌炎及胆道疾病等。

24. 血清天冬氨酸氨基转移酶

(1) 英文代码:GOT。

(2) 正常参考值:8～40 u/L。

(3) 临床意义:此酶增高常见于心肌梗死发病期、急慢性肝炎、中毒性肝炎、心功能不全、皮肌炎等。

25. 血清 γ—谷氨酰基转移酶

(1) 英文代码:γ—GT

(2) 正常参考值:8～50 u/L

(3) 临床意义:γ—谷氨酰转肽酶增高常见于原发性或转移性肝癌、急性肝炎、慢性肝炎活动期、肝硬化、急性胰腺炎及心力衰竭等。

26. 血清碱性磷酸酶

(1) 英文代码:AKP。

(2) 正常参考值:

　　婴儿:50～240 u/L;

　　儿童:20～220 u/L;

　　成人:20～110 u/L。

　　(3)临床意义:碱性磷酸酶增高常见于肝癌、肝硬化、黄疸、急慢性黄疸型肝炎、骨细胞瘤、骨转移癌、骨折恢复期;另外少年儿童在生长发育期骨骼系统活跃,可使碱性磷酸酶增高。

　　27. **血清肌酸肌酶**

　　(1)英文代码:CK。

　　(2)正常参考值:25～200 u/L。

　　(3)临床意义:肌酸肌酶增高:心肌梗塞4～6 h开始升高,18～36 h可达正常值的20～30倍,为最高峰,2～4天恢复正常。另外,病毒性心肌炎、皮肌炎、肌肉损伤、肌营养不良、心包炎、脑血管意外及心脏手术等都可以使CK增高。

　　28. **血清乳酸脱氢酶**

　　(1)英文代码:LDH。

　　(2)正常参考值:280～460 u/L。

　　(3)临床意义:乳酸脱氢酶增高:急性心肌梗塞发作后12～48 h开始升高,2～4天可达高峰,8～9天恢复正常。另外,肝脏疾病、恶性肿瘤也可引起LDH增高。

　　29. **血清α—羟丁酸脱氢酶**

　　(1)英文代码:HBDH。

　　(2)正常参考值:80～220 u/L。

　　(3)临床意义:α—羟丁酸脱氢酶增高:作为急性心肌梗死诊断的一个指标,与LDH大致相同,在急性心肌梗死时此酶在血液中维持高值可达2周左右。

　　30. **血清淀粉酶**

　　(1)英文代码:AMY。

　　(2)正常参考值:小于或等于100 u/L。

　　(3)临床意义:血清淀粉酶增高常见于急慢性胰腺炎、胰腺癌、胆道疾病、胃穿孔、肠梗阻、腮腺炎、肝癌、肝硬化。

　　31. **血清胆碱酯酶**

　　(1)英文代码:CHE。

　　(2)正常参考值:4 300～10 500 u/L。

　　(3)临床意义:血清胆碱酯酶增高常见于脂肪肝、肾脏病变、肥胖症等;其降低常见于肝癌、肝硬化、急慢性肝炎、有机磷中毒等。

　　32. **血清二氧化碳总量**

　　(1)英文代码:TCO_2。

　　(2)正常参考值:

　　　　新生儿:13～22 mmoL/L;

　　　　儿童:20～28 mmol/L;

　　　　成人:22～32 mmol/L。

　　(3)临床意义:血清二氧化碳总量增高常见于:①呼吸性酸中毒(肺气肿肺纤维化、呼吸肌麻痹、支气管扩张、气胸、呼吸道阻塞);②代谢性碱中毒(呕吐、肾上腺皮质功能亢进、缺钾及服碱性药物过多)其降低常见于:①代谢性酸中毒(尿毒症、休克、糖尿病酮症、严重腹泻及脱水);

②呼吸性碱中毒(呼吸中枢兴奋性及呼吸加快等)。

33. 动脉血二氧化碳分压

(1) 英文代码:$PaCO_2$。

(2) 正常参考值:

婴儿:26～40 mmHg(3.46～5.33 kPa);

成年男性:35～48 mmHg(4.66～6.4 kPa);

成年女性:32～45 mmHg(4.26～6 kPa)。

(3) 临床意义:$PaCO_2$增高常见于肺通气不足,代谢性碱中毒或呼吸性酸中毒,如肺心病等;其降低常见于肺通气过度、代谢性酸中毒或呼吸性碱中毒,如哮喘等。

34. 动脉血氧分压

(1) 英文代码:PaO_2。

(2) 正常参考值:

新生儿:60～90 mmHg(8～12 kPa);

成人:80～100 mmHg(10.66～13.33 kPa)。

(3) 临床意义:氧分压是表示溶解在血中的氧气所产生的压力,可根据测得的氧分压值来判断缺氧程度,各种肺部疾病都可使氧分压降低。

35. 动脉血氧饱和度

(1) 英文代码:SaO_2。

(2) 正常参考值:0.90～1.00。

(3) 临床意义:氧饱和度指血红蛋白与氧结合的能力,可反应氧分压的大小。

36. 动脉血氧总量

(1) 英文代码:O_2CT。

(2) 正常参考值:0.15～0.22 Vol。

(3) 临床意义:血氧总量为判断呼吸功能及缺氧程度的重要指标,在贫血时血氧总量会降低,但不表明呼吸衰竭。

37. 血浆实际碳酸氢盐

(1) 英文代码:AB 或 HCO_3^-。

(2) 正常参考值:22～28 mmol/L。

(3) 临床意义:血浆实际碳酸氢盐值变化较为复杂,与机体代谢及呼吸因素有关,应结合二氧化碳分压、pH 值与 SB 值等综合分析。AB 与 SB 两者均低为代谢性酸中毒(未代偿)。AB 与 SB 均高为代谢性碱中毒(未代偿),AB 大于 SB 为呼吸性酸中毒,AB 小于 SB 为呼吸性碱中毒。

38. 血浆标准碳酸氢盐

(1) 英文代码:SB 或 ST。

(2) 正常参考值:

儿童:21～25 mmol/L;

成人:22～28 mmol/L。

(3) 临床意义:标准碳酸氢盐增高常见于代谢性碱中毒,其降低常见于代谢性酸中毒。应结合 pH、SB 等综合分析。

39. 剩余碱

(1) 英文代码:BE。

(2) 正常参考值:

新生儿:$-10\sim-2$ mmol/L;

婴儿:$-7\sim-1$ mmol/L;

儿童:$-4\sim+2$ mmoL/L;

成人:$-3\sim+3$ mmol/L。

(3) 临床意义:剩余碱为代谢性酸中毒平衡的指标,当代谢性碱中毒时,剩余碱会增高,代谢性酸中毒时,剩余碱会降低。

40. 缓冲碱

(1) 英文代码:BB。

(2) 正常参考值:$45\sim55$ mmol/L。

(3) 临床意义:缓冲碱增高常见于代谢性碱中毒,缓冲碱降低常见于代谢性酸中毒,若实际碳酸氢盐正常,有可能为贫血或血浆蛋白降低。

41. 血液酸碱度

(1) 英文代码:pH。

(2) 正常参考值:$7.35\sim7.45$。

(3) 临床意义:代谢性或呼吸性疾病会引起血液 pH 出现不同程度的变化,当 pH 值小于 7.35 时为酸中毒,pH 大于 7.45 时为碱中毒。

三、血清免疫检验

1. 伤寒血清凝集试验(肥达氏反应)

(1) 英文代码 WR

(2) 正常参考值

H 不大于 1∶160;

0 不大于 1∶180;

A 不大于 1∶180;

B 不大于 1∶180;

C 不大于 1∶180。

(3) 临床意义:凝集效价增高常见于伤寒、副伤寒。临床上单份血清凝集价超过 1∶160 有诊断意义,双份血清测定较单份凝集价增高更有诊断价值。

2. 抗链球菌溶血素 O 试验

(1) 英文代码:ASO。

(2) 正常参考值:不大于 250 u/ml。

(3) 临床意义:效价增高常见于链球菌感染、扁桃体炎、猩红热、急性肾炎、风湿性心脏病、风湿性关节炎等。

3. 类风湿因子试验

(1) 英文代码:RF。

(2) 正常参考值:不大于 20 u/ml。

(3) 临床意义:高值,类风湿性关节炎占 52%～92%;硬皮病占 80%;恶性贫血占 80%;SLE 占 53%;自身免疫溶血占 75%;慢性肝炎占 60%;老年人也有轻度增高。

4. 结核抗体

(1) 英文代码 EIA(Anti—TB)。

(2) 正常参考值:阴性。

(3) 临床意义:有 40%～70%结核患者血清中 TB 抗体呈阳性,在胸膜结核、腹部结核时,胸水或腹水中 TB 抗体滴度大大高于血清滴度。

5. 免疫球蛋白 G

(1) 英文代码:IgG。

(2) 正常参考值:

　　脐带:7.6～17 g/L;

　　新生儿:7.0～14.8 g/L;

　　1～6 个月:3.0～10 g/L;

　　6 个月～2 岁:5.0～12.0 g/L;

　　6～12 岁:7.0～16.5 g/L;

　　成人:6～16.0 g/L。

(3) 临床意义:增高常见于 IsC 型多发性骨髓瘤、类风湿性关节炎、系统性红斑狼疮、黑热病、慢性肝炎活动期及某些感染性疾病;降低常见于肾病综合征、自身免疫病、原发性无丙种球蛋白血症、继发性免疫缺陷及某些肿瘤。

6. 免疫球蛋白 A

(1) 英文代码:IgA。

(2) 正常参考值:

　　脐带:0～50 mg/L;

　　新生儿:0～220 mg/L;

　　1～6 个月:30～820 mg/L;

　　6 个月～2 岁:140～1080 mg/L;

　　2～12 岁:290～2700 mg/L;

　　成人:760～3900 mg/L。

(3) 临床意义:在 IgA 型多发性骨髓瘤、类风湿性关节炎、系统性红斑狼疮、肝硬化、湿疹、血小板减少及某些感染性疾病时此项指标增高;其降低常见于自身免疫病、输血反应、原发性无丙种球蛋白血症,继发性免疫缺陷及吸收不良综合征。

7. 免疫球蛋白 M

(1) 英文代码:IgM。

(2) 正常参考值:

　　脐带:40～240 mg/L;

　　新生儿:50～300 mg/L;

　　1～6 个月:150～1 090 mg/L;

　　6 个月～2 岁:430～2 390 mg/L;

　　6～12 岁:500～2 600 mg/L;

成人：400～34 500 mg/L。

（3）临床意义：在类风湿性关节炎、巨球蛋白血症、系统性红斑狼疮、黑热病、肝病及某些感染性疾病时此项指标增高；其降低常见于原发性无丙种球蛋白血症、继发性免疫缺陷。

8. 甲型肝炎抗体

（1）英文代码：（HAV)EIA。

（2）正常参考值：阴性。

（3）临床意义：用于诊断甲型肝炎，其中 IgM 检出表示急性 HAV 感染早期；IgG 检出表示有既往感染史。

9. 丙型肝炎抗体

（1）英文代码：（HCV)EIA。

（2）正常参考值：阴性。

（3）临床意义：用于丙型肝炎诊断，同时用于判断各型肝炎是单纯性 HCV 感染还是与甲乙丙戊型肝炎病毒的合并感染，有助于急性肝炎临床诊断和预后判断。

10. 乙肝两对半 HBsAg、HBsAb、HBeAg、HBcΛb、HBcAb

（1）乙肝表面抗原：

① 英文代码：HBsAg。

② 正常参考值：阴性。

③ 临床意义：

● HBsAg＋是乙肝病毒（HBV）标志物，急性 HBV 感染潜伏期后期。

● HBsAg＋、HBeAg＋急性乙肝早期，传染性强。

（2）乙肝表面抗体：

① 英文代码：HBsAb。

② 正常参考值：阴性。

③ 临床意义：

● HBsAb＋种乙肝疫苗后或 HBV 感染后康复，产生抗体，已获得免疫力。

● HBsAb＋HBeAb＋HBcAb＋乙肝恢复期，已有免疫力。

（3）E 抗原：

① 英文代码：HBeAg。

② 正常参考值：阴性。

③ 临床意义：HBsAg＋、HBeAg＋、HBcAb＋急慢性乙肝病毒复制活跃，传染性强。

（4）E 抗体：

① 英文代码：HBeAb。

② 正常参考值：阴性。

③ 临床意义：HBsAg＋、HBcAb＋急慢性乙肝。

（5）核心抗体：

① 英文代码：HBcAb。

② 正常参考值：阴性。

③ 临床意义：

● HBcAb＋HBV 隐性携带者，有 HBV 既往感染史。

● HBsAg＋、HBcAb＋、HBcAb＋急慢性乙肝,传染性弱。

四、排泄物检验

1. 尿蛋白(U－pro)

(1) 检验方法:试纸法。

(2) 定性:阴性。

(3) 临床意义:肾炎、肾病、泌尿系感染等疾病时增高。

2. 尿葡萄糖(U－GIU)

(1) 检验方法:试纸法

(2) 定性:阴性。

(3) 临床意义:糖尿病、肾性糖尿时增高。

3. 尿酮体(U－ket)

(1) 检验方法:试纸法。

(2) 定性;阴性。

(3) 临床意义:糖尿病酮症、妊娠性呕吐、子痫、腹泻及各种因素造成的呕吐等疾病时为阳性。

4. 尿胆原定性(UBG)

(1) 检验方法:试纸法。

(2) 定性:弱阳性。

(3) 临床意义:阳性常见于溶血性黄疸及肝病。

5. 尿胆红素定性(U－Bil)

(1) 检验方法:试纸法。

(2) 定性:阴性。

(3) 临床意义:阳性常见于梗阻性黄疸(胆道蛔虫、胆石症、胆道肿物、胰头癌等)、肝细胞黄疸、肝癌、肝硬化、肝细胞坏死、急慢性肝炎。

6. 尿隐血定性

(1) 检验方法:试纸法。

(2) 定性:阴性。

(3) 临床意义:阳性常见于血尿或血红蛋白尿,如肾炎、膀胱炎、肾结核、肾结石、肾盂肾炎等。

7. 尿亚硝酸盐

(1) 检验方法:试纸法。

(2) 定性:阴性。

(3) 临床意义:阳性常见于膀胱炎、肾盂肾炎等。

8. 尿酸碱测定

(1) 检验方法:试纸法。

(2) 定性:均值约 6.5。

(3) 临床意义:尿液 pH 值一般在 4.5～8.0 之间波动,均值约 6.5,受饮食影响可呈中性或弱碱性。酸中毒时尿 pH 值降低;碱中毒时尿 pH 多增高,药物对尿 pH 也有一定影响。

9. 尿沉渣检查

（1）检验方法：镜检法。

（2）定性：

① 红细胞 0～1/HP。

② 白细胞 0～5/HP。

③ 上皮细胞：少量扁平及圆形上皮。

④ 管型：偶见透明管型，无其他管型。

（3）临床意义：

① 急慢性肾炎、肾盂肾炎、肾结石、肾肿瘤等增加。

② 泌尿系统感染，前列腺炎等增加。

③ 尿路炎症、肾盂肾炎时增加。

④ 尿中出现透明管型、颗粒管型、蜡样管型、脂肪管型、上皮细胞化管型等常见于各种类型的肾炎、肾病。

10. 粪便常规（Rt）

（1）检验方法：显微镜法。

（2）定性：RBC：0；WBC：偶见。

（3）临床意义：粪便 Rt 异常常见于痢疾等肠道疾病。肠道、肛门出血时可见到 RBC。

11. 粪便潜血试验（OB）

（1）检验方法：试纸法。

（2）定性：阴性。

（3）临床意义：OB 阳性：常见于消化道各种出血性疾病。

（刘桂荣）

参 考 文 献

［1］席淑华.实用急诊护理学[M].上海：上海科学技术出版社,2005.

［2］顾沛.外科护理学[M].上海：上海科学技术出版社,2002.

［3］宋燕华.精神障碍护理学[M].长沙：湖南科学技术出版社,2001.

［4］丁言雯.护理学基础[M].北京：人民卫生出版社,2000.

［5］周秀华.急救护理学[M].北京：北京科学技术出版社,2000.

［6］吴修荣,梁传芳.临床实用护理学[M].北京：中国科学技术出版社,2000.

［7］左风书,张庆祝,刘梅.外科护理学[M].北京：中国环境科学出版社,2002.

［8］何仲.妇产科护理学[M].北京：科学出版社,2000.

［9］黄子杰.预防医学[M].上海：上海科学技术出版社,2000.

［10］林菊英.社区护理[M].北京：科学出版社,2000.